Jeder kann gesund sein

Hörnemann

Jeder kann gesund sein

Adelle Davis

Fit und vital durch richtige Ernährung

4. Auflage 1983

Originaltitel: Let's eat right to keep fit
Originalverlag: Harcourt Brace Jovanovich, Inc. New York
Deutsch von Marie-Luise Carp

© 1970 by Harcourt Brace Jovanovich, Inc. New York
Alle deutschen Rechte beim Hörnemann Verlag, Bonn-Röttgen 1974
Umschlaggestaltung von Rolf Bünermann
Gesamtherstellung Mohndruck, Reinhard Mohn OHG, Gütersloh
Printed in Germany · Buchnummer 239/04032
ISBN 3-87384-432-X

Inhalt

1	Die Ernährung kann ein fesselndes Thema sein	7
2	Das Frühstück ist die Grundlage der Tagesarbeit	13
3	Der Stoff, aus dem wir gemacht sind	23
4	Ein Trick, um jung zu bleiben Proteinquellen	28
5	Unterschätzen Sie das Alltägliche nicht Die essentiellen Fettsäuren	36
6	Die Zucker-Sintflut	44
7	Was für eine Aprikose – und wo ist sie gewachsen? Vitamin A	48
8	Die Armen hatten es damals besser Die B-Vitamine	58
9	Nur eine Vermutung Auswirkungen des Vitamin-B-Mangels	64
10	Angst vor dem Risiko Vitamine B 12, B 6, B 2	73
11	Der ›blaue Montag‹ Vitamin B 3	83
12	Betrachten Sie sich im Spiegel Vitamine B 1, B 2	88
13	Alle sind gleich wichtig Vitamin B 1	93
14	Das Essen kann viel besser schmecken Quellen für B-Vitamine	99
15	Ich wünschte, ich wüßte es Vitamin-B-Bedarf	107
16	Der Cholesterinspiegel B-Vitaminkomplex und Cholesterinspiegel	113
17	Das zweihundert Jahre alte Vitamin C	120
18	Vitamin C, das Mädchen für alles	127

19	Die nettesten Leute, die ich kenne Vitamin D	136
20	Was jede Zelle braucht Vitamin E	146
21	Ihre Laune spricht Bände Kalzium und Phosphor	163
22	Das Beruhigungsmittel der Natur Magnesium	171
23	Es gibt keine Entschuldigung! Die Minerale Jod und Eisen	179
24	Auf das Gleichgewicht kommt es an Das Zusammenwirken von Kalium, Natrium und Chlor	189
25	Wie stark sind die Grundmauern? Die Spurenelemente	200
26	Gesund erschaffen Stoffwechselvorgänge in der Zelle	211
27	Keine halben Sachen Praktische Ratschläge zur Ernährung	217
28	Gesunde Ernährung bringt persönliche Vorteile	236
29	Wie steht es um die Gesundheit unseres Volkes?	248
30	Man glaubt es ja gern!	259
31	Wissen bedeutet Verantwortung	269
	Tabellen über die Zusammensetzung der Lebensmittel	283
	Literaturnachweis	308
	Register	312
	Über dieses Buch	318

Die Ernährung kann ein fesselndes Thema sein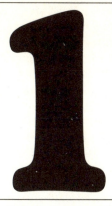

Ernährung ist eine persönliche Sache, genauso persönlich wie Ihr Tagebuch oder Ihre Steuererklärung. Ihre Ernährung kann bestimmen, wie Sie aussehen, sich benehmen und wie Sie sich fühlen: ob Sie schlechter Laune oder fröhlich sind, unschön oder attraktiv aussehen, sich körperlich oder sogar seelisch jung oder alt fühlen, klar oder verwirrt denken, mit Freude arbeiten oder Ihre Arbeit als Plackerei empfinden, ob die Energie, mit der Sie Ihren Lebensunterhalt verdienen, größer wird, oder ob Sie immer auf derselben Stufe Ihrer Karriere stehen bleiben.

Die Nahrung, die Sie zu sich nehmen, kann ausschlaggebend sein für einen Tag, den Sie frisch beenden und nach welchem Sie vielleicht noch einen angenehmen Abend erleben, oder einem solchen, an dem die Erschöpfung Sie zwingt, mit den Hühnern zu Bett zu gehen. Die Ernährung kann bis zu einem beträchtlichem Grade Ihre Persönlichkeit beeinflussen: Ob Sie sich nämlich als Schwächling fühlen oder wie ein menschlicher Dynamo agieren.

Kurz gesagt: Sie kann Ihre Lebensfreude bestimmen, die Kraft, die Sie investieren und auch die Erfüllung, die Sie gewinnen.

Ernährungslehre ist die Wissenschaft, die davon handelt, wie Ihre Nahrung die Lebensuhr in Gang hält. Sehr oft verwechselt man sie mit der Diätetik, der Lehre vom Essen, die untersucht, was gegessen werden soll.

Ernährungslehre kann deshalb so fesselnd sein, weil sie Sie selbst angeht. Wenn nun dieses Wissen so persönlich und auch so fesselnd ist, weshalb wendet es nicht jeder an?

Dafür gibt es viele Gründe. Die Ernährungslehre ist eine junge Wissenschaft; man hat sie umhergestoßen wie einen kleinen Hund, der sich noch nicht selbst helfen kann. Ernährungsfanatiker und Aufschneider aller Art sind recht gewalttätig damit umgegangen. Meistens haben diese Leute keine wissenschaftliche Ausbildung. Sie verbreiten sehr viele falsche Informationen, stellen ungerechtfertigte Behauptungen auf und sind oft nur auf Gewinn aus. Sie machen mit ihren lächerlichen Empfehlungen nicht nur die Menschen kopfscheu, sie sind auch Schuld daran, wenn viele denkende Menschen der ganzen Sache skeptisch gegenüberstehen. Oft sind die Anhänger dieser Ernährungsfanatiker übereifrige Leute. Ein Freund von mir sagte, daß diese Menschen »entweder Ernährung oder Religion wollen«.

Sie erfinden die sonderbarsten Sachen als Nahrungsmittel. Ich kann davon ein Lied singen: Auf geradezu sadistische Weise hat man mich mit dieser Art »Nahrung« gefüttert. Ich habe flüssiges Gras gegessen, das so schmeckt, wie ein frischgefüllter Heuschober riecht. Der Geruch ging noch an, der Geschmack aber ganz und gar nicht. Diese Leute scheinen zu glauben, daß eine Ernährung nur gesund ist, wenn sie abscheulich schmeckt. Doch je länger ich mich mit Ernährungslehre beschäftige, desto mehr bin ich davon überzeugt, daß jede Nahrung dem gesunden Menschen köstlich schmecken soll. Es hat gar keinen Sinn, etwas zu essen, das Sie gar nicht mögen. Doch wäre es gut, sich darüber im klaren zu sein, daß so manches gesundheitsfördernde Essen ausgezeichnet schmeckt. Noch vernünftiger ist es, zu lernen, Essen, das die Nährstoffe enthält, die Ihr Körper für seine Funktionen braucht, mit Freude zu genießen. Das kann man mit Hilfe der »Knabbermethode«, wie ich sie genannt habe, erreichen. Jedem, der gerne Kaffee oder Whisky trinkt, hat der erste Schluck wahrscheinlich gar nicht geschmeckt. Nehmen wir an, Sie haben irgendeinen Ernährungsschaden und glauben, eine bessere Ernährung könnte Ihnen vielleicht helfen. Bietet man Ihnen jetzt einen unappetitlichen Brei an, der so abscheulich schmeckt, daß Sie gleich Ihr Interesse daran verlieren und wieder wie gewohnt essen, werden Sie schließlich von Ihrer fehlerhaften Ernährung so krank, daß man um Ihr Leben fürchten muß. Wer hat Sie fast umgebracht? Meiner Meinung nach derjenige, der Ihnen das ungenießbare Essen gab. Hätte er Ihnen statt dessen jedoch etwas Wohlschmeckendes zu essen gegeben, dann hätten Sie auch gesünder gegessen und sich vielleicht wieder besser gefühlt. Meiner Meinung nach sollten Sie Ihre Speisen nach zwei verschiedenen Gesichtspunkten auswählen: Sie sollten gut schmecken und Ihrer Gesundheit dienen.

Ein anderer Grund, weshalb die Ernährungswissenschaft nicht richtig angewandt wird, rührt daher, daß unser Wissen über die Nahrungsmittel durch Firmenreklame geprägt wird.

Geschäftliche Interessen wollen, daß wir bestimmte Lebensmittel kaufen. Hochraffinierte Lebensmittel halten sich länger als naturbelassene, sie sind leichter aufzubewahren und zu verwenden. Sie können nicht verderben, da sich in ihnen Bakterien, Pilze, Schimmel und Würmer nicht am Leben halten können. Nur kann eine solche Nahrung auch die menschliche Gesundheit nicht aufbauen. Während um die wenigen Nährstoffe, die in solcher Nahrung noch zurückgeblieben sind, viel Aufhebens gemacht wird, bleibt das Entfernen anderer Nährstoffe im Laufe des Raffinierens strengstens geheim; die stillschweigende Folgerung ist, daß eine solche Ernährung einen bedeutenden Nährwert habe. Weshalb also sollte man eine Ernährung, die schon ausgezeichnet ist, verbessern?

Ein weiterer Grund für das allgemeine Mißtrauen gegenüber der Ernährungslehre besteht in der weit verbreiteten Ansicht, es handle sich um eine Philosophie des »Du sollst nicht«. Ich hielt einmal einen Vortrag bei einem bekannten Gesundheitsverein. Bevor man mich vorgestellt hatte, sprach der Vorsitzende mit einer Wut, die mich erstaunte, vom »Gift des weißen Zuckers, welches die Menschen tötet«. Wahrscheinlich hatte jeder im Publikum »giftigen weißen Zucker« gegessen, und doch schienen die meisten noch am Leben zu sein. Wäre dies meine Einführung in die Ernährungslehre gewesen, so wäre mir wahrscheinlich immer, wenn das Thema genannt wurde, übel geworden. Es ist sinnvoller, zu erklären, daß einige Nahrungsmittel wertvoller sind als andere.

Noch ein Grund für die Geringschätzung der Ernährungslehre ist die Leichtgläubigkeit der Menschen. Wir leben in einer Kultur, in der Kopfweh durch Tabletten »geheilt« wird. Ebenso rückt man einem Geschwür oder anderen krankhaften Veränderungen mit Vitaminpillen zu Leibe. Millionen von Menschen nehmen Kapseln, die »alles« enthalten. Sie glauben, daß diese Präparate die Gesundheit erhalten könnten. Solch eine Kapsel könnte man allerdings herstellen, doch würde sie so groß wie ein Tennisball werden. Warum versucht man es nicht? Eine Boa constrictor kann schließlich ein ganzes Schwein verschlingen!

Ein weiterer Grund für die Nichtanwendung der Ernährungslehre besteht darin, daß man über sie keine genaue Auskunft erhält. Die Leute sagen mir zum Beispiel oft: »Ich esse eine Diät mit viel Protein«. Wenn ich die Diät dieser Leute überprüfe, stellt sich meistens heraus, daß die Proteineinnahme vielleicht ein Drittel der Menge ausmacht, die der Nationale Forschungsrat empfiehlt. Nur auf Grund eingebildeten Wissens kann man seine Ernährung nicht verbessern. Scheinwissen und irreführende Informationen dieser Art gibt es in unübersehbaren Mengen.

Ein ernsthafter Grund für die Diskreditierung der Ernährungslehre – ziemlich besorgniserregend für mich – liegt darin, daß Frauen sich eher für Ernährungslehre interessieren als Männer. Wenn ein Mann an einem Ernährungsschaden leidet, versucht die Frau, die ihn wirklich liebt, Himmel und Erde in Bewegung zu setzen, damit er seine Eßgewohnheiten ändert. Jeder Mann, der nicht ein großer Schwächling ist, sträubt sich gegen derartige Manöver. Manchmal geschieht aber auch das Gegenteil. Ein Mann, der ernsthaft bemüht ist, Arzt- und Zahnarztrechnungen, aber auch Probleme wie Müdigkeit und Reizbarkeit los zu werden, scheint bloß die Auswahl und die Zubereitung der Gerichte zu kritisieren, die seine Frau auf den Tisch bringt. Diese scheinbare Kritik macht sie natürlich böse. In beiden Fällen wird bald der tote Punkt erreicht.

Wenn mir eine gute Fee in bezug auf dieses Buch einen Wunsch erfüllen würde, so den, daß Familien dieses Buch laut miteinander lesen und dabei ab und zu eine Pause einlegen, um ihre Probleme zu besprechen. Falls Sie mein Buch als einziges Mitglied Ihrer Familie lesen, würde ich Ihnen raten, die Ernährungslehre so gut wie möglich anzuwenden. Tun Sie es aber möglichst unauffällig! Wenn das gute Erfolge bringt, dann wird Ihr Partner es ganz bestimmt bemerken, und will das, was Sie erreicht haben, auch erreichen.

Vielleicht wird die Ernährungslehre hauptsächlich deshalb nicht angewandt, weil das Essen so eng mit dem Gefühlsleben verwoben ist. Für viele Leute bedeutet es Freude, Schmerz, Belohnung, Strafe usw. Der Mensch, der in seiner Jugend unter Armut gelitten hat, bekam zwar damals vielleicht eine nahrhafte Kost zu essen, muß aber jetzt bei dieser Art von Kost noch immer an frühere Entbehrungen zurückdenken. Eine Kost, die, obwohl weniger nahrhaft, von reichen Leuten gegessen wird, ist Statussymbol. Weißes Brot und weißer Zucker stehen für Reinheit und Sauberkeit, genauso wie einst der weiße Operationssaal. Für viele Leute bedeutet Orangensaft das gleiche wie Rizinusöl.

Ein Psychiater erzählte mir, daß viele Leute, die glauben, Milch zu verabscheuen, in Wirklichkeit Ihre Mutter hassen, die sie zwang, Milch zu trinken. Schuldgefühle lassen den direkten Haß gegen die Mutter nicht zu. Wir alle haben emotionelle Gründe, gewisse Nährstoffe anderen vorzuziehen. Mein Vater zum Beispiel hatte die feste Überzeugung, daß man seinen Teller leer essen muß. Einmal befahl er mir, fettes Fleisch aufzuessen, was bei mir Übelkeit verursachte. Noch heute mag ich kein fettes Fleisch. Früher mochte ich kein Hirn essen, da wir es, wenn wir geschlachtet hatten, immer fortwarfen, genauso wie die Eingeweide; für mich waren Hirn und Eingeweide das Gleiche. In der Theorie glaube ich daran, daß man lernen kann, gesunde Nahrung zu genießen. Um die Theorie in die Praxis umzusetzen habe ich einmal in einem französischen Restaurant Schnekken gegessen und fühlte mich stundenlang danach noch elend; die Schnecken machten mich nicht krank, jedoch bewirkte mein Widerwille dagegen, daß es mir heute noch davor graut. Wir alle haben angenehme oder unangenehme Assoziationen in bezug auf bestimmte Speisen, die wir gar nicht ändern wollen. Selbst wenn wir es versuchen würden, wäre dies unmöglich.

Oft glaubt man, eine »richtige« Ernährung bedeute, Speisen, die man schätzt, aufzugeben, und dafür essen zu müssen, was man nicht mag. Wieder ein anderes Hindernis bei Anwendung der Ernährungslehre besteht darin, daß wir uns bezüglich unserer Gesundheitsführung in gewisser Hinsicht zu sehr auf unsere Ärzte verlassen. Wenn der Arzt Ihre Ernährung nicht geändert hat, erscheint es logisch, anzunehmen, daß die Ernährung unwichtig sei. Wir vergessen oft, daß das Medizinstudium ein Studium der *Medizin* ist. Vom ersten Tag des Studiums an und in all den Jahren der medizinischen Praxis steht dieses Prinzip obenan: Medizin ist die Lehre von der Krankheit, nicht die Lehre von der Gesundheit. Viele Ärzte leisten hervorragende Arbeit auf dem Gebiet der Ernährungslehre; ihre Zahl wächst jährlich. Doch das Ziel der Medizin ist gleichwohl, den kranken Menschen zu helfen wieder gesund zu werden, oder im Falle einer schweren Krankheit, ihm am Leben zu erhalten. Das Ziel der Ernährungslehre aber ist, die Gesundheit zu bewahren und Krankheit zu verhüten. Heute gibt es in Amerika keine medizinische Fakultät, an der eine Vorlesung oder ein Kurs über Ernährungslehre gehalten wird, wenn auch, auf verschiedene Fächer verteilt, dieses oder jenes zur Sprache kommt. Das wenige, was man über Ernährungslehre lernt, ist meistens auf die Erkennung und Behandlung der sogenannten »Mangelkrankheiten«, zum Beispiel den nur noch seltenen Skorbut, begrenzt. Die tragische Folge davon ist, daß die Ernährungslehre in erschreckender Weise unterschätzt wird. So wird der Patient unrichtig und unvollkommen informiert, bestehen viele unnötige Leiden weiter, und man erwartet von Medikamenten, was bereits gute Ernährung zustande bringen könnte. Die Ärzte sind oft bis zur Erschöpfung überarbeitet und müssen doch ständig über die neuesten Entwicklungen von Antibiotica, Hormonen, neuen Operationstechniken, der Behandlung neuer Krankheiten und neuen Behandlungen alter Krankheiten im Bilde sein. Ich habe während vieler Jahrzehnte mit Ärzten zusammengearbeitet. Sie sind meist wunderbare Menschen; besseren muß ich noch begegnen.

Kritik, die sich in der Frage ausdrückt: »Warum hat mein Arzt mir nicht gesagt, daß die Ernährung wichtig ist?«, erscheint mir daher unfair. Das ist so, als ob man von mir eine heikle Gehirnoperation erwarten würde. Sie selbst finden vielleicht Zeit, Ernährungslehre zu studieren, der vielbeschäftigte Arzt jedoch nicht.

Der letzte Grund für die mangelnde Anwendung der Ernährungslehre dürfte aber darin bestehen, daß sich auf diesem Gebiet eine gewaltige Zeitlücke von etwa 20 bis 30 Jahren zwischen theoreti-

scher und klinischer Forschung ergeben hat. In hunderten von Laboratorien auf der ganzen Welt ernähren Wissenschaftler Versuchstiere mit Futter, dem dieser oder jener Nährstoff fehlt, und studieren dann die Wirkung auf die Gesundheit der Tiere. Diese Wissenschaftler untersuchen jedoch keine Menschen, um Parallelen für die Erscheinungen zu finden, welche sie bei den Tieren erzeugt hatten. Ihre Ergebnisse werden nur in Hunderten von teuren wissenschaftlichen Publikationen veröffentlicht, die der übermüdete Arzt selten lesen kann. Wenn er sie jedoch lesen könnte, dann würde er gleich die Symptome erkennen, die ihm täglich von seinen Patienten beschrieben werden.
Jedenfalls weiß man, daß dieses aus Tierexperimenten gewonnene Wissen weitgehend auf menschliche Verhältnisse übertragbar ist. So gut also Ihre Gesundheit auch sein mag, eine gründliche Kenntnis der Ernährungslehre und deren Anwendung kann doch weitere beträchtliche Fortschritte bewirken. Eine solche Anwendung gibt Ihnen die Sicherheit, daß Sie sich vorzüglich fühlen, tadellos aussehen und Ihr Bestes leisten können. Und es berechtigt Sie zu der Hoffnung, ein langes, aktives und lohnendes Leben führen zu können. Lernen wir also, gesund zu bleiben!

Das Frühstück ist die Grundlage der Tagesarbeit

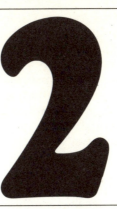

Um gesund zu sein und gesund zu bleiben, braucht man vierzig oder mehr Nährstoffe. Wertvolle, naturbelassene Nahrungsmittel, wie zum Beispiel Milch, können alle vierzig Nährstoffe bereitstellen; jedoch hochraffinierte Nahrungsmittel, wie zum Beispiel Zucker, liefern nur einen einzigen. Deswegen kommen beim Menschen wahrscheinlich niemals einseitige Mangelerscheinungen vor. Ein Mensch, der sich falsch ernährt, leidet zur gleichen Zeit an verschiedenen, sich überschneidenden Mangelerscheinungen. Die Kennzeichen einer einzelnen Mangelerscheinung, wie sie bei Tieren beobachtet wurde, die mit einem Futter ernährt wurden, dem nur ein einziger Nährstoff fehlt, sind viel einfacher als die Symptome, die man bei Menschen findet. Deswegen ist die Besprechung der einzelnen Mangelerscheinungen in diesem und in den folgenden Kapiteln notgedrungen vereinfacht und unrealistisch. Ein einziger Mangel kann jedoch andere Mangelerscheinungen überschatten. Eine Unterversorgung von Zucker etwa, die nur wenige Stunden anhält, kann Ihnen den ganzen Tag verderben.

Wie Sie sich den Tag über fühlen werden, bestimmen Sie durch die Art Ihres Frühstücks. Essen Sie von einer falschen Nahrung zu wenig oder zu viel, können Sie Ihre Leistungsfähigkeit untergraben. Ihr Frühstück ist dafür maßgebend, wie schnell Ihr Körper Energie produzieren kann, oder besser gesagt, wieviel Zucker Ihr Blut enthält. Ihre Energieproduktion, die mit der Qualität des vorrätigen Zuckers eng zusammenhängt, entscheidet, wie Sie denken, sich benehmen und sich fühlen. Durch die Verbrennung (Oxydation) von Zucker allein oder von Zucker und Fett zusammen entsteht in Ihrem Körper Energie. Nur wenn das Blutplasma genügend Zucker enthält, kann jede Zelle soviel, wie sie braucht, davon entnehmen. Der Blutzucker ist ein Index für die Menge, die jeder Zelle zur Verfügung steht.

Tausende von Blutanalysen haben gezeigt, daß ein normaler

Mensch, der innerhalb der letzten 12 Stunden nichts gegessen hat, 80 bis 120 Milligramm Zucker in 100 cm^3 Blut hat. Diese Zahl, die man »Nüchternblutzucker« nennt, hängt von der Art und der Menge der Nahrung ab, die man bei der letzten Mahlzeit aufgenommen hat. Durchschnittlich hat man 90 bis 95 Milligramm Zucker im Blut. Bei dieser Zahl wird noch genügend Energie produziert. Wenn jedoch der Zuckervorrat zur Neige geht, dann läßt die Energieproduktion nach und man fängt an, müde zu werden. Wenn der Zuckergehalt bis auf etwa 70 Milligramm absinkt, ist Hunger zu erwarten und aus Mattigkeit wird allmählich Müdigkeit. Sinkt der Blutzucker bis auf 65 Milligramm, empfindet man oft eine Begierde nach Süßigkeiten oder ein Knurren im Magen oder beides. Ein weiterer Abfall der Zuckerzufuhr bewirkt, daß die Müdigkeit in Erschöpfung übergeht. Meistens kommt es zu Kopfweh, Schwäche und Schwindelgefühlen, vielleicht spürt man Herzklopfen, man wird schwach in den Beinen, oft fühlt man sich übel und muß erbrechen.

Nerven- und Gehirnzellen können Ihre Energie nur aus Zucker gewinnen, niemals aus Fett oder Protein allein. Selbst wenn die Zuckermenge, die diesen Zellen zur Verfügung steht, nur geringfügig abfällt, wird das Denken langsam und verwirrt, und die Nerven geraten in einen Spannungszustand. Wenn der Blutzucker eines Menschen unter das normale Maß absinkt, bekommt er eine immer schlechtere Laune, wird mürrisch, traurig, pessimistisch und verliert die Arbeitslust. Da das Gehirn seine Energie nur aus Zucker bezieht, kann es bei sehr niedrigem Blutzuckerspiegel geschehen, daß man schwindlig wird oder in Ohnmacht fällt. Wenn andererseits die Nahrungsaufnahme ausreichend ist, um den Blutzuckerspiegel wieder über den Nüchternwert ansteigen zu lassen, dann wird es leicht, Energie zu produzieren; Sie fühlen sich wohl und voller Schwung, Ihr Denken ist schnell und klar. Sie haben kein Bedürfnis nach Essen; Süßigkeiten verlocken nicht. Sie sind sehr guter Laune, Sie benehmen sich freundlich, fröhlich und entgegenkommend. In diesem Zustand ist das Leben angenehm.

Über die Faktoren, die den Blutzuckerspiegel beeinflussen, sind viele Versuche gemacht worden. Bei einer Untersuchungsreihe[1] z.B. bekamen 200 Personen verschiedene Arten von Frühstück. Vor der Mahlzeit hatte man bei jedem den Blutzucker bestimmt, und danach wiederholte man die Bestimmung stündlich für die Dauer von drei Stunden. Bei denen, die nur schwarzen Kaffee getrunken hatten, ging der Blutzucker herunter, sie fühlten sich matt, reizbar, nervös, hungrig, müde, erschöpft und hatten Kopfschmerzen. Diese Symptome wurden im Laufe des Vormittags immer schlimmer. Zwei Krapfen und Kaffee mit Zucker und Sahne verursachten einen starken Anstieg des Blutzuckerspiegels; doch innerhalb einer Stunde fiel der Blutzucker wieder bis auf ein niedriges Niveau, wodurch die Leistungsfähigkeit wieder zurückging und Müdigkeit einsetzte.

Man wählte ein Standardfrühstück aus, eine typische Morgenmahlzeit, wie sie von Millionen Amerikanern genossen wird: ein Glas Orangensaft, zwei Scheiben Magerspeck, Toast, Marmelade, Kaffee mit Sahne und Zucker. Der Blutzucker stieg schnell, fiel jedoch innerhalb einer Stunde bis tief unter das Niveau, das er vor dem Frühstück gehabt hatte, und blieb bis zur Mittagszeit niedrig.

Das nächste Frühstück war das gleiche, nur gab man ein Päckchen Getreideflocken dazu. Wieder stieg der Blutzucker schnell, wieder sank er schnell ab und blieb den ganzen Morgen unter dem normalen Niveau. Das fünfte Frühstück war das Standardfrühstück, dazu Haferflocken mit Milch und Zucker. Der Blutzucker stieg schnell, fiel jedoch noch schneller ab und noch tiefer als bei irgendeinem anderen Frühstück der Versuchsreihe. Dann gab es zu dem Standardfrühstück aus Orangensaft, Magerspeck, Toast, Marmelade und Kaffee zusätzlich ein Glas Milch, das man mit 2$^{1}/_{2}$ Eßlöffeln Magermilchpulver angereichert hatte. Nach dieser Mahlzeit stieg der Blutzucker über Normalstand und blieb während des ganzen Vormittags bei etwa 120 Milligramm; die Versuchspersonen fühlten sich ungewöhnlich wohl. Dann servierte man zwei Eier statt der angereicherten Milch; wieder behielt man hohe Leistungsfähigkeit. Das letzte Frühstück war das Standardfrühstück, dazu Eier oder angereicherte Milch und größere Mengen Toast und Marmelade; die Leistungsfähigkeit blieb ebenfalls hoch.

Die Wissenschaftler untersuchten dann das Befinden der Testpersonen im Laufe des Nachmittags. Zum Mittagessen bekamen alle, die die verschiedenen Arten von Frühstück zu sich genommen hatten, eine Scheibe Vollweizenbrot mit Streichkäse und ein Glas Vollmilch. Jede Stunde wurden die Blutproben abgenommen. In allen Fällen stieg der Blutzucker bald nach dem Mittagessen. Diejenigen, die zum Frühstück Eier oder angereicherte Milch bekommen hatten, behielten den ganzen Nachmittag über einen hohen Blutzucker. Wenn bei entsprechendem Frühstück der Blutzucker nach dem Mittagessen nur während weniger Minuten eine Höhe erreichte, die Fröhlichkeit und Arbeitslust gewährleistete, sank er danach doch gleich wieder tief herunter und blieb den ganzen Nachmittag so. Die Art des Frühstücks entscheidet also darüber, ob man sich den ganzen Tag müde oder frisch fühlt.

Eine ähnliche Untersuchung wurde von Thorn und Mitarbeitern[2] an der Harvard-Universität durchgeführt. Die Versuchspersonen erhielten Mahlzeiten, die reich an Kohlehydraten (Zucker und

Stärke), Fett oder Proteinen waren. Sechs Stunden nach dem Essen wurde der Blutzuckerspiegel ermittelt. Das kohlehydratreiche Frühstück bestand aus Orangensaft, Magerspeck, Toast, Gelee, Fertigflocken und Kaffee, die beiden letzten mit Zucker und Milch. Der Blutzucker stieg sehr schnell, fiel aber dann extrem tief ab, so daß es zu Müdigkeit und Kraftlosigkeit kam. Nach einem Frühstück mit viel Fett, welches aus verpackten Getreideflocken mit Schlagsahne bestand, stieg der Blutzucker ein wenig und hielt sich während des Morgens auf dem Nüchternspiegel. Ein Frühstück mit hohem Eiweißgehalt bestand aus Magermilch, magerem Hackfleisch und Quark. Der Blutzucker stieg langsam bis auf den hohen Spiegel von 120 Milligramm und blieb dort während der nächsten sechs Stunden. Um die Wirkung verschiedener Arten von Ernährung auf die Energieproduktion zu erforschen, untersuchte man mehrmals den »Grundumsatz« (ein Maß für die Funktion des Stoffwechsels). Der Grundumsatz bzw. die Energieproduktion stieg nach den Mahlzeiten mit hohem Fett- oder Kohlehydratgehalt nur geringfügig an. Doch nach einer Mahlzeit mit viel Protein stieg der Grundumsatz schneller als der Blutzucker und blieb während der sechs Stunden des Versuchs auf gleicher Höhe.

An vielen Universitäten hat man ähnliche Untersuchungen durchgeführt. Immer waren die Ergebnisse die gleichen: Das Wohlbefinden und die Leistungsfähigkeit in der Zeit nach dem Essen hängen von der Proteinmenge ab, die man verzehrt hat. Die Mahlzeiten, die regelrecht Lebensfreude produzieren, enthalten etwas Fett und eine gewisse Menge Kohlehydrate. Nur wenn Zucker als Energiequelle kombiniert ist mit Eiweiß und Fett, die den Verdauungsprozeß verlangsamen, geht er allmählich ins Blut über und die Leistungsfähigkeit bleibt viele Stunden lang auf einem hohen Niveau.

In Amerika sind Zucker und Stärke billig und im Überfluß vorhanden, Proteine sind teuer und knapp. Deswegen besteht ein typisch amerikanisches Frühstück aus Obst oder Saft, wodurch man natürlich Zucker bekommt, Getreideflocken, Pfannkuchen, Waffeln, Kuchen, Toast und anderen Stärkeprodukten, die bei der Verdauung schnell in Zucker umgewandelt werden. Meistens wird den Getreideflocken und dem Kaffee noch raffinierter Zucker zugefügt und man ißt vielleicht noch Marmelade oder Gelee. So gehen große Zuckermengen schnell ins Blut über. Der Blutzucker kann in wenigen Minuten von 80 bis auf 155 Milligramm steigen. Jede schnelle Steigerung aber regt das gesunde Pankreas (die Bauchspeicheldrüse) an, Insulin abzugeben. Nun regt das Insulin seinerseits die Leber und die Muskeln an, den Zucker festzuhalten und als Stärke oder Glykogen (Leberstärke) zu speichern, oder in Fett umzuwandeln, so daß er nicht im Urin verlorengehen kann. Doch wenn die kohlehydratreiche Mahlzeit weiter verdaut wird, geht immer mehr Zucker ins Blut über. Nun folgt sozusagen ein Hilferuf an das Pankreas:»Schicke mir Insulin, mehr, mehr!« Das Pankreas gehorcht; es ist überreizt, und weil es so gut arbeitet, sendet es zuviel. Diese riesigen Zuckermengen gehen gleichsam über den Zweck, für den der Zucker benötigt wird, schnell Energie erzeugen zu können, hinaus. Da nun zuviel Insulin im Blut kreist, wird auch zuviel Zucker festgehalten und das Resultat ist, prardoxerweise, Müdigkeit. Je mehr Kohlehydrate gegessen werden, desto größer ist diese Überproduktion an Insulin. Bei den genannten Studien wurde zum Beispiel die höchste Zuckermenge während der Verdauung des Frühstücks mit Haferflocken freigesetzt. Ißt man an einem Tag drei Mahlzeiten mit vielen Kohlehydraten, so kommt das Pankreas in einen Zustand der Überaktivität: Es wird zuviel Insulin zu schnell produziert. Wer sich häufig so ernährt, versetzt sich gewissermaßen selbst einen innerlichen Insulinschock.

Ein Spezialist[3] für Zuckerkrankheit hat auf diese Tatsache hingewiesen. Er bemerkte bei Patienten, die nicht zuckerkrank waren, Symptome eines Insulinschocks. Da in Amerika die Mahlzeiten zum größten Teil aus Kohlehydraten bestehen, kommt ein Insulinschock, den man selbst verursacht, häufiger vor als man glaubt. Doch können die gleichen Symptome auch auftreten, wenn der Blutzuckerspiegel sehr tief unter das normale Niveau fällt. Dies geschieht, wenn man nichts gegessen hat, oder der vorhandene Zucker durch körperliche Anstrengungen verbraucht ist. Zellen können nur wenig Glykogen speichern. Deshalb wird der überschüssige Zucker in Fett umgewandelt. Wenn also die Mahlzeit gut verdaut ist, bleibt das gespeicherte Glykogen die einzige normale Zuckerquelle, aus der es wieder in Zucker umgewandelt werden kann. Dieser Zucker ist jedoch insbesondere bei heftigen Anstrengungen schnell verbraucht. Die meisten Zellen verbrennen dann nur noch Fett, um Energie zu erzeugen. Doch wird Fett ohne Zucker nicht wirksam verbrannt. Es bleiben »Schlacke« und »Asche« in Form von Azeton und zwei Säuren zurück, die für den Körper schädlich sind.

Die Spannkraft läßt nach und die Säuren richten Schaden an. Doch Gehirn und Nerven brauchen Zucker, um funktionieren zu können. Daher geben die Nebennieren Cortison ab, wodurch Zellen vernichtet werden, deren Protein teilweise in Zucker umgewandelt werden kann. Schlechte Eßgewohnheiten zwingen also das Nervensystem, ein Parasit zu werden, der von anderen Körpergeweben lebt.

Wenn Sie dieses Zerstörungswerk öfters geschehen lassen, dann werden Ihnen, wenn Sie in den Spiegel schauen, die dunklen Ringe und Säcke um Ihre Augen gar nicht gefallen. Wenn Sie jedoch beim

Frühstück ein wenig Zucker und Fett und auch etwas Protein gegessen haben, dann geht die Verdauung langsam vor sich. Der Zucker tropft in das Blut und erhält Stunde um Stunde ihre Energie, die Insulin-Produktion wird nicht überreizt, die Speicherung von Glykogen geht normal vor sich, und das unbeliebte Fett wird nicht erzeugt. Die Energie veranlaßt den Körper zur Aktivität, so daß die nötige Wärme erzeugt oder bei warmem Wetter das Kühlsystem eingeschaltet wird.

Proteine werden in Gramm gemessen. Ein Ei liefert zum Beispiel 6 Gramm Protein, ein Liter Milch 35 Gramm. Bei den Versuchen, von denen ich sprach, stellte sich heraus, daß nur dann, wenn man bei einer Mahlzeit 22 Gramm Protein oder mehr gegessen hatte, drei Stunden nach dem Essen noch genügend Energie erzeugt wurde. Eine Mahlzeit mit 55 Gramm Protein ergab noch sechs Stunden nach der Mahlzeit ein hohes Energieniveau und einen hohen Grundumsatz. Es zeigt sich also: Je mehr Eiweißstoffe in einer Mahlzeit enthalten sind, um so größer ist die Leistungsfähigkeit und um so länger hält sie an. Will man sich Stunden nach der Mahlzeit noch wohl fühlen, sollten Mittag- und Abendessen zusammen mit etwas Fett und Kohlehydraten reichlich Protein enthalten. Andere Untersuchungen ergaben, daß im Sommer, wenn es heiß ist und wenig Protein gegessen wird, das Blutzuckerniveau niedriger ist als im Winter, wenn scharfer Wind den Appetit anregt.

Ein anderes Mittel, den Blutzuckerspiegel hochzuhalten – ausführliche Untersuchungen haben es bewiesen –, besteht darin, zwischen den Mahlzeiten zu essen. Was man gegen diese Methode[4] anführt, ist, daß wertvolle Nährstoffe nicht immer vorhanden sind und man leicht in Versuchung kommt, wertloses Zeug zu essen. Außerdem nehmen viele dabei an Gewicht zu. Zwischenmahlzeiten, die sich als zweckmäßig erwiesen haben, enthalten Protein, Fett und Kohlehydrate. Von den Zwischenmahlzeiten, die man bis jetzt studiert hat, liefert ein Glas Vollmilch mit 100 Kalorien zusammen mit frischem Obst die meiste Energie. Wenn wir nur eine typische Mahlzeit kritisch unter die Lupe nehmen, dann sehen wir unschuldige Dummheit zu einer Kunst erhoben. Das Frühstück enthält entweder zu wenig Zucker, um den Blutzuckerspiegel im Gleichgewicht zu halten, oder so viel Zucker, daß ein Überschuß an Insulin entsteht. Zu Mittag wird meist zu wenig gegessen. Zwischenmahlzeiten bestehen, wenn überhaupt, meist aus Kaffee, süßen Getränken oder Süßigkeiten. Auf diese Art produziert man bis zum Nachtessen gar keine Energie. Abends wird zwar Protein gegessen, doch wird danach nicht immer Energie aufgebaut. Entweder ist die Ermüdung, die sich im Laufe des ganzen Tages angesammelt hat, zu groß, falls sie nicht durch Alkohol oder Kaffee überdeckt wird. Oder aber man hat so viel gegessen, daß man dadurch schläfrig wird. So kommt es vor, daß der Herr Gemahl in seinem Stuhl einschläft, während seine Frau sich bittere Gedanken über ihre Ehe macht. Bei gesellschaftlichen Anlässen schlägt man mit langweiligen, oberflächlichen Gesprächen die Zeit tot. Wenn es Zeit wird, zu Bett zu gehen, sind die Azetonkörper meistens ausgeschieden und das Essen ist größtenteils verdaut. Jetzt wird Energie frei, und man vergeudet sie im Schlaf wie ein Betrunkener, der seinen Rausch ausschläft.

Das eiweißreiche Frühstück ist keine neue Erfindung. Als ich jung war, gab es auf unserer Farm in Indiana zum Frühstück Haferflokken, Steaks, Schinken, Eier und riesige Platten mit Wurst oder gebratenem Huhn mit einer typischen Soße. Dazu stand immer ein großer Krug Milch auf dem Tisch. Denken Sie nur an die englischen Romane, in denen immer ein Buffet-Frühstück mit Fisch, Fleisch, Eiern, warmen Getreideflocken und Gerichten mit Sahnesoßen ausführlich beschrieben werden. Ein Freund, der vor kurzem aus Skandinavien zurückkehrte, erzählte von einem Smörgasbord-Frühstück, bei dem 30 verschiedene Sorten Fisch, Käse und Fleisch serviert wurden. So massiv braucht ein Frühstück allerdings nicht zu sein.

Vielleicht wenden Sie ein, daß Sie morgens keinen Hunger haben, und das kann bedeuten, daß Sie am Abend vorher zuviel gegessen haben. Man bekommt nur dann Hunger, wenn der Blutzucker bis auf etwa 70 Milligramm absinkt; 12 Stunden nach einem üblichen Abendessen steht der Blutzucker meist bei 95 Milligramm oder sogar noch höher. Wenn man Energie sammeln will, ist es am besten, am späten Nachmittag eine Zwischenmahlzeit einzulegen. Das Abendessen sollte einfach sein und mit Liebe serviert werden: Suppen oder Salate, die so gut schmecken, daß jeder sich noch ein zweites Mal bedienen will, Fleisch oder ein Fleischersatz, vielleicht ein stärkearmes Gemüse, dazu Milch, Buttermilch, Joghurt und Obst. Der Appetit kann befriedigt werden, und man genießt die Mahlzeit ohne Kartoffeln, Soße und Nachspeise, vorausgesetzt, man hat bei der Zwischenmahlzeit genug gegessen. Solch ein Essen ist einfach zuzubereiten, man hat weniger Umtrieb in der Küche und kann sich schon auf das Frühstück am nächsten Morgen freuen. Diesen kleinen Mahlzeiten tritt man mit dem Einwand entgegen, daß die Männer morgens oder mittags keine Zeit hätten, reichlich zu essen. Aber warum soll man denn überhaupt umfangreiche Mahlzeiten essen? Alle Mahlzeiten sollten einfach, sättigend und erfreulich sein. Wenn man Hunger hat, findet man immer Zeit zum Essen. Der gesunde Mann, der sich an einem eiweißreichen Frühstück nicht freuen würde, soll mir erst einmal begegnen!

Viele unserer nationalen Probleme könnten geradezu auf unsere

fehlerhaften Eßgewohnheiten zurückgeführt werden; ein Drittel unserer Bevölkerung zum Beispiel ist zu dick. Wenn man nicht frühstückt, wird sich dieses Problem noch mehr verschlimmern. Achtundneunzig Prozent der Amerikaner haben schlechte Zähne, weil sie viel zuviel Zucker essen. Wird der Blutzucker hoch gehalten, vergeht der Drang nach Süßigkeit. Mattigkeit, Müdigkeit, Nervosität, Reizbarkeit und sogar Erschöpfung und verwirrtes Denken sind weit verbreitet. Dabei wäre es einfach, dem vorzubeugen oder sogar davon geheilt zu werden. Bei wirklich gesunden Menschen kann Müdigkeit an einem einzigen Tag in erstaunliche Vitalität verwandelt werden. Schulkinder sind schwierig zu behandeln und lernen oft zu langsam; eine Menge Steuergelder gehen so verloren. Unklares Denken ist in der Politik, im Gesellschaftsleben und in den Familien nur allzu weit verbreitet. Die größte Zahl der Autounfälle passiert, wenn der Blutzuckerspiegel am tiefsten ist, das Denken daher unscharf und die Reaktionen langsam sind. Unser übertriebener Verbrauch von Kaffee, Zigaretten und Alkohol steht in Beziehung zum Blutzuckerspiegel: Diese Genußmittel steigern die Produktion von Nebennierenhormonen, wodurch der Blutzucker sich vermehrt und jenes plötzliche Energiegefühl, das man so sehr braucht, entsteht. Doch bald wird wieder Insulin ausgeschieden, wodurch der Blutzuckerspiegel wieder sinkt. Reizbarkeit, die durch zu niedrigen Blutzucker entsteht, kann ein Grund für Ehekrisen sein. Auch Virusinfektionen bekommt man bei besonders niedrigem Blutzucker häufiger.
Wenn es im Sommer warm ist, hat man weniger Appetit auf Protein und mehr das Verlangen nach süßen, kalten Getränken und Eis; sportliche Betätigungen wie zum Beispiel Schwimmen verbrauchen den vorhandenen Zucker; die Folge ist Hitzemüdigkeit und schlechte Laune.
Es kommt nicht selten vor, daß man bei niedrigem Blutzucker schwindlig wird oder in Ohnmacht fällt. So konsultierte mich zum Beispiel eine Frau, die jedesmal in Ohnmacht fiel, wenn sie Einkäufe machte. Bei jedem Ausverkauf landete sie im Erste-Hilfe-Raum des betreffenden Kaufhauses. Sie mochte kein Frühstück, und wenn sie hungrig wurde, kaufte sie sich ein Pfund Süßigkeiten oder mehr und aß diese sofort auf. Etwa eine Stunde später fiel sie in Ohnmacht. Ein anderes Beispiel ist eine Studentin, die zu nervös war, um zu essen. Einige Zeit lang fiel sie mehrmals pro Tag in Ohmacht und konnte nicht mehr in die Vorlesungen gehen. Sie hatte so viele Unfälle und Beinahe-Unfälle, daß nur noch ihre Freunde ihr neues Cabriolet für sie fahren konnten. Ich kannte auch einen Maschinisten auf einem Luxusdampfer, der während seiner Arbeit in Ohnmacht gefallen war. Er hatte deshalb solche Angst

bekommen, daß er Krankenurlaub genommen hatte. Seine Ernährung hatte größtenteils aus Kohlehydraten bestanden. Leute, die schon einmal in Ohnmacht gefallen sind, wissen meistens, wann sie wieder damit rechnen müssen. Sie spüren dann Herzklopfen. Viele erzählten mir, daß sie in solch einem Augenblick gerade noch rechtzeitig ihren Wagen parken konnten. Wenn Sie nicht nur Ihr Auto, sondern auch Ihr Leben schätzen, dann gebe ich Ihnen den guten Rat, nie Auto zu fahren, wenn Ihr Blutzucker niedrig ist. Autofahren mit niedrigem Blutzucker ist fast genauso gefährlich wie Trunkenheit am Steuer.

Wenn sie sich schwach oder müde fühlen, wenn ihnen die Beine versagen und sie zur gleichen Zeit Herzklopfen spüren, glauben viele, daß sie einen Herzinfarkt bekommen. Vier Männer konsultierten mich in den letzten Monaten wegen ihrer Herzbeschwerden, drei davon hatten abends »Herzanfälle«. Der eine war den ganzen Tag auf der Jagd gewesen und hatte sein Mittagessen zu Hause liegenlassen. Der zweite, Besitzer einer Garage, war ohne zu frühstükken an die Arbeit gegangen und hatte zu viel zu tun gehabt, um Mittag zu essen. Ein dritter machte in den Bergen Urlaub. Er hatte vor dem Frühstück einen Spaziergang gemacht, entschloß sich, einen Berg zu besteigen, und hatte den ganzen Tag Sport getrieben, ohne zu essen. Der vierte mußte eine strenge Abmagerungskur machen. Seine »Herzanfälle« traten meistens zwischen drei und sieben Uhr nachmittags auf. Die Ärzte konnten an den Herzen dieser Männer nichts Krankhaftes finden, doch hatten alle große Angst, als sie das erste Mal zu mir kamen. Jeder nahm sich so in acht, als ob er ein zu früh geborenes Baby wäre, und das Leben der jeweiligen Familie drehte sich um »Vaters Herzgeschichte«. Jeder, der solche Symptome verspürt, sollte unter allen Umständen gleich seinen Arzt aufsuchen. Wenn der Arzt nichts finden kann, dann sollte er jedoch seinen Blutzucker untersuchen lassen.

Solange die Nebennieren gesund sind, kann man niedrigen Blutzucker leicht korrigieren, indem man Kaffee vermeidet und öfters kleine Mahlzeiten zu sich nimmt, die eiweißreich und frei von hochraffinierten Bestandteilen sind. Wenn man zu wenig Pantothensäure (B-Vitamin) bekommt oder wenn die Nebenniere durch »protrakierten Streß« (etwa langdauernde Anstrengung) erschöpft sind, können diese Drüsen nicht die notwendigen Hormone produzieren, die benötigt werden, um Leberstärke (Glykogen) in Zucker umzuwandeln. Deswegen bleibt der Blutzucker so lange niedrig, bis geeignete Nährstoffe die Drüsenarbeit wieder ermöglichen. Auch wenn zu wenig Kalium in den Zellen ist, kann kein Glykogen produziert werden, wodurch der Blutzucker niedrig bleibt.

Wenn der Blutzucker extrem niedrig ist, dann können Reizbarkeit,

nervöse Spannungen und seelische Depressionen sich derart steigern, daß der betreffende Mensch leicht tobsüchtig werden kann. Haben sich Haß, Verbitterung und Groll in einer Seele festgefressen und bringt noch ein zusätzlicher Ärger einen Menschen so weit, daß er entweder nur zu einer Nascherei greift oder überhaupt nichts mehr essen kann, dann sind alle unheilvollen Voraussetzungen erfüllt: Es kann zu Gewalttätigkeiten und Streitigkeiten kommen. Jetzt brauchen nur noch eine Schußwaffe, eine Gasleitung oder Rasierklingen in Griffnähe zu sein, und man hat die Situation, in der es zu Morden und Selbstmorden kommt. Die heutige Ernährung ist wahrhaftig in mehr als einer Beziehung gefährlich geworden!
Dabei könnten wir uns zu jeder Stunde, die wir in wachem Zustand verleben, uneingeschränkt wohl und leistungsfähig fühlen. Sie können Ihre Mahlzeiten so planen, daß Sie für den Zeitpunkt, an dem Sie am meisten brauchen, die notwendige Energie zur Verfügung haben. Wenn Sie im Akkord arbeiten, sollten Sie vor Arbeitsbeginn eine Mahlzeit mit höchstem Eiweißgehalt zu sich nehmen. Die allgemeine Regel sollte sein: frühstücken wie ein König, zu Mittag essen wie ein Bürger, zu Abend essen wie ein Bettler.

Der Stoff, aus dem wir gemacht sind   3

Ihr Körper besteht, abgesehen von Wasser, zum größten Teil aus Eiweiß: Ihre Haut, Ihre Muskeln, Ihre inneren Organe, Ihr Haar, Ihr Gehirn und sogar die Grundsubstanz ihrer Knochen. Nur wenn man hochwertiges Protein zu sich nimmt, kann jede Zelle normal funktionieren und sich selber immer wieder erneuern. Da der Proteingehalt ihrer Muskeln größer ist als in anderen Körpergeweben, können Sie mit einem Blick in den Spiegel ungefähr beurteilen, ob Sie genügend Protein bekommen.

Starke, gut ernährte Muskeln halten den Körper von selbst gerade. Wenn die Muskeln nicht die richtige Nahrung für ihre Erneuerung erhalten, verlieren sie ihre Elastizität genauso wie ausgeleierte Gummibänder, und Ihre Haltung wird schlecht. Eine Mutter, die zu ihrem Kind sagt »Halt dich gerade«, klagt über ihren eigenen Fehler: Sie hat nicht für gute Ernährung gesorgt. Ein gesunder Mensch hält seinen Kopf ohne Mühe hoch, seine Brust nach vorn, seine Schultern gerade und zieht seinen Bauch ein. Er hat nur eine leichte Kurve in der Mitte des Rückens. Das Becken wird fast horizontal gehalten und trägt die Eingeweide wie eine große Salatschüssel ihren Inhalt. Die Fußsohlen haben deutliche Wölbungen, der Schritt ist rhythmisch.

Es ist fast nicht zu glauben, wie schnell man eine schlechte Haltung korrigieren kann. Vor nicht allzu langer Zeit stellte ich für eine 68jährige Frau einen Diätplan auf. Einige Wochen später erzählte sie mir, daß es ihr zum ersten Mal im Leben leichtfalle, sich aufrecht zu halten. Als junges Mädchen waren ihre Schultern so rund, daß sie ihre Mutter bat, ihr ein Stützband zu kaufen. Sie hatte nie richtig gerade stehen können, es sei denn für kurze Augenblicke und unter äußerster Anstrengung. Endlich wurde ihr Wunsch erfüllt. Einen anderen, sehr erstaunlichen Fall beobachtete ich bei einem dreijährigen Jungen: Seine Brust war eingesunken, er hatte einen enorm aufgetriebenen Bauch und Füße, so flach wie eine Tischplatte.

Drei Monate später hatte dieses Kind eine breite Brust, schön gewölbte Fußsohlen, und der dicke Bauch war verschwunden. Daß gute Haltung und rhythmisch eleganter Gang so selten sind, ist ein Zeichen des weitverbreiteten Proteinmangels.

Auch unsere Haare und Nägel, die gleichfalls aus Protein bestehen, benötigen eine genügende Menge von diesem Nährstoff, um gesund zu bleiben. Wie die Muskeln kann auch das Haar, das unelastisch, unfrisierbar und brüchig geworden ist und keine Dauerwelle mehr hält, wieder gesunden, wenn man sich besser ernährt. Auch die Nägel brechen und reißen nicht mehr, wenn man die Ernährung verbessert. Der Vorteil reichlicher Eiweißernährung ist eben, daß Energie schnell produziert und lange aufrechterhalten werden kann und dadurch das Leben leichter wird. Müdigkeit entsteht zwar hauptsächlich bei niedrigem Blutzucker, doch gibt es auch andere Ursachen, die auf Proteinmangel beruhen und schwerer zu korrigieren sind: niedriger Blutdruck, Anämie und die Unfähigkeit des Körpers, genügend Enzyme zu produzieren, die für die Umwandlung der Nahrung in Energie gebraucht werden.

Blutdruck ist der Druck, den das strömende Blut gegen die Wände der Blutgefäße ausübt. Nur wenn das Gewebe der Gefäßwände kräftig ist, kann der Blutdruck auf normalem Niveau gehalten werden. Wenn die Gewebe schlaff und schwach werden, geben sie nach und die Gefäße erweitern sich. Da das Blutvolumen gleichbleibt, drückt das Blut mit weniger Kraft gegen die Wände. Jetzt wird weniger Blutplasma, das alle Nährstoffe mit sich trägt, in die Gewebe gedrückt, und die Zellen haben nicht mehr genügend Vorrat. Das Ergebnis ist Müdigkeit. Da man sich während der Nacht am meisten entspannt, fühlt sich ein Mensch mit niedrigem Blutdruck am frühen Morgen am elendsten. Das Aufstehen ist eine schwere Aufgabe, und meistens ist er reizbar und unlustig, bis sein Blutdruck durch die stimulierende Wirkung von starkem Kaffee angestiegen ist. Wenn man aber die Ernährung korrigiert, wird der Blutdruck gewöhnlich in ein bis drei Wochen normal. Hauptsächlich bei Frauen und Kindern kennt man noch einen anderen Grund für Müdigkeit: nämlich Blutarmut, das heißt Mangel an roten Blutkörperchen, die fast gänzlich aus Protein bestehen. Wenn man nicht genügend Protein bekommt, kann es leicht zu Blutarmut kommen, die sich erst bessert, wenn die Ernährung korrigiert ist. Blutarmut kann jedoch durch viele Arten von Ernährungsschäden entstehen.

Alle Energie wird mit Hilfe von Enzymen produziert, organischen Substanzen, deren Hauptbestandteil Protein ist. Vitamine sind nur deshalb wichtig, weil sie Bestandteil von gewissen Enzymen sind. Keines der Enzyme kann jedoch in genügenden Mengen hergestellt werden, wenn nicht genug Protein zur Verfügung steht. Müdigkeit ist nur eine der krankhaften Folgeerscheinungen.

Wenn man in reichlichen Mengen Protein bekommt und die Ernährung auch sonst hochwertig ist, kann man eine hohe Widerstandskraft gegen Krankheiten und Infektionen erwarten. Obwohl eine ganze Reihe von Mechanismen dem Körper helfen, sich gegen Infektionen zu schützen, gibt es zwei, die ganz besonders von der Proteinzufuhr abhängig sind: Antikörper und weiße Blutkörperchen. Unter normalen Umständen produziert die Leber Eiweißkörper, die Gamma-Globulin genannt werden und deren Aufgabe es ist, sich als Antikörper mit verschiedenen Bakterien, Bakteriengiften und wahrscheinlich auch mit Viren zu verbinden und sie so unschädlich zu machen. Wenn man Menschen untersucht, die gegenüber fast jeder Art von bakteriellen oder Virusinfektionen sehr anfällig sind, dann zeigt es sich immer, daß sie zu wenig Gamma-Globulin im Blut haben. Diese Bluteiweißkörper wachen also über unsere Gesundheit wie eine Art Schutztruppe.

In den letzten Jahren propagiert man in der Medizin ein neues Verfahren für die Behandlung und Vorbeugung von Infektionen: Man gewinnt Gamma-Globulin aus dem Blutplasma von Gesunden mit guter Infektabwehrfunktion und verabreicht dieses an Kranke mit schlechterem Ernährungs- und Allgemeinzustand. Diese Behandlung wurde weit und breit auch als Vorbeugungsmittel gegen Erkältungskrankheiten hoch gelobt. Wenn Sie sich aber vernünftig ernähren, kann Ihr Körper alle Antikörper, die er braucht – und noch mehr – selbst herstellen. Doch eignet sich diese einfache Wahrheit nicht für lautstarke Propaganda. Dabei hat es sich bei Experimenten herausgestellt, daß bei erhöhter Zufuhr von wertvollem Protein die Produktion der Antikörper in einer Woche um das Hundertfache ansteigt.

Eine andere wunderbare Einrichtung, die dazu beiträgt, unseren Körper vor Infektionen zu schützen, ist die Produktion von Zellen, die man Phagozyten (»Freßzellen«) nennt. Einige dieser Zellen zirkulieren in der Lymphe und im Blut. Andere Phagozyten sind stationär und verbleiben in den Wänden der Blutgefäße, in den kleinen Lungenbläschen und in anderen Geweben, wo sie, genauso wie die Antikörper, Wache halten. Wenn Bakterien in den Körper eindringen, werden Phagozyten mobilisiert, sie kreisen den Feind ein und verschlingen ihn. Diese wertvollen »Freßzellen« bestehen aus Protein und werden nur dann in genügenden Mengen produziert, wenn hochwertiges Protein verzehrt wird.

Man braucht aber auch genügend Protein, um die Verdauung gesund zu halten. Da die Enzyme, die gebraucht werden, um unsere Nahrung wasserlöslich zu machen, damit sie ins Blut übergehen

kann, aus Protein bestehen, können der Magen, der Dünndarm und das Pankreas nur dann Enzyme ausschütten, wenn genügend Protein vorhanden ist. Die Magen- und Darmwände bestehen weitgehend aus Muskulatur; sie ziehen sich wie andere Muskeln abwechselnd zusammen und entspannen sich wieder. Auf diese Weise mischen sie die Speisen mit Verdauungssäften und Enzymen und bringen die bereits verdaute Nahrung in Berührung mit der Darmwand, durch die sie ins Blut aufgenommen werden kann.
Weiterhin muß der ganze Verdauungsapparat richtig gelagert sein, um ordnungsgemäß arbeiten zu können. Wenn zu wenig Protein vorhanden ist, erschlaffen die Muskelwände und die dazwischenliegenden Sehnen, die »innere Haltung« geht verloren. Der Magen senkt sich, der Dickdarm verlagert sich abwärts gegen das knöcherne Becken, die Gebärmutter oder Blase können gleichsam »kippen« und andere innere Organe sich verschieben. Die schlaffen Muskeln der Darmwände ziehen sich nicht mehr normal zusammen, und ein Teil der Nahrung bleibt unverdaut. Unverdautes Essen im Dickdarm bewirkt jedoch das Wachstum von Milliarden schädlicher Bakterien. Es bilden sich Gase, und man leidet unter Blähungen. Da die schlaffen Muskeln nicht imstande sind, auf normale Weise die Verdauungsprodukte aus dem Körper zu entfernen, kommt es oft zu Verstopfung. Nun werden Abführmittel genommen, die das Essen beschleunigt durch den Körper treiben, bevor das darin enthaltene Protein verdaut werden kann; oder man macht Darmspülungen, die den erschöpften Muskeln noch weiter schaden. Eine so gestörte Verdauung kann nur gesunden, wenn eine in jeder Hinsicht ausreichende Eiweißzufuhr gewährleistet ist.
Proteine tragen ferner dazu bei, die Körpersäfte nicht zu sauer oder zu alkalisch werden zu lassen. Sie können sich mit sauren oder alkalischen Stoffen verbinden und diese neutralisieren. Sie sind weiterhin das Rohmaterial, aus dem die meisten Hormone entstehen. Proteine helfen auch mit, die normale Blutgerinnung zu ermöglichen. Sie haben unendlich viele Aufgaben, ohne die das Leben nicht möglich wäre.
Eine weitere, sehr wichtige Rolle der Eiweißkörper bei der Regulierung der Lebensvorgänge muß kurz erwähnt werden. Unter der Voraussetzung, daß alle Bausteine durch die Nahrungsaufnahme bereitgestellt werden, stellt die Leber ein Protein her, das als »Albumin« bekannt ist und entscheidend bei den Entgiftungsfunktionen des Körpers mitwirkt. Wenn das Blut durch die Blutgefäße zirkuliert, wird durch den Blutdruck Plasma in die Gewebe gepreßt. Wenn nun das Blut auf diese Weise eingedickt ist, dann zieht das Albumin Gewebeflüssigkeit aus den Zellen wieder in das Blut zurück. In dieser Flüssigkeit sind Abfallstoffe wie Harnstoff, Harn-

säure, Kohlendioxyd und anderes Abbaumaterial in flüssiger Form enthalten. Diese Abfälle werden dann zu den Nieren und den Lungen transportiert, wo sie ausgeschieden werden.

Wenn infolge fehlerhafter Ernährung nicht genügend Albumin erzeugt werden kann, werden die Abfallstoffe nicht vollständig aus dem Gewebe ausgeschieden. Ein mäßiger Proteinmangel kann viele Wochen und Monate bestehen, ehe man das angesammelte Wasser in den Geweben bemerkt. Die betroffene Person glaubt, sie habe zugenommen, und versucht abzunehmen, indem sie noch weniger Protein zu sich nimmt. Wenn der Mangelzustand sich verschlimmert, dann sieht man deutlich, daß die Gewebe aufgeschwemmt sind und der ganze Körper voller Wasser ist. Am Abend schwellen vorwiegend die Fußgelenke an; morgens sind Gesicht und Hände geschwollen, und dicke Säcke hängen unter den Augen.

Dieser Zustand ist bei Menschen jeden Alters außerordentlich häufig. Die meisten Abmagerungsdiäten sind heutzutage genügend eiweißreich. Es ist daher nicht ungewöhnlich, daß jemand, der 1000 Kalorien pro Tag erhält, acht oder zehn Pfund während der ersten Woche abnimmt. Drei Pfund davon können Fett sein, der Rest besteht gewöhnlich aus Wasser, das festgehalten wurde, weil vorher die Ausscheidungsfunktionen unzureichend waren. Kürzlich verlor eine junge Frau, für die ich eine Abmagerungsdiät zusammengestellt hatte, 18 Pfund während der ersten Woche. Zwei Frauen, deren Knöchel und Beine stark angeschwollen waren, nahmen 18 bzw. 24 Pfund in zwei Monaten ab, obwohl keine von beiden eine Abmagerungsdiät erhalten hatte.

Leider täuscht das Wasser, das in den Geweben festgehalten wird, mitunter ein Bild von Molligkeit vor, das bei vielen Menschen, und zwar besonders bei Kindern, den Anschein von Gesundheit erweckt. Daher wird dieser durchaus krankhafte Zustand oft verkannt. Untersuchungen an Kindern, die an Lungenentzündung und anderen Erkrankungen litten, haben ergeben, daß der Gehalt an Bluteiweißstoffen – und zwar sowohl Albumin als auch Globulin – äußerst niedrig und schon lange vor Ausbruch der Krankheit unzulänglich gewesen war. Kinder, die wegen Diarrhöen oder Infekten verschiedener Art stationär behandelt werden, haben oft so starke Wasserödeme, daß sie fett zu sein scheinen. Erhalten sie dann eine eiweißreiche Kost, damit die Ausscheidung wieder auf normale Weise funktioniert, so magern sie zunächst stark ab.

Meine Überzeugung ist: Nur wenn man versteht, welche Rolle das Eiweiß (Protein) bei Aufbau und Erhaltung der Gesundheit spielt, gibt man sich genügend Mühe, die Nahrung so zusammenzustellen, wie es die Gesundheit erfordert.

4

Ein Trick, um jung zu bleiben

Proteinquellen

Funktionieren dank vollwertiger Nahrung alle Organe ordnungsgemäß, bleiben auch Gesundheit und Jugendlichkeit erhalten. Man altert dagegen an den Tagen, an denen man sich nicht ausreichend ernährt. Da der Körper zu einem wesentlichem Teil aus Protein aufgebaut ist, kann man bei Unterversorgung mit beängstigender Schnelligkeit altern.

Tierkörper bestehen, wie der unsrige, weitgehend aus Protein. Deswegen sind alle Fleischsorten sowie Fisch und Geflügel ausgezeichnete Nahrungsquellen. Vorzügliche Quellen sind ebenfalls: Eier, frische Milch, Buttermilch, Joghurt, Milchpulver, Käse, Sojabohnen und Hefepulver. Auch Nüsse, Bohnen, Erbsen und Getreidekörner sind wertvoll. Pflanzen können ihr eigenes Protein aufbauen. Wir Menschen können das nicht, da bestimmte Eiweißbausteine in unserem Körper nicht hergestellt werden können.

Proteine sind aus Aminosäuren aufgebaut, die alle Stickstoff enthalten, der in anderen Nahrungsstoffen nicht vorkommt. Man kennt 22 verschiedene Aminosäuren. Genauso wie aus den 26 Buchstaben unseres Alphabets Tausende von Wörtern gebildet werden, gibt es Tausende von Proteinen, die aus verschiedenen Kombinationen von Aminosäuren entstehen. So sind nicht nur die Eiweißkörper der Milch völlig verschieden von denen der Sojabohne, auch die Proteine in verschiedenen Teilen unseres Körpers unterscheiden sich voneinander, weil sie durch die Kombination von unterschiedlichen Aminosäuren gebildet werden. Jedes Protein kann eine Kombination von mehreren tausend verschiedenen Aminosäuren sein. Dadurch ist es genauso kompliziert, wie es ein Wort wäre, daß aus Tausenden von Buchstaben bestünde, wovor der Himmel uns bewahren möge. Wenn Protein verzehrt wird, kann der Verdauungsapparat eines gesunden Menschen dieses Protein in Aminosäuren zerlegen, die ins Blut übergehen und durch den ganzen Körper transportiert werden.

Die Zellen wählen sich die Aminosäuren aus, die sie brauchen, und benutzen diese, um neues Körpergewebe und lebenswichtige Substanzen wie Antikörper, Hormone, Enzyme und Blutzellen herzustellen. In jedem Augenblick unseres Lebens werden Körperproteine durch Enzyme, die sich in den Zellen befinden, abgebaut. Wenn man also gesund bleiben will, müssen immer wieder neue Aminosäuren bereitstehen, um die verbrauchten sofort ersetzen zu können.

Bekanntlich scheiden die Nieren Abfallprodukte aus. Zu diesen gehören gewisse Verbindungen mit Stickstoff, der aus dem Eiweißabbau stammt. Die Stickstoffmenge, die man im Urin messen kann, zeigt an, wieviel Körpergewebe jeweils abgebaut und ersetzt wurde. Ist Ihre Nahrung vollwertig, kombinieren die Zellen mit Hilfe von Enzymen frische Aminosäuren zu neuen Proteinen. Deswegen muß man ununterbrochen, von der Geburt bis zum Tode, Eiweiß mit der Nahrung aufnehmen. Ist die Nahrung auch sonst in jeder Hinsicht vollwertig, bleibt die Gesundheit erhalten, falls alle lebenswichtigen Aminosäuren reichlich vorhanden sind.

Wenn Sie mehr Protein aufnehmen, als Ihr Körper im Augenblick verwenden kann, dann entzieht Ihre Leber dem Blut Aminosäuren und macht daraus zeitweilig »Speicher-Protein«. Wenn Ihre Zellen Aminosäuren benötigen, wird der Bedarf durch die Mobilisierung von Speicherprotein ständig gedeckt. Solange die Ernährung vollwertig ist, bleibt der Gehalt an Aminosäuren im Blut relativ konstant. Wenn man aber die Gesundheit so vernachlässigt und zu wenig Eiweiß zu sich nimmt, dann ist das gespeicherte Protein schnell verbraucht. Von diesem Moment an werden Körpergewebe, die weniger lebenswichtig sind, zerstört, um Aminosäuren, die zum Aufbau wichtigerer Organe benötigt werden, freizusetzen. Monat für Monat und Jahr für Jahr kann dieser Prozeß weitergehen, der Körper arbeitet auf seine Art weiter. Da aber Blutproteine, Hormone, Enzyme und Antikörper nicht mehr in den nötigen Mengen produziert werden, kommt es zu Störungen, die man freilich zunächst noch nicht bemerkt. Die Muskeln werden schwächer und schlaffer, Sie bekommen Runzeln und Falten, Sie altern, es geht mit Ihnen abwärts.

Andererseits ist es möglich, jedoch nicht sehr wahrscheinlich, daß Sie mehr Protein essen, als Ihr Körper braucht. Wenn die Vorratskammern voll sind, wird das übrige Eiweiß von der Leber in Glukose und Fett umgewandelt, während der Stickstoffanteil mit dem Urin ausgeschieden wird. Zucker und Fett werden entweder gleich als Energielieferanten benutzt oder in Form von Fett gespeichert. Die Proteine sind somit auch in der Lage, Energie zu liefern, wenn zu wenig Nahrungsmittel anderer Art verzehrt wurden, um den

Kalorienbedarf zu decken, eine Situation, die deshalb selten eintritt, weil es zu teuer ist, sich nur mit Eiweißprodukten zu ernähren.

Die meisten der 22 Aminosäuren werden beim Aufbau aller Körpergewebe gebraucht. Mit Ausnahme von 8 dieser Säuren können sie durch die Zellen aus Fett, Zucker und Stickstoff, der aus dem Zerfall verbrauchter Proteine stammt, synthetisiert werden. Diese 8 Aminosäuren, die der Körper nicht herstellen kann, werden als die »essentiellen« (das heißt lebenswichtigen) bezeichnet; ein irreführender Ausdruck, weil schließlich alle Aminosäuren lebenswichtig sind, wenn auch 14 davon nicht notwendigerweise in der Nahrung enthalten sein müssen. Doch die sogenannten »essentiellen« Aminosäuren muß man, will man gesund bleiben, mit der Nahrung aufnehmen. Jede davon ist genauso wichtig wie ein Vitamin.

Die Ärzte verwenden heute verschiedene Aminosäuren bei der Behandlung bestimmter Krankheiten. Da die Namen dieser Substanzen in den Zeitungen häufig erwähnt werden, sollten sie Ihnen geläufig sein, damit Sie sie als Aminosäuren erkennen. Diejenigen, die der Körper nicht selber produzieren kann, sind: Tryptophan, Lysin, Methionin, Phenylalanin, Threonin, Valin, Leucin und Isoleucin.[5] Darüber hinaus können Kinder gewöhnlich nicht genügend Histidin und Arginin erzeugen, die für das Wachstum notwendig sind, und zwar hauptsächlich während Perioden besonderer Belastung; deswegen sind diese zwei Säuren für Kinder gleichfalls »essentiell«. Die anderen Aminosäuren, welche der Körper herstellen kann, sind: Glycin, Alanin, Glutaminsäure, Prolin, Hydroxyprolin, Asparaginsäure, Serin, Tyrosin, Cystin, Hydroxyglutaminsäure, Norleucin und di-Jod-Tyrosin.

Der Wert eines Proteins hängt ab von der Anzahl und der Menge der essentiellen Aminosäuren, die es enthält. Proteine, welche die 8 essentiellen Aminosäuren in reichlichen Mengen enthalten, nennt man »komplett« oder »adäquat«. Bei genügend Zufuhr eines kompletten Proteins wie Milch kann man gesund bleiben. Ein Protein, dem eine oder mehrere essentielle Aminosäuren ganz oder teilweise fehlen, bezeichnet man als ein »inkomplettes« oder unvollständiges Protein.

Da man die lebenswichtigen Aminosäuren in größter Menge im Eidotter, in frischer Milch, Leber und Nieren finden kann, haben diese Nahrungsmittel den höchsten Proteinwert. Protein von Muskelfleisch wie Braten, Beefsteak und Koteletts ist komplett, jedoch nicht so reich an essentiellen Aminosäuren wie Innereien und daher nicht ganz so wertvoll. Allgemein enthält tierisches Protein aus Fleisch, Fisch, Eiern, Milch und Käse mehr essentielle Aminosäuren als Pflanzenprotein; deswegen sind tierische Proteine wertvoller. Unter den Proteinen tierischen Ursprungs enthalten nur Eiweiß und Gelatine keine essentiellen Aminosäuren.

Die Proteine der Bierhefe, verschiedener Nüsse, der Sojabohnen, des Baumwollsamens und verschiedener Getreidekeime sind »komplette« Proteine. Bei den Proteinen von Erbsen, Linsen, den meisten Bohnensorten, von Getreide und Mehl, aus dem die Keime entfernt sind, fehlen einige essentielle Aminosäuren. Deshalb sind diese unvollständig und können das Leben nicht allein erhalten. Ferner gibt es viele Eiweißarten auf der Grenze zwischen komplett und inkomplett. Erdnußprotein zum Beispiel fördert Wachstum und Erhaltung des Körpers, jedoch nicht die Fortpflanzungsfunktionen. Außerdem geht die Aminosäure Lysin zugrunde, wenn die Nüsse geröstet werden oder wenn Milch bei der Verarbeitung zu Dosen- oder Pulvermilch stark erhitzt wird, wobei aus dem kompletten Protein ein inkomplettes wird.

Wenn zwei oder mehr inkomplette Proteine bei der gleichen Mahlzeit aufgenommen werden, können die Aminosäuren einander ergänzen und zusammen eine vollwertige Eiweißnahrung ergeben. In den meisten Getreidesorten fehlen die Aminosäuren Lysin und Threonin. In Bohnen wiederum ist beides enthalten, aber kein Methionin. Die Proteine von Bohnen und Maisbrot können somit einander ergänzen, und der Körper kann durch das Zusammenfügen der Aminosäuren aus beiden Produkten komplette Proteine formen. Doch Dr. Cannon[6] hat nachgewiesen, daß beide Anteile von essentiellen Aminosäuren gleichzeitig aufgenommen werden müssen. Nimmt man die andere Hälfte nur eine Stunde später, kann der Körper bereits kein vollständiges Protein mehr aufbauen. Früher glaubte man, daß nach einem Frühstück aus Haferbrei und Toast die Aminosäuren des verdauten Proteins ruhig darauf warteten, bis die noch fehlenden Aminosäuren vielleicht nach der nächsten Mahlzeit nachkämen. Es hat sich nun herausgestellt, daß die Leber anscheinend so hohe Ansprüche stellt, daß sie nur komplette Proteine aufbewahrt. Da eiweißreiche Nahrung teuer ist, kommt es nun darauf an, alle Aminosäuren bei jeder Mahlzeit zuzuführen, um Verschwendung zu vermeiden.

In zahlreichen Experimenten an Tier und Mensch hat man herauszufinden versucht, welche genauen Krankheitssymptome beim Fehlen bestimmter Aminosäuren entstehen. Wenn zum Beispiel in der Nahrung von Tieren oder kleinen Kindern Tryptophan, Methionin oder Isoleucin fehlen, kann die Leber nicht die Blutproteine Albumin und Globulin (Antikörper) herstellen, und die Urinausscheidung ist gestört. Dadurch entstehen dann die bereits erwähnten Schwellungen, die man Ödeme nennt, und die Infektabwehr läßt nach. Man hat festgestellt, daß bei Kindern mit chronischen Gelenkrheumatismus[7] und auch bei Frauen mit sogenannten Schwangerschaftstoxikosen hauptsächlich Methionin in der Nahrung fehlt. Eine Unterversorgung an Tryptophan oder Methionin führt bei Tieren zu Haarausfall. Mangel an Histidin, Phenylalanin oder einer der anderen Aminosäuren verursacht blutunterlaufene Augen und sogar den grauen Star. Ein ungenügendes Angebot an Arginin bewirkt bei Tieren Unfruchtbarkeit und beim Menschen eine Verminderung von Produktion und Beweglichkeit der Spermatozoen[7a], während Tryptophanmangel bei Tieren zu Hodendegeneration und Fehlgeburten führt. Unzulängliche Versorgung mit Methionin schließlich bewirkt bei Tier und Mensch Fettablagerungen in der Leber. Nur mit Hilfe weiterer Untersuchungen werden wir die Rolle noch besser begreifen lernen, die jede einzelne Aminosäure beim Aufbau und bei der Instandhaltung des Körpers spielt. Immerhin weiß man jedoch, daß alle Aminosäuren zusammen benötigt werden und daß man mit einer oder zwei für sich allein die Gesundheit nicht aufrechterhalten kann.

Sowohl die Qualität der Nahrungsproteine (das heißt Anzahl und Menge verfügbarer Aminosäuren) wie auch deren Quantität, die in Gramm pro Person und Tag festgelegt ist, müssen beachtet werden, wenn es um die Erhaltung der Gesundheit geht. In dieser Hinsicht ist leider die Unwissenheit das größte Hindernis. Viele genaue Untersuchungen an Tausenden von Menschen, die genug Geld haben, um zu essen, was sie wollen, haben gezeigt, daß etwa 60 Prozent davon viel weniger Proteine zu sich nehmen als nötig wäre. Da die beliebtesten kompletten Proteine teuer sind, leiden Menschen mit geringem Einkommen fast immer an Proteinmangel. Doch auch bei sehr kleinem Einkommen kann man sich genügend Proteine beschaffen. Meiner Meinung nach kann man gar nicht an seiner Gesundheit arbeiten, bevor man gelernt hat, wieviel Proteine man braucht und wieviel Gramm davon die normale Nahrung enthält. Sie sollten diese Mengen so gut kennen, daß Sie jederzeit Ihre tägliche Proteineinnahme schätzen können.

Die Sektion für Nahrung und Ernährung des Nationalen Forschungsrates empfiehlt die folgenden Proteinmengen pro Tag in Gramm:

Kinder				Erwachsene	
Unter 12 Jahre alt		Mehr als 12 Jahre alt			
1–3	40	Mädchen	13–15 80	Männer	70
4–6	50		16–20 75	Frauen	60
7–9	60	Knaben	13–15 85	Schwangere	85
10–12	70		16–20 100	Stillende Mütter	100

Der Nationale Forschungsrat hat hierbei jedoch versucht, Richtlinien aufzustellen, die für die gesamte Bevölkerung von praktischem Wert sein sollten, also auch für Millionen von Familien, deren Einkommen für absolut vollwertiges Essen nicht ausreicht. Deswegen werden diese Zahlen allgemein eher als zu niedrig angesehen.

Wenn Sie also attraktives Aussehen, Lebenslust und Jugendlichkeit so lange wie möglich erhalten wollen, dann ist es wahrscheinlich ratsam, bedeutend mehr Protein zu essen, als der Forschungsrat empfiehlt, oder nur die Gramm kompletten Proteine zu zählen, die Sie zu sich nehmen. Wenn Ihre Ernährung längere Zeit arm an Protein war, ist es wahrscheinlich empfehlenswert, während eines Monats oder länger 150 Gramm Protein pro Tag zu essen. Solche großen Mengen sind auch bei der Behandlung verschiedener Krankheiten notwendig. Sie sollten sich ganz vertraut machen mit den Proteinmengen, die die Alltagsnahrung ungefähr enthält und die auf der Tabelle auf Seite 35 aufgezählt werden.

Natürlich sind eine Reihe von Nahrungsmitteln, die gleichfalls Eiweiß liefern, in dieser Tabelle nicht aufgeführt. Doch sind sie meines Erachtens nicht erwähnenswert. Gelatine enthält zwei der essentiellen Aminosäuren überhaupt nicht und von drei anderen nur ganz geringe Mengen. Deswegen hat sie fast gar keinen Proteinwert. Auch viele Pflanzeneiweiße sind so unvollständig, daß ihr Proteingehalt praktisch zu vernachlässigen ist. Die meisten Getreidesorten, ausgenommen die eigentlichen Keime, sind nicht nur arm an Lysin und Threonin, sondern sie enthalten zum großen Teil fast gar kein Protein. Reisflocken und Puffweizen liefern pro Tasse nur ein Gramm Protein von ärmlicher Qualität. Vorbehandelte Getreideflocken (Fertigflocken) bestehen größtenteils aus reiner Stärke, die in Zucker umgewandelt wird. Wenn Sie einem Kind so etwas zu essen geben, dann ist das genauso, als ob Sie ihm die Zuckerdose mit den Worten reichten: »Bitte, bediene dich!« Das wäre sogar weniger mühsam und dazu noch billiger!

Bis jemand genügend von Ernährungslehre versteht, um seine tägliche Nahrungsaufnahme schätzen zu können, indem er ohne Mühe Proteingramme zählen kann und den Unterschied zwischen kompletten und inkompletten Proteinen kennt, glaubt er fast immer, seine Nahrung sei viel gesünder, als sie in Wirklichkeit ist. Tausende von Menschen meinen, daß sie mit einem Frühstücksei und Fleisch zum Mittagessen genügend Protein erhalten. In Wirklichkeit bekommen sie jedoch nur 26 Gramm oder noch weniger Protein, obwohl sie wahrscheinlich das Vielfache dieser Menge brauchen. Ein Liter Milch enthält etwa 35 Gramm Protein. Trinkt also jemand einen Liter Milch pro Tag, ist seine Proteinversorgung bereits

ziemlich ausreichend. Derjenige aber, der Milch meidet, hat fast immer einen Proteinmangel.
Wenn man Milch, Käse oder Eier nicht mag oder nicht bekommen kann, wird eine angemessene Eiweißversorgung tatsächlich zu einem ernsten Problem. Falls man komplette Proteine aus Weizenkeimen, Sojabohnen, Bierhefe und Nüssen zu sich nimmt, ist es noch möglich, genügend essentielle Aminosäuren zu erhalten, vorausgesetzt, daß man seine Diät mit größter Sorgfalt plant. Immerhin waren einige der größten Sportler und Gelehrten Vegetarier. Wenn allerdings ein Vegetarier keine Ahnung von Ernährungslehre hat, wird aus ihm gewöhnlich ein kranker Vegetarier.
Von allen Proteinen, die man kaufen kann, sind die am höchsten konzentrierten und billigsten: Bierhefe, Magermilchpulver, Weizenkeime, Sojamehl und Baumwollsamenmehl. Die Verwendung dieser Produkte macht es auch bei ganz niedrigem Einkommen möglich, Proteine zu beschaffen und mit wenig Mühe eine eiweißarme Ernährung in eine eiweißreiche zu verwandeln, und zwar ohne Schwierigkeit und ohne jeden Aufwand. Es ist ein Zeichen von Sorglosigkeit oder Unwissenheit, wenn man zu wenig Protein bekommt. Zu viel Protein zu sich zu nehmen ist sinnlos und teuer. Die richtige Proteinmenge aber garantiert Ihnen, daß Sie bis ins Alter jung und frisch bleiben.

Proteinquellen	Mengen	komplett inkomplett	Proteine in Gramm
Sojabohnenmehl, fettarm	1 Tasse	kompl.	60
Baumwollsamenmehl	1 Tasse	kompl.	60
Vollweizenmehl	1 Tasse	inkompl.	8–12
Weißes Mehl	1 Tasse	inkompl.	6–10
Weizenkeime	½ Tasse	kompl.	24
Bierhefe (Pulver)	½ Tasse	kompl.	50
Magermilchpulver, instant	⅔ Tasse	kompl.	18
Magermilchpulver, normal	⅔ Tasse	kompl.	35
Voll- oder Magermilch, Buttermilch	1 Liter	kompl.	35
1 Ei	1	kompl.	6
Hüttenkäse (Quark)	½ Tasse	kompl.	20
Schweizer Käse, Holl. Käse	2 Scheiben	kompl.	10–12
Sojabohnen, gekocht	½ Tasse	kompl.	20
Erdnußbutter	2 Eßlöffel	inkompl.	9
Gekochte Getreideflocken (Haferflocken usw.)	¾ Tasse	inkompl.	10–18
Frühstücksflocken (Fertigfl.)	1 Tasse	inkompl.	1–3
Bohnen (verschied. Sorten)	1 Tasse	inkompl.	6–8
Makkaroni, Nudeln, Reis	¾ Tasse	inkompl.	3–4
Brot oder Magerspeck	1 Scheibe	inkompl.	2
Nüsse*	½ Tasse		14–22
Fleisch, Fisch, Geflügel	125 Gramm (1 Portion)		
ohne Knochen, oder wenig Knochen oder Fett**	125 Gramm		18–22
mit etwas Knochen und/oder Fett	125 Gramm		15–18
mit viel Knochen und/oder Fett	125 Gramm		10–15

* Das Protein mancher Nüsse ist komplett, anderer inkomplett.
** Etwa Leber, Zunge, verschiedene Braten, Suppenfleisch; gebratene Lammkeule, Kalbskoteletts, Schnitzel, Kochfleisch, Hasenbraten oder Hasenrücken, Huhn- oder Truthahnbrust; Heilbutt oder anderer Frischfisch; Cornedbeef, Huhn in der Büchse, Thunfisch, Sardinen, Lachs oder Makrele.

| Unterschätzen sie das Alltägliche nicht | 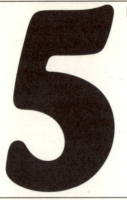 | Die essentiellen Fettsäuren |

Für die Ernährung sind alle Nahrungsmittel gleich wichtig, das sollte man sich immer vor Augen halten. Mangel an Fett kann, und wahrscheinlich kommt das häufig vor, ebenso viele Schäden anrichten wie der Mangel an irgendeinem anderen Nährstoff. Seine Hauptaufgabe ist, Kalorien zu liefern; etwa 15 Millionen Deutsche mit Übergewicht können bezeugen, daß die Kalorienbeschaffung allein kein Problem ist.

Lebenswichtig dagegen ist, welche Art Fett als Strukturbestandteil jeder Körperzelle gebraucht wird. Um normal funktionieren zu können, müssen Nerven und Gehirn besonders große Mengen ganz bestimmter Fette und fettartiger Substanzen erhalten. Die Hormone der Nebennierenrinde und der Keimdrüsen bestehen aus ganz bestimmten Fettarten. Ferner müssen Fette für die Darmbakterien zur Verfügung stehen, damit diese sich ordnungsgemäß vermehren können. Jedes Fett kann Kalorien liefern, jedoch nur bestimmte Fettsorten können den vorgenannten Zwecken dienen.

Wenn man Fett ißt, wird dieses während der Verdauung in Glyzerin und Fettsäure zerlegt. Diese Säuren, die alle verschieden aufgebaut sind, haben ihre eigenen Namen, und die Gelehrten sind weitgehend in ihr Privatleben eingedrungen. Selbst wenn man kein Fett ißt, kann der Körper die meisten dieser Säuren aus Zucker aufbauen, drei davon allerdings nicht. Die erste, Linolsäure, ist unbedingt lebenswichtig.[8] Die zweite Fettsäure, die man Arachidonsäure nennt, kann Linolsäure recht gut ersetzen; die dritte, die Linolensäure, vermag zwar an die Stelle der anderen zu treten, doch hält sie nur das Wachstum aufrecht, nicht aber die Gesundheit. Diese drei nennt man die »essentiellen Fettsäuren«. Die Körper von Menschen und gut ernährten Tieren enthalten große Mengen Linolsäure. Wenn Tiere auf linolsäurefreie Nahrung gesetzt werden, läßt sich diese Fettsäure nicht aus den Geweben lösen, selbst wenn der Linolsäurespiegel im Blut extrem sinkt und die Mangelerscheinung zum Tode führt. Man kann keine Zementsäcke aus einem Lagerhaus tragen, wenn man den Zement zum Bau des Gebäudes benutzt hat. Es ist offensichtlich so, daß wir entweder Linolsäure oder einen ihrer Stellvertreter brauchen, um Sexual- und Nebennierenhormone, wertvolle Darmbakterien und die fetthaltigen Strukturanteile jeder Zelle bilden und erhalten zu können.

Die besten Quellen für essentielle Fettsäuren sind die natürlichen Pflanzenöle. Mais-, Sojabohnen- und Baumwollsamenöl enthalten 35–70 Prozent Linolsäure[9], Färberdistelöl sogar 85–90 Prozent. Margarine, hydrierte Kochfette, tierische Fette wie Sahne und Butter, Fischlebertran, fettes Fleisch und das Fett des Eidotters liefern sehr wenig. Natürliches Schmalz enthält 5–11 Prozent und ist die beste tierische Quelle. Da so viele Pflanzenöle »hydriert« sind und tierische Fette wenig ungesättigte Fettsäuren enthalten, sind die einzigen zuverlässigen Quellen für diese Gruppe der Fettsäuren Salatöl und Mayonnaise, Nüsse und nicht hydrierte Nußbutter. Avocado-Birnen, Mandeln und Olivenöl enthalten wenig Linolsäure, Kokosnuß und Palmöl gar keine.

Bei Fettsäuren spricht man oft von »Ketten« und meint damit ihre chemische Struktur. Manche Ketten sind lang, andere kurz. So, wie ein Bettelarmband verschiedene Glieder hat, woran man Anhänger befestigen kann, so weisen auch die Fettsäureketten bestimmte Glieder auf, an die sich andere chemische Substanzen anhängen können. Wenn sich Sauerstoff anhängt, wird Fett ranzig, bei Zufügung von Wasserstoff fest (»hydrieren«). Der Körper braucht diese offenen, unausgefüllten Glieder oder »ungesättigten« Fettsäuren, die sich mit anderen Nährstoffen verbinden können, bei deren Transport mithelfen und auch zusammen mit jenen zum Aufbau der Zellstruktur benutzt werden.

Wenn Sie mehr Zucker oder Stärke essen, als Ihr Körper im Augenblick braucht, wird der Überschuß in Fett umgewandelt, das nur aus Ketten von »gesättigten« Fettsäuren besteht. Man kann also nichts weiter hinzufügen. Diese Ketten bilden ein kompaktes Fett, wofür diejenigen, die leicht an Gewicht zunehmen, sich von Herzen bedanken. Doch der Körper kann, wie wir gesehen haben, die für die Gesundheit unentbehrlichen Fettsäuren nicht selbst produzieren. Zwar kann Zucker zu Fett umgebaut, Fett jedoch nicht wieder in Zucker zurückverwandelt werden.

Nach Dr. George O. Burr, dem früheren Direktor des Instituts für Physiologische Chemie an der Universität von Minnesota, trinken Ratten, in deren Nahrung die essentiellen Fettsäuren fehlen, riesige Mengen Wasser, das dann in ihrem Körper festgehalten wird. Bald fängt das Haar dieser Tiere an, sehr trocken und dünn zu werden.

Die Haut wird dick, trocken, schuppig und rauh, besonders im Gesichtsbereich. Bei den Weibchen sind die Eierstöcke geschädigt, so daß Ovulation, Fortpflanzung und Milchproduktion nicht mehr möglich sind. Die Männchen werden steril und zeigen keine Paarungsbereitschaft. Die Tiere bekommen Ekzeme. Wenn Jungtiere diese Mangelkost erhalten, bleibt das Wachstum sichtbar zurück. Der Mangel führt bald zum Tode, und bei der Autopsie findet man bei 100 Prozent der Tiere zerstörte Nieren.

Der entsprechende Zustand beim Menschen ist bis jetzt kaum untersucht worden. Dr. Burr und ein Mitarbeiter erzeugten jedoch bei sich selbst durch eine Kost, in der die essentiellen Fettsäuren fehlten, Ekzeme. Zahlreiche Ärzte haben über Ekzeme als Nebenwirkung fettarmer Diät berichtet; die Hautveränderungen heilten, wenn Pflanzenöle verabreicht wurden. Es hat sich ferner gezeigt, daß bei Ekzemkranken der Gehalt an essentiellen Fettsäuren im Blut abnormal gering ist. Meiner Ansicht nach ist der Mangel an essentiellen Fettsäuren häufiger, als man bisher annahm. Kleine Kinder zum Beispiel erhalten selten Pflanzenöl, bevor sie alt genug sind, um Mayonnaise essen zu können. Ich erinnere mich an einen heute dreijährigen Jungen, den ich zum erstenmal sah, als er 18 Monate alt war. Sein Vater war ein bekannter Footballspieler gewesen und wünschte sich nichts sehnlicher als einen kräftigen und sportlichen Sohn. Doch das bedauernswerte Kind war kleiner als die meisten Einjährigen und litt seit der dritten Woche nach seiner Geburt an einem schweren Ekzem, das den ganzen Körper befallen hatte. Das Kind war teilnahmslos und schien geistig zurückgeblieben. Man hatte eine »Allergie« festgestellt und Tausende von Dollar ausgegeben, um Heilung zu finden. Nachdem ich einige Minuten mit der Mutter gesprochen hatte, setzte ich den Jungen auf einen hohen Stuhl und bot ihm einen Löffel Sojaöl an. Nach dem ersten Schluck wurde das Kind lebendig, als ob es elektrisiert wäre. Es beugte sich mit weit geöffnetem Mund über den Tisch, und wenn ich nur eine kleine Pause machte, verlangte es mit Geschrei nach mehr. Ich hatte ihm etwa sechs oder acht Eßlöffel Öl gegeben, als seine Mutter mich bat, aufzuhören, da sie Angst hatte, daß ihr Kind krank werden könnte. Ich gab ihr den Rat, ihm jede Stunde ein Paar Eßlöffel davon zu geben, wenn es das Öl verlangte und gut vertrüge. Innerhalb von drei Tagen war das Ekzem fast gänzlich verschwunden, und nach einer Woche hatte das Kind eine schöne Haut. Danach blühte es auf. Das Knochenwachstum war exzellent, es bekam Muskeln und hat jetzt normale Größe und Gewicht erreicht. Wenn es einen Menschen auf dieser Welt gibt, der alles für mich tun würde, dann wahrscheinlich der Vater dieses Jungen. Ich habe den starken Verdacht, daß die Ursache für diese bald nach der Geburt auftretenden Ekzeme in der Ernährung der Mutter während der Schwangerschaft zu suchen ist. Wahrscheinlich hat sie zu wenig Fett gegessen, und daher wurde der Bedarf an Linolsäure nicht gedeckt.

Linolsäure kann also Ekzeme, die auf den Mangel an einem der verschiedenen B-Vitamine zurückgehen, verhüten oder heilen, möglicherweise deswegen, weil diese Fettsäure das Wachstum der Darmbakterien, die diese Vitamine erzeugen, anregt. Sogar der hartnäckige, ekzemähnliche Ausschlag, den man Psoriasis nennt, verschwindet bald, wenn man der Nahrung Salatöl und Lecithin (s. Seite 41) beifügt.

Nach den Fällen, die ich selbst gesehen habe, glaube ich, daß der Mangel an essentiellen Fettsäuren weit verbreitet ist. Ich habe mit vielen Leuten gesprochen, die nach einer sonst ausreichenden, aber fettfreien Ernährung Krankheitsmerkmale aufwiesen, wie wir sie bei linolsäurefrei ernährten Tieren finden. Jahrelang habe ich mich über Leute mit Übergewicht gewundert, deren Knöchel, Unterschenkel und sogar Oberschenkel durch Ödeme aufgetrieben waren. Obwohl ihre Nahrung genügend hochwertiges Eiweiß enthielt, reichten zwei Eßlöffel Salatöl zur täglichen Nahrung aus, um die überflüssigen Pfunde verschwinden zu lassen.

Menschen, die sich mit Ausnahme von Öl ausreichend und vollwertig ernährt hatten, sagten mir, daß ihre sexuelle Potenz zugenommen habe, nachdem sie ihrer Nahrung Öl zugeführt hätten. Menstruationsschwierigkeiten verschwanden, und es kam zu lange gewünschter oder auch unerwünschter Empfängnis. Erst kürzlich wurde ein Mannequin, das sich schon jahrelang ein Baby gewünscht hatte, kurz nachdem der Nahrung Öl beigefügt worden war, schwanger. Öl hatte sie ängstlich verschmäht, da ihre Figur für die Arbeit wichtig war. Immer und immer wieder habe ich gesehen, daß trockenes und lebloses Haar einen warmen Glanz bekam und rauhe, trockene und schuppige Haut zart wurde, nachdem der Nahrung als einziger wichtiger Zusatz Salatöl beigefügt worden war. Wenn ein Tierfreund schöne Tiere haben will, sollte er nicht vergessen, Hunden, Katzen und anderen Haustieren Salatöl zu geben.

Es gibt drei Gründe, weshalb fettarmes Essen wahrscheinlich zu Übergewicht führt. Erstens sind viele dickaussehende Menschen nur voller Wasser. Durch eine geeignete Ernährung, die Salatöl einschließt, verlieren sie oft viele Pfunde. Zweitens hat man durch den sogenannten »respiratorischen Quotienten« bewiesen, daß der Körper Zucker viel schneller als normal in Fett verwandelt, wenn die essentiellen Fettsäuren in der Nahrung fehlen. Dr. Bloor hält es für denkbar, daß es sich um einen Versuch des Körpers handelt, fehlende Substanzen so schnell wie möglich herzustellen. Da der

Blutzucker durch diese rasche Umwandlung sehr schnell fällt, entsteht ein rasendes Hungergefühl; daraufhin wird zuviel gegessen, und das Gewicht steigt an. Drittens haben Fette einen höheren Sättigungswert als andere Nahrungsstoffe. Wenn Sie nicht bei jeder Mahlzeit 100 Kalorien in Form von Fett zu sich nehmen, werden Sie so hungrig, daß Sie ohne Mühe 500 Kalorien in Form von Stärke oder Zucker essen, nur weil Sie nicht widerstehen können. Dann aber schleichen sich unerwünschte Pfunde heran.

Auch um die Produktion von Gallenflüssigkeit und des fettverdauenden Enzyms »Lipase« anzuregen, wird eine gewisse Menge Fett benötigt. Nur wenn Fett in den Dünndarm eintritt, entleert sich die Gallenblase kräftig. Ohne den Anreiz durch das Fett wird zu wenig Galle produziert, und die Gallenblase hält die in ihr enthaltene Reservemenge zurück. Diese ungenügende Entleerung könnte mit zur Bildung von Gallensteinen beitragen. Wenn man sehr lange kein Fett ißt, kann die Gallenblase mit der Zeit schrumpfen oder atrophieren. Von besonderer Wichtigkeit ist jedoch, daß die Vitamine A, D, E und K so, wie sie in der Natur vorkommen, ohne Anwesenheit und Hilfe von Fett oder Galle nicht aus dem Darmsystem ins Blut übertreten können. Daher kann bei fettfreier Ernährung oder fehlendem Gallenfluß Mangel an diesen Vitaminen eintreten.

Bevor Fettsäuren ins Blut gelangen, müssen sie sich zunächst mit Gallensalzen verbinden. Wenn sie die Darmwand passiert haben, verbinden sie sich wieder mit Glyzerin zu neutralen Fetten, die als kleine Tröpfchen im Blut und in der Lymphe transportiert werden. Davon entnimmt jede der Milliarden Körperzellen so viel an essentiellen Fettsäuren, wie sie zur Zellregeneration, und so viel an Fett, wie sie zur Energieerzeugung benötigt. Die Leber speichert etwas Fett, um dieses später als Energiequelle an das Blut zurückzugeben. Der Rest wird aufbewahrt, leider gewöhnlich an Stellen, wo man es am wenigsten wünscht.

Eine kleine Menge an gespeichertem Fett ist jedoch vorteilhaft. Das Fett, das die Nieren umgibt, dient als Stütze. Eine dünne Schicht Fett unter der Haut ist ein Schutz für Muskeln und Nerven und hilft mit, die Körpertemperatur gleichmäßig zu halten. Eine gewisse Fettreserve bedeutet eine wertvolle Energiequelle bei Krankheiten oder Hungerperioden. Übermäßige Fettspeicher sind natürlich unerwünscht.

Manchmal wird zum Backen, für Salatsoßen oder auch als Abführmittel Mineralöl verwendet. Dieses Öl ist jedoch unverdaulich und hat daher keinen Nährwert. Untersuchungen haben allerdings gezeigt, daß etwa 60 Prozent des Mineralöls, die den Darm erreichen, ins Blut übertreten. Während dieses Öl im Blut zirkuliert, absorbiert es die Vitamine A, D, E und K und hält sie fest, bis sie später mit dem Stuhl ausgeschieden werden. Auf diese Weise entsteht ein Mangel an diesen wertvollen Stoffen. Obwohl die schädliche Wirkung der Mineralöle nun schon seit mehr als 40 Jahren bekannt ist und die Ärzte in den medizinischen Zeitschriften immer wieder davor gewarnt werden, sie zu verordnen, werden sie auch heute noch vielfach als Abführmittel verwendet. Ich persönlich hätte Angst, solche Öle in Babyöl, Hautcreme und sonstigen Kosmetika zu benutzen.

Unraffiniertes Pflanzenöl liefert uns Vitamin E, während tierische Fette wie Butter, Sahne und Eidotter Träger von Vitamin A sind. Fischlebertran liefert Vitamin A und D. Tierische Fette enthalten zudem einen Verwandten der Fettfamilie, den man Cholesterin nennt, ein Stoff, der von der Leber produziert wird. Untersuchungen haben gezeigt, daß man bei einer an tierischen Fetten reichen Ernährung etwa 800 Milligramm Cholesterin pro Tag aufnimmt; die Leber eines normalen Erwachsenen produziert täglich 3000 Milligramm und mehr. Cholesterin ist das Rohmaterial für Vitamin D, Sexual- und Nebennierenhormone sowie Gallensalze. Die Tatsache, daß Cholesterin in so wichtigen Geweben wie dem Gehirn und den Nerven besonders konzentriert vorkommt, zeigt uns, daß ihm wichtige, aber noch unbekannte Funktionen zur Aufrechterhaltung der Gesundheit zukommen.

Einen anderen Verwandten der Familie der Fette, das Lecithin, gewinnt man aus allen natürlichen Ölen und aus dem Fett von Eigelb, Leber und Gehirn. Lecithin ist eine ausgezeichnete Quelle für die beiden B-Vitamine Cholin und Inositol. Je mehr Fett man ißt, desto höher ist der Bedarf an diesen zwei Vitaminen. Wenn genug Cholin, Inositol und essentielle Fettsäuren vorhanden sind, dann kann Lecithin in der Darmwand hergestellt werden. Lecithin scheint ein »homogenisierender« Faktor zu sein, der imstande ist, Fett und wahrscheinlich auch Cholesterin in ganz kleine Teilchen zu zerlegen, die dann ohne Mühe in die Gewebe hineinschlüpfen können. Es gibt Beweise, daß ein Koronarverschluß (s. Seite 115) mit einem Mangel an Linolsäure, den beiden B-Vitaminen Cholin und Inositol und vielleicht auch Lecithin selbst zusammenhängt. Zum Bild des Koronarverschlusses gehört nämlich, daß große Stücke Cholesterin in den Wänden der Arterien steckenbleiben. Es wäre denkbar, daß bei normaler Lecithinproduktion diese groben Cholesterinbrocken in kleinere Stücke zerteilt werden. Wenn Öle raffiniert oder hydriert werden, geht Lecithin verloren. Vitamin E, das in unraffiniertem Pflanzenöl vorkommt, ist ein Oxydationshemmer, der das Ranzigwerden verhindert. Wenn Vitamin E im Essen erhalten bleibt, verhütet es, daß sich Sauerstoff mit Karotin und den Vitaminen A, D und K verbindet und diese zerstört. Auch im Körper bewahrt Vitamin E diese Vitamine vor der Berührung mit Sauerstoff und schützt zugleich die Nebennieren- und Sexualhormone, wodurch der Sauerstoffbedarf insgesamt herabgesetzt wird. Leider wird Vitamin E selbst leicht durch Sauerstoff zerstört. Wenn also Öle raffiniert oder hydriert werden, geht dieses Vitamin vollkommen verloren.

Das Essen ranziger Fette kann zu schwerem Vitaminmangel führen. Vitamin E geht bei Anwesenheit ranziger Fette im Essen oder sogar im Darm oder im Blut schnell zugrunde. Vitamin A und K und verschiedene B-Vitamine können ebenfalls auf diese Weise verlorengehen. Als erste Reaktion sagen Sie vielleicht, daß Sie bestimmt nie ranziges Fett essen, doch wenn Sie einmal darauf achten, werden Sie erstaunt sein, wie oft man Ihnen leicht ranzige Nahrungsmittel vorsetzt. Wir haben wahrscheinlich alle bereits Schinken, Wurst, Speck, Mayonnaise oder Butter serviert, die schon etwas ranzig waren. Der Grund, weshalb Kinder Weizenkeime so oft nicht mögen, ist, daß die Mutter sie ihnen, ohne es zu wissen, in leicht ranzigem Zustande gibt. Wenn man eine Dose mit Schinkenspeck wochenlang nahe beim Kochherd stehenläßt, um sie zum Braten griffbereit zu haben, so hat man damit eine ständige Quelle für ungesundes, ranziges Fett. Fertige Kuchen und Kuchenmischungen, Kartoffel-Chips, Mais-Chips, Popcorn, gesalzene Nüsse, gemahlene Nüsse und ähnliche Nahrungsmittel, die zu lange lagern, sind oft ranzig. Die Nuß- und Popcorn-Automaten an öffentlichen Plätzen werden warm gehalten, um frische Produkte vorzutäuschen. Gerade deswegen sind sie so gefährlich, daß man diese Art von Verkauf nicht mehr erlauben sollte.

Bei der Hydrierung von Fetten wird Wasserstoff an die freien Kettenglieder der essentiellen Fettsäuren angehängt, die damit ihren gesundheitsfördernden Wert verlieren. Solche Fette liefern zwar noch Kalorien, doch weiter nichts: Sie können nicht ranzig werden, haben aber auch keinerlei Wert für das Leben von Mensch und Tier. Jedes Jahr wird die Liste länger; Margarine, hydrierte Kochfette, Schmelzkäse und jetzt auch Erdnußbutter, früher eine so ausgezeichnete Nahrung für Kinder, und sogar Speck. Doch wenn Sie Glück haben, können Sie noch hier und da ein Geschäft finden, wo Erdnüsse in einer Mühle gemahlen werden und unverdorbene Erdnußbutter vor Ihren Augen entsteht. Man kann noch altmodischen Käse und natürlichen Speck kaufen. Französische Salatsoße, Mayonnaise und Salatöle sind offenbar die einzigen guten Quellen essentieller Fettsäuren, die es noch gibt. Auch in Reformhäusern kann man Öl kaufen, das nicht mit Hitze behandelt ist und noch Vitamin E enthält.

Da Butter arm an essentiellen Fettsäuren ist und man Margarine mit Vitamin A anzureichern pflegt, sind beide in mancher Hinsicht gleichwertig. Sommerbutter freilich, soforn sie aus unpasteurisierter Sahne hergestellt ist, enthält ein Vitamin, das unter dem Namen »Wulzenfaktor« bekannt ist und eine arthritisartige Krankheit bei Tieren verhütet.

Neben Fettquellen, die ohne weiteres als solche zu erkennen sind, gibt es eine weit größere Menge »verborgener« Fette: in Käse, Eidotter, Speck, Avocadobirnen, Nüssen, Erdnußbutter und magerem Fleisch, Fisch und Wild. Niemand weiß, wieviel Fett ein Mensch braucht. Das hängt von seiner Tätigkeit, seiner Größe, dem Klima und vielen anderen Faktoren ab. Wer gern Salatsoßen ißt und ein normales Gewicht hat, bekommt wahrscheinlich alles, was er braucht. Leute, die absichtlich wenig Fett essen, erhalten wahrscheinlich zu wenig an wichtigen Fettsäuren, um gesund bleiben zu können.

Der Verbrauch von Fetten, und zwar vorwiegend gesättigten und raffinierten, hat sich während dieses Jahrhunderts verdoppelt. Eine Folge davon ist die Zunahme von Herzkrankheiten, Fettsucht und den damit zusammenhängenden Krankheiten.

Die Lebenserwartung der amerikanischen Männer ist, im Vergleich mit denjenigen anderer Nationen, vom 11. Platz im Jahre 1949 auf den 37. Platz im Jahre 1966 zurückgefallen. Jedes Jahr sterben immer jüngere Männer an Herzinfarkt. Wegen der enormen Mengen fettiger Hamburger und in hydriertem Fett gebackenen Kartoffeln, die in den letzten 20 Jahren verzehrt wurden, können wir bald Todesfälle dieser Art bei 30- und sogar 20jährigen erwarten. Um gesund zu bleiben, sollte man sich an einige allgemeine Regeln halten: Essen Sie keine hydrierten Fette, keine hydrierte Erdnußbutter, Schmelzkäse, harte Kochfette und keine frittierten Nahrungsmittel, die in solchem Fett zubereitet wurden. Essen Sie wenig hartes oder gesättigtes Fett vom Rind oder Lamm und statt dessen mehr Fisch und Geflügel, die weniger gesättigte Fette enthalten. Essen Sie nichts, worin Kokusnuß- oder Palmöl enthalten ist. Diese beiden gesättigten Fette verwendet man zur Herstellung falscher Sahne, angereicherter Milch und sogar zu Babynahrung. Nehmen Sie mindestens ein bis drei Teelöffel Pflanzenöl täglich. Benutzen Sie unraffinierte oder kaltgepreßte Öle und bewahren Sie diese im Kühlschrank auf. Wenn Fett so behandelt ist, daß es nicht ranzig werden kann, kaufen Sie es nicht. Wenn Fett ranzig wird, werfen Sie es weg.

Die Zucker-Sintflut

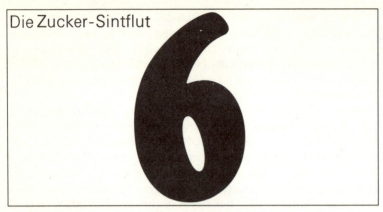

Vor kurzem hatte man mich in einer Stadt, die wegen ihrer guten Restaurants berühmt ist, in ein bekanntes Speiselokal eingeladen. Das Essen bestand aus Salat, Steak, Kartoffeln, Bohnen, warmen Brötchen, Honig, Kaffee und einer Auswahl von Kuchen und Gebäck. Die Salatportion war winzig. Das Steak hätte sich sehr geschmeichelt gefühlt, wenn man es auf 15 Gramm Proteingehalt geschätzt hätte. Es lag auf einem Stück Toast, damit es dicker aussah.

Dafür gab es eine Sintflut von Zucker, bestehend aus Kartoffelstärke, Toast, Bohnen, Brötchen, Torten, Honig und Nachspeisen; man hätte auch noch Zucker zum Kaffee nehmen können. Unsere Gruppe wollte am Abend noch arbeiten, doch niemand fühlte sich nach solch einer Mahlzeit noch dazu imstande. Die drei von uns, die etwas von Ernährungslehre verstanden, aßen das Steak und den Salat und bestellten jeder ein Glas Milch.

Unsere heutige Ernährung basiert größtenteils auf Zucker. Deshalb glaube ich, daß das Leben eines jeden, der nichts von Ernährungslehre weiß, in Gefahr ist. In diesem Strom gefangen, wird das unschuldige Opfer ständig von Zuckerfluten überschwemmt, sei es bei gesellschaftlichen Anlässen, sei es beim Essen im Restaurant oder bei den Mahlzeiten und Zwischenmahlzeiten zu Hause. Zucker ist, genau wie Wasser, ein lebensnotwendiger Stoff, doch ein Ozean davon ist zuviel. Man erkennt diese Situation häufig nicht ganz klar, da viel Zucker »versteckt« ist. Es gibt Leute, die ein oder zwei Tassen Zucker pro Tag verzehren und immer noch glauben, daß sie überhaupt keinen Zucker gegessen haben.

Außer dem Zucker, den man als solchen erkennt und mit Haferflocken, Kaffee und Obst oder in Form von Süßigkeiten, Marmelade oder Gelee zu sich nimmt, verzehrt man ein oder mehrere Eßlöffel granulierten Zucker in jedem kleinen Glas Obstsaft, Ingwerbier, Kola-Getränk, Most, Wermut oder Cocktail, in jeder Portion Kuchen, Torte, Pudding, Eis, Süßspeisen jeder Art, Dosenkompott, ja sogar mit jedem einzelnen Keks.

Fast jeder Nährstoff, den wir zu uns nehmen, versorgt uns mit natürlichem oder potentiellem Zucker in irgendeiner Form. In allen Früchten ist Fruktose oder Fruchtzucker enthalten, ferner Sacharose, der gewöhnliche Tafelzucker, und Glukose, der Zucker, der auch im Blut vorkommt. Honig und das Fruchtfleisch von Trauben bestehen fast ganz aus Fruktose und Glukose. Diesen Zucker findet man auch in Süßkartoffeln, Mais, Zuckerrüben, Zwiebeln und anderen Gemüsen. Datteln bestehen zu 78, Rosinen zu 64 Prozent aus Zucker. Dagegen enthält eine Tafel Schokolade nur 54 Prozent. Zucker von getrockneten Früchten haftet noch stärker an den Zähnen als Zucker von Bonbons und ist deshalb für die Zähne noch gefährlicher.

Glukose und Fruktose treten beide unverändert ins Blut über und können sogar durch die Magenwand hindurch absorbiert werden. Wenn man etwa beim Frühstück den Zucker vom Orangensaft zu sich nimmt, erreicht dieser das Blut innerhalb von drei bis vier Minuten. Es gibt zwei weitere Zuckersorten, Galaktose und Mannose, die unverändert ins Blut übergehen, doch müssen sie erst in Glykogen verwandelt werden, bevor sie zur Energieproduktion verwendet werden können. Der wertvollste Zucker ist Laktose und kommt nur in der Milch vor. Dieser Zucker ist schwerer verdaulich als andere Zuckerarten. Es hat sogar den Anschein, daß er manchmal gar nicht verdaut wird. Deswegen macht Laktose nicht dick. Falls die Laktose doch absorbiert wird, zerfällt sie zuerst in Glukose und Galaktose. Babys, die Muttermilch bekommen, sind selten dick. Dagegen werden Babys, die Flaschenmilch mit der gleichen Menge Zucker erhalten, oft stark übergewichtig. Magermilchpulver besteht zu 56 Prozent aus Laktose, Molkenpulver ungefähr zu 95 Prozent. Laktose dient als Nahrung für die lebenswichtigen Darmbakterien, die sie in Milchsäure umwandeln. Bei fettfreier Diät kann allerdings ein Übermaß an Milchzucker schädlich sein. (s. Seite 92).

In vielen Früchten und Gemüsen wie Äpfeln, Ananas, Mohrrüben und Erbsen ist der gewöhnliche Tafelzucker, Sacharose, enthalten. Auch der Zucker in Ahorn- und Zuckerrohrsirup und Melasse ist zum größten Teil Sacharose. Die totgekochte Substanz, welche amüsanterweise »Rohzucker« genannt wird, ist Sacharose, zusammen mit ein paar Molekülen Eisen und anderen Mineralien. Sie hat alle Nachteile des raffinierten Zuckers, der Zahnverfall erzeugen kann, die Insulinproduktion zu stark anregt und den Appetit verdirbt. Vielleicht trägt diese Substanz in gewissen Zeiten zum seelischen Wohlbefinden bei, indem sie eine Art Kraftgefühl vermittelt.

Persönlich bin ich allerdings dafür, daß man an erster Stelle nicht sich selbst zum Narren halten sollte.

Während der Verdauung wird der Tafelzucker in Glukose und Fruktose aufgespalten. Ein ähnlicher Zucker, die Maltose, kommt in Malz vor. Beim Abbau von Stärke entsteht Maltose vorübergehend im Darm und wird dann zu Glukose weiterverarbeitet.

Die bedeutendste Quelle für verborgenen Zucker ist die Stärke. Wir könnten aus frischem Obst und Gemüse wie Bananen, Äpfeln, Mais, Erbsen, Bohnen, Süßkartoffeln, Kartoffeln und Kürbissen mehr als genug Stärke gewinnen, um unseren Bedarf zu decken. Statt dessen werden wir fast bei jeder Mahlzeit überschwemmt von Zucker, der aus billigen Stärkeprodukten stammt: vorbehandelte Getreideflocken, Brot, Makkaroni, Nudeln oder Spaghetti, getrocknete Bohnen, Linsen, Erbsen, Reis, Kuchen, Torten und Gebäck jeder Art. Wenn Sie daran zweifeln, daß Stärkeprodukte dieser Art Sie förmlich überfluten, dann sollten Sie versuchen, einige Wochen lang in einer Kantine zu essen. Sie werden merken, wie ungeheuer kräftig Sie sich fühlen! Falls Sie Ihren Zuckerkonsum einschränken wollen, müssen Sie alle vorbehandelten, stärkehaltigen Nahrungsmittel wie eine Portion Zucker ansehen.

Es gibt noch andere Zuckerquellen. Da Tiere Zucker in Form von Glykogen-Stärke speichern, bekommen wir ihn in dieser Form beim Verzehr von Leber und anderem Fleisch, von Fisch, Muscheln und Schnecken. Wie jede andere Stärke wird auch Glykogen während der Verdauung zu Glukose abgebaut. Alle Fette bestehen zu etwa 10 Prozent aus Glyzerin, das im Körper in Zucker umgewandelt werden kann. Zitronensäure aus Orangensaft, Milchsäure aus Buttermilch, Apfelsäure aus Äpfeln können im Körper in Glykogen umgewandelt und später als Zucker freigesetzt werden.

Aus einem noch nicht genau bekannten Grund scheint Glukose oder Traubenzucker, der in Honig und in frischem Obst vorkommt, weniger schädlich zu sein als gewöhnlicher Tafelzucker. Bei Testpersonen, die eine vollwertige, aber chemisch reine Kost erhielten, bei der Glukose die einzige Kalorienquelle war, sank das Blutcholesterin bis zu einem Durchschnitt von 140 Milligramm ab. Später gab man gewöhnlichen Tafelzucker statt der Glukose, und, obwohl man weiter nichts an der Kost änderte, stieg das Blutcholesterin bald bis auf gefährliche Grenzwerte. Viele Forscher glauben, daß der übermäßige Konsum von raffiniertem Zucker bei der Cholesterinablagerung eine wichtigere Rolle spielt als die harten gesättigten Fette.

Zucker ist für den Körper genauso wichtig wie jedes andere Nahrungsmittel, doch wenn man gesund bleiben will, sollte man ihn unraffiniert und aus natürlichen Quellen nehmen. Auch dann dient

Zucker nur einem Zweck, nämlich für die Produktion von Energie verfügbar zu sein, wenn solche gebraucht wird. Sonst könnte es sein, daß er als Fett für den Rest Ihres Lebens gespeichert wird. Zucker kann weder Körpergewebe aufbauen noch Ihre allgemeine Gesundheit oder Ihr Aussehen verbessern.

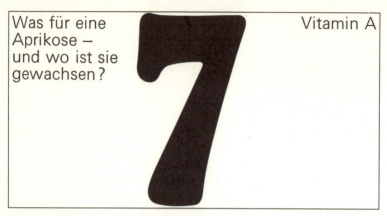

Was für eine Aprikose – und wo ist sie gewachsen?

Vitamin A

Vitamine kann man als Chemikalien bezeichnen, die für eine normale Funktion der Zellen notwendig sind. Gewöhnlich kann der Körper diese Vitamine nicht selbst herstellen. Vitamin A ist eine farblose Substanz, die sich nur in tierischer Nahrung findet. Sie wird im Körper von Tier und Mensch aus einem gelben Pigment, Karotin, hergestellt, die in Mohrrüben, Aprikosen, Kürbissen, allen grünen Gemüsen, grünen Gräsern und in Algen vorkommt, wobei die Menge ungefähr der Farbintensität entspricht. Reines Vitamin A nehmen wir mit gewissen tierischen Nahrungsmitteln wie Leber und Fischlebertran auf; Eidotter, Butter und Sahne liefern uns sowohl Karotin wie Vitamin A.
Vitamin-A-Mangelzustände sind so häufig, daß sie wahrscheinlich auch schon so etwas gehabt haben. Ein leichter Mangel schädigt das Sehvermögen. Im Auge bildet sich ständig eine Vitamin A-haltige Substanz, der sogenannte Sehpurpur. Das ins Auge einfallende Licht zerstört dauernd einen Teil dieses Sehpurpurs und löst dadurch jene Nervenreize aus, die dem Gehirn die Seheindrücke übermitteln. So wird unaufhörlich Sehpurpur gebildet und wieder vernichtet. Dieser Kreis des Aufbaus und Abbaus geht während des ganzen Lebens weiter. Das Vitamin A spielt also etwa die Rolle eines Films in einer Kamera in dem Sinne, daß es aufnimmt, was Sie sehen. Doch wird der Film dabei verbraucht.
Man braucht Vitamin A für das Sehen sowohl am Tage wie in der Nacht. Das Nachtsehen jedoch hängt ganz und gar von dem Vitamin-A-Mechanismus ab. Deswegen spürt man einen leichten Vitamin-A-Mangel zuerst durch Sehschwierigkeiten im Dunkeln. Wenn Sie bei Nacht Auto fahren, können Sie zu jeder Zeit Ihre Vitamin-A-Bilanz prüfen. Die Lichter des entgegenkommenden Verkehrs zerstören Vitamin A in Ihren Augen. Wenn sich in Ihrer Augenflüssigkeit genügend Vitamin A befindet, können Sie fast sofort wieder sehen. Wenn Sie jedoch zu wenig davon haben, wer-

den Sie geblendet. Wie lange diese Blendung dauert, hängt von der Schwere Ihres Mangels ab. Tests haben ergeben, daß Leute, die in der Nacht Autounfälle hatten, häufig an pathologischem Vitamin-A-Mangel litten. Wenn infolge besserer Beleuchtung der Autobahnen weniger Unfälle eintreten, so liegt das daran, daß man sich auf Tagsehen anstatt auf Nachtsehen einstellen kann und damit weniger vom Vitamin A abhängig ist.

Es gibt verschiedene Grade von Nachtblindheit. Wer nur einen leichten Mangel hat, hält sich für normalsichtig, sieht aber bei Tage besser. Bei etwas ausgeprägterem Mangel stellt man Ermüdungserscheinungen der Augen nach dem Fernsehen fest. Meist wird dann angenommen, daß es anderen genauso geht. Wer noch größeren Mangel an Vitamin A hat, dem schmerzen besonders nach langer Beanspruchung die Augen, er fühlt sich nervös, hat Kopfschmerzen und seine Augen werden schnell müde. Ein schwerer Mangel bewirkt starkes Unbehagen und eine derartige Überanstrengung der Augen, daß man sich scheut, bei Nacht Auto zu fahren.

Während des Tages ist der Nachtblinde überempfindlich gegen helles Licht und fühlt sich wohler, wenn er eine dunkle Brille trägt, wobei weniger Licht in seine Augen fällt und daher weniger Vitamin A zerstört wird. Die meisten Leute, die dunkle Brillen tragen, nehmen zu wenig Vitamin A zu sich, das ihnen normales Sehen erlauben würde. Vor kurzem sprach ich mit einer Frau, die so empfindliche Augen hatte, daß sie sogar im Hause eine dunkle Brille trug. Ein Monat nachdem ihre Ernährung entsprechend umgestellt war, konnte sie sogar intensives Sonnenlicht ertragen.

Menschen, die im hellen Licht arbeiten, das Vitamin A schnell zerstört, oder bei so schlechter Beleuchtung, daß nur das Nachtsehen möglich ist, benötigen unverhältnismäßig viel mehr Vitamin A als solche, die bei normalem Licht arbeiten. Sekretärinnen und Buchhalter, die bei hellem Licht und auf weißes Papier schauen müssen, klagen oft über Augenbeschwerden infolge von Überanstrengung, was zu vermeiden wäre, wenn sie mehr Vitamin A zu sich nehmen würden. Leute, die viel nähen, lesen oder fernsehen, Bergarbeiter, die bei schwachem Licht arbeiten, Schweißer, die in den aufflammenden Lichtbogen schauen müssen, Fotografen, die mit Blitzlicht und in der Dunkelkammer arbeiten müssen, sowie Menschen, die in der Wüste oder am Strand leben, wo das Sonnenlicht durch weißen Sand reflektiert wird, haben oft Augenbeschwerden, da ihr Bedarf an Vitamin A besonders groß ist. Es gibt wahrscheinlich kein Licht, daß so schnell Vitamin A in den Augen zerstört wie der Widerschein der Sonne auf weißem Schnee. Trapper, Jäger und Skifahrer kennen diesen Vitaminmangel oft nur allzu gut.

Bei schweren Mangelzuständen kommt es zu Brennen, Zucken und Entzündungen der Lidränder, Überanstrengung der Augen, vielleicht sogar starken Schmerzen in den Augäpfeln. Häufig treten Gerstenkörner auf, außerdem fühlt man sich überreizt und erschöpft. In den Augenwinkeln kann sich Schleim sammeln; zuweilen kommt es zu Entzündungen oder Geschwüren der Bindehaut oder der Hornhaut.

Früher glaubte man, daß schwere Vitamin-A-Mangelzustände nur in Ländern wie Indien und China vorkämen, doch hat sich herausgestellt, daß bei Familien mit kleinem Einkommen in New York City[10] die Hälfte der Untersuchten Hornhautgeschwüre aufwiesen.

Zwar sind die Augensymptome die ersten Zeichen, die auf einen Vitamin-A-Mangel aufmerksam machen, in der Haut jedoch kommt es noch früher zu Veränderungen. In den unteren Hautschichten gehen Zellen zugrunde und lösen sich ab. Sie verstopfen Talgdrüsen und Poren und verhindern dadurch, daß der Talg die Oberfläche erreicht. Die Haut wird nun oft so trocken und rauh, daß manchmal der ganze Körper juckt. Wenn die Poren mit toten Zellen verstopft sind, sieht die Haut wie Gänsehaut aus, ohne daß ein Temperaturwechsel stattgefunden hat. Meist beginnt diese Hautrauhigkeit an den Ellbogen, den Knien, dem Gesäß und an der Rückseite des Oberarms. Poren, die sich durch Ansammlungen toter Zellen und Talg vergrößert haben, nennt man Mitesser. Wenn diese Zellen sich entzünden, können Pickel entstehen. Die Haut wird dann auch empfänglich für Infektionen wie Impetigo, Furunkel und Karbunkel. Diese Hautkrankheiten können meistens durch eine größere Zufuhr von Vitamin A geheilt werden, vorausgesetzt, daß die Ernährung in jeder Hinsicht vollwertig ist.

Jahrelang sind Dutzende von Mädchen zu mir gekommen, deren Gesichter voller Pickel waren; oft sagten sie mir, daß sie erst kürzlich aufgetreten seien. Ich stellte regelmäßig fest, daß sie im Büro arbeiteten, und zwar gewöhnlich bei künstlichem Licht. Die langandauernde Beanspruchung der Augen, noch erschwert durch die Lichtreflexion auf dem weißen Schreibpapier, hatte den Vitamin-A-Bedarf stark erhöht. Oft konnte ich ihnen sogar sagen, wie lange sie schon in ihrem Beruf tätig waren: etwa vier Monate vor dem Auftreten der Pickel. Bei zu geringer Vitamin-A-Zufuhr wird das Haar trocken und verliert den Glanz. Gewöhnlich bilden sich Schuppen; oft leiden die Nägel, brechen leicht oder werden spröde.

Gleichzeitig mit den Sehstörungen und den Hautunreinheiten kann es bei Vitamin-A-Mangel zu Veränderungen in jenen Geweben kommen, die man Schleimhäute nennt. Diese Gewebe bilden die

Auskleidung der Körperhöhlen wie zum Beispiel der Kehle, Nase, Nebenhöhlen, Mittelohr, Lungen, Gallen- und Harnblase. Bei ausreichender Vitamin-A-Zufuhr scheiden diese Schleimhäute immerfort eine Flüssigkeit oder Schleim aus, die die Zellen bedeckt, Bakterien am Eindringen hindert und zugleich die Oberfläche der Schleimhaut reinigt. Außerdem können Bakterien nicht in diesem Schleim existieren. Verbrauchte Gewebeteile werden von Enzymen abgebaut und die Abfälle fortgespült. Deshalb enthalten gesunde Schleimhäute keine Ansammlungen toter Zellen. Mit Hilfe sogenannter Anti-Enzyme, die den bakteriell erzeugten Enzymen entgegenwirken, kann die lebende Zelle sich vor der Zerstörung durch schädliche Keime schützen. Millionen Bakterien versuchen diese gesunden Gewebe zu erreichen, können aber an die Zellen nicht herankommen, da der Schleim eine Schutzschicht bildet und die Angreifer wirkungslos macht. Sie bekommen keine Nahrung oder werden von den Anti-Enzymen unschädlich gemacht. Da sich keine Bakterien ansiedeln können, kommt auch keine Infektion zustande.

Bei Menschen mit Vitamin-A-Mangel bildet sich jedoch ein idealer Zustand für das Wachstum von Bakterien heraus, die nur gedeihen können, wenn sie Wärme, Feuchtigkeit und Nahrung vorfinden. Dr. Wolbach von der medizinischen Fakultät der Universität Harvard bewies, daß Schleimhautzellen bei Vitamin-A-Mangel zwar schneller wachsen, doch auch schneller absterben, als es sonst der Fall ist. Diese Zellen werden durch andere, ebenso schnell wachsende Zellen an die Oberfläche gedrückt, wo sie ebenfalls absterben, bis sich eine käseähnliche Schicht von lagenweise gepackten Zellen ergibt. Da die toten Zellen keinen Schleim und keine Anti-Enzyme bilden können, wird die Oberfläche nicht mehr saubergehalten und ihre Selbstschutzmechanismen sind zerstört. Wärme, Feuchtigkeit und ständige Nahrungszufuhr schaffen nun zusammen ideale Bedingungen für das Bakterienwachstum. Da Bakterien immer vorhanden sind, bekommt man meistens eine Infektion.

Schleimhautveränderungen entstehen zuerst in den Bronchien und in der Lunge, wo die Lungenbläschen oft ganz mit toten Zellen verstopft sind, ferner im Mittelohr, in den Nebenhöhlen, in den Nieren, in der Harnblase und in der Vorsteherdrüse (Prostata). Was man als Ansammlung von Abfallmassen beschrieben hat, kann die Ursache einer Reizung sein. Auch enge Durchgänge, wie die Ausgänge der Speicheldrüsen oder des Pankreas, können völlig verstopft werden. Trockenheit im Munde und Störung der Verdauung sind die Folge. Es ist möglich, daß von der Gebärmutter- und Scheidenschleimhaut tote Zellen abgestoßen werden, wodurch ein weißer Ausfluß oft gleichzeitig mit sehr starker Menstruation entsteht.

Fast überall im Körper können um diese Zellenansammlungen herum Hohlräume oder Zysten entstehen.

Man hat Schleimhäute von Tieren untersucht, an die verschiedene Mengen Vitamin A verfüttert worden waren. Es stellte sich heraus, daß schädliche Bakterien immer vorhanden waren. Doch die Tiere, bei denen ein Mangel an diesem Vitamin bestand, beherbergten Millionen von Bakterien, die sich von toten Zellen ernährten; 98 Prozent dieser Tiere hatten Infektionen. Diejenigen aber, die genügend Vitamin A bekamen, zeigten nur geringen Bakterienbefall und waren frei von Infektionen. Miskroskopische Untersuchungen an Schleimhäuten von Hunderten von Menschen, die verunglückt oder an einer Infektion gestorben waren, erbrachten ähnliche Wechselbeziehungen: entweder fanden sich keine Ansammlungen toter Zellen und keine Infektionen, oder die Anzahl der toten Zellen entsprach der Schwere der Infektionen. Weiterhin zeigte sich, daß Lebergewebe bei Unfalltoten, die frei von Infektionen waren, 20mal mehr Vitamin A enthielt als bei Verstorbenen, bei denen eine Infektion oder eine infektiöse Krankheit vorgelegen hatte.

Durch Vitamin-A-Zufuhr lassen sich Mangelsymptome beheben, wobei die dazu erforderliche Zeit von der Menge des verabreichten Vitamins, vom Schweregrad des Mangels und von der Art des befallenen Gewebes abhängt. Man hat beobachtet, daß bei leichten Augenbeschwerden bereits nach einer Stunde eine Besserung eintrat, wenn 50 000 bis 100 000 Einheiten Vitamin A verabreicht worden waren. Ist andererseits der Mangelzustand hochgradig und die Dosierung des Vitamins niedrig, kann es Wochen oder sogar Monate dauern, bevor die normale Nachtsehfähigkeit wiederhergestellt ist. Bei leichten Sehstörungen genügt es, wenn das Vitamin ins Blut gelangt und von dort aus in die Augenflüssigkeit übertritt. Bei Hornhautgeschwüren oder Haut- und Schleimhautveränderungen bedeutet Heilung jedoch, daß neues Gewebe wachsen muß, um ungesundes zu ersetzen, das während des Mangel entstanden ist. Schon nach zwei Wochen, so wurde festgestellt, war die Trockenheit der Haut verschwunden und die reinigenden Fette wieder vorhanden, nachdem man die Kost entsprechend verbessert hatte. Nach meiner Erfahrung ist jedoch eine längere Zeit zur Heilung notwendig.

Vor einigen Jahren schickte ein Arzt eine Frau zu mir, deren Gesicht mit Hunderten von Warzen vollständig bedeckt war. Zahlreiche Untersuchungen hatten erwiesen, daß Warzen oft verschwinden, wenn man genügend Vitamin A einnimmt. Deswegen stellte ich einen Diätplan zusammen, der alle Nährstoffe so vollständig wie möglich enthielt. Ich riet der Patientin, täglich 100 000 Einheiten Vitamin A einzunehmen. Als ihre Haut nach vier Monaten noch keine Besserung zeigte, wurden wir beide mutlos. Eine Woche später kam sie ganz aufgeregt zu mir. Sie hatte keine Warze mehr, und seit damals hat sie auch keine mehr bekommen. Dieser Fall überzeugte mich davon, daß es etwa vier Monate dauert, bis krankes Gewebe wieder durch gesundes ersetzt ist, obwohl wahrscheinlich erhebliche individuelle Unterschiede zu erwarten sind.

Abgesehen davon, daß Vitamin A uns dazu verhilft, ein normales Sehvermögen und eine unverminderte Abwehrkraft gegen Infektionen zu bewahren, ist dieses Vitamin von entscheidender Bedeutung für die Entwicklung der Knochen und des Zahnschmelzes. Es ist aber auch unentbehrlich zur Aufrechterhaltung von Appetit und Verdauung, für die Fortpflanzungsfunktionen, die Milchbildung sowie für den Aufbau der roten und weißen Blutkörperchen. Es scheint den Alterungsprozeß aufzuhalten und Langlebigkeit zu fördern. Vitamin A hat auch großen Einfluß auf die vorgeburtliche Entwicklung. – Der Nationale Forschungsrat empfiehlt, daß ein Erwachsener zur Gesunderhaltung täglich 5000 Einheiten Vitamin A nehmen sollte. Aus der Tabelle der Nahrungsmittelanalyse ist ersichtlich, daß grüne Blattgemüse wie Mangold, Grünkohl, Spinat und andere die größten Karotinquellen darstellen und etwa 12 000 Einheiten pro Portion (100 Gramm) enthalten. Eine Portion Bohnen, Broccoli, Mohrrüben, Kürbis, Aprikosen, Süßkartoffeln oder Yams (Knollen) liefert 5000 Einheiten, das heißt den Tagesbedarf an Vitamin A. Eine Portion Tomaten, Erbsen und Kopfsalat enthält durchschnittlich fast 2000 Einheiten. Außer Aprikosen erbringen die meisten gelben Früchte nicht viel mehr als 400 Einheiten pro Portion. Gemüse, das seine Farbe verloren hat oder niemals grüne Farbe besaß, enthält dieses Vitamin nicht oder nur in geringen Mengen.

Die Tabelle zeigt uns ferner, daß Leber außerordentlich reich an Vitamin A ist und auch Nieren und Bries (Thymusdrüse) erhebliche Mengen davon enthalten. Da dieses Vitamin nicht in den Muskeln gespeichert wird, enthalten Fleischsorten wie Braten, Koteletts und Steaks kein Vitamin A. In Eiern und Butterfett ist es vorhanden, wobei der Gehalt von der Fütterung der betreffenden Tiere abhängt. Vollmilch enthält 500 bis 7000 Einheiten pro Liter, im Schnitt meist etwa 2000 Einheiten. Es kann sein, daß durch den Sauerstoff, der bei der Homogenisierung verwendet wird, ein großer Teil des Vitamin A zugrunde geht; diese Frage scheint jedoch noch nicht restlos geklärt zu sein. Winterbutter, die in der Zeit hergestellt wird, wenn die Kühe Trockenfutter erhalten, kommt auf nur 2000 Einheiten pro Pfund, während Sommerbutter etwa 12 000 Einheiten enthält. Margarine wird gewöhnlich durch Zugabe von 12 000 Einheiten des Vitamins pro Pfund aufgewertet.

Fischlebertrane sind die ergiebigsten handelsüblichen Vitamin-A-Quellen. Der Vitamingehalt der Leber hängt jedoch vom Futter des Tieres und von seinem Alter ab. Abgesehen von der Leber des Polarbären war die reichste Vitamin-A-Quelle, die man je gefunden hat, das Leberfett einer Pythonschlange, deren Alter auf 100 Jahre geschätzt wurde, als man sie in einem Londoner Zoo tötete. Heilbuttlebertran enthält mehr Vitamin A als Kabeljau-Lebertran, da der Heilbutt älter ist als der Kabeljau, wenn er auf den Markt kommt. Der Heilbutt hat länger gelebt und mehr Zeit gehabt, sich mit grünen Meeralgen zu ernähren. Aus dem gleichen Grund enthält die Leber vom Rind und Schaf gewöhnlich mehr Vitamin A als die Leber vom Kalb oder Lamm.

Wissenschaftler wie Laien haben sich durch Ernährungsanalysen davon überzeugen lassen, daß man das lebensnotwendige Vitamin A ohne jede Mühe aus der normalen Nahrung erhalten kann. Auswertungen, an denen Tausende von Menschen mitwirkten, die während eines Monats oder länger über ihre Nahrungsaufnahme Buch geführt hatten, ergaben jedoch, daß dreiviertel der Bevölkerung nur etwa 2000 Einheiten pro Tag zu sich nimmt. Dabei ging man von der Annahme aus, daß alles Vitamin A, das man mit der Nahrung aufnimmt, auch ins Blut übergeht.

Leider geht auf dem Wege vom Mund bis in die Körperzellen viel davon verloren. Auch kann der Vitamingehalt der Nahrungsmittel sehr unterschiedlich sein und daher zu Fehlern führen. Gemüse, die auf gutem Boden und bei optimalen Wetterbedingungen gewachsen sind, können das hundertfache an Vitamin A enthalten als andere, die unter weniger günstigen Verhältnissen aufwuchsen. So sind schon Mohrrüben analysiert worden, die gar kein Karotin enthielten. Zu weiteren Vitaminverlusten kommt es während des Transports, der Lagerung, des Einfrierens, bei der Herstellung von Konserven und beim Kochen. Milch von Kühen, die auf einem üppigen Luzernenfeld geweidet hatten, enthielt keinerlei Vitamin A; als man die Luzerne analysierte, stellte man fest, daß diese kein Vitamin E enthielten, das notwendig ist, um die Zerstörung von Vitamin A zu verhüten. Weiterhin vernichten die Nitrate des Kunstdüngers Karotin und Vitamin A in Gemüsen. Sie zerstören diese auch in unserem Körper und in denen der Tiere, deren Fleisch wir essen.

Sogar wenn das Gemüse reich ist an Karotin, ist es noch nicht sicher, daß es auch absorbiert wird. Beim Gemüse befindet sich das Karotin innerhalb der Zellwände, die aus Zellulose bestehen; Zellulose aber ist eine Substanz, die vom Menschen nicht verdaut werden kann. Das Karotin kann diese Wände nicht passieren, da es sich nicht in Wasser löst. Nur wenn man die Zellwände durch Schneiden,

Hacken, Kochen oder Kauen aufgebrochen hat, wird Karotin frei und gelangt ins Blut. Man hat herausgefunden, daß nur etwa 1 Prozent des Karotins aus rohen Mohrrüben absorbiert[11] wird. Dagegen werden 5 bis 19 Prozent[12] absorbiert, wenn man die Mohrrüben kocht. Man hat experimentell festgestellt, daß bei den meisten Gemüsen die Aufnahme von Karotin zwischen 16 und 35 Prozent liegt. Je weicher das Gewebe dieser Gemüse ist, desto größer ist die Karotinmenge, die das Blut erreicht. Wenn man Gemüse in flüssiger Form oder als Saft zu sich nimmt, wird wahrscheinlich alles vorhandene Karotin absorbiert. Trinkt man den Saft nicht sofort, geht wieder viel Vitamin A durch Sauerstoffeinwirkung verloren.

Im Dünndarm müssen Vitamin A oder Karotin sich zuerst mit Gallensalzen verbinden, bevor das Blut sie aufnehmen kann. Wenn das Essen wenig Fett enthält, dann gelangt wenig oder keine Galle in den Dünndarm und 90 Prozent des Karotins wie auch des Vitamins A dürften mit dem Stuhl abgehen. Nicht alles Karotin, das ins Blut gelangt, wird in Vitamin A umgewandelt. Bei ungenügender Versorgung mit Vitamin E wird alles Vitamin A, welches das Blut erreicht, zerstört und der vorhandene Vorrat schnell verbraucht. Andererseits kann Vitamin A nicht gespeichert werden, wenn ein Mangel an dem B-Vitamin Cholin besteht. Wenn man sich alle diese Dinge durch den Kopf gehen läßt, wundert man sich darüber, woher die Menschen überhaupt genügend Vitamin A bekommen, um am Leben zu bleiben.

Wenn Sie sorgfältig planen, können Sie wahrscheinlich mit der gleichen Summe Geldes in dieser Woche 50mal mehr Vitamin A kaufen als in der vergangenen. Ein Teil davon wird bestimmt absorbiert, und vielleicht bleibt sogar ein Überschuß, der gespeichert wird. Wählen Sie also Ihr Obst und Gemüse der gelben oder grünen Farbe wegen. Servieren Sie Leber, Nieren, Käsegerichte oder einen Eierauflauf häufiger als Braten, Koteletts und Steaks. Verwenden Sie Lagerbutter und Eier eher als Winterprodukte. Züchten Sie karotinreiches Gemüse in Ihrem Garten und frieren Sie es für den Winter ein.

Da Vitamin A und Karotin sich in Fett lösen und Fett im Körper angelagert werden kann, wird auch dieses Vitamin gespeichert, wann immer ein Überschuß absorbiert und nicht vernichtet wird. Das Vitamin wird zum größten Teil in der Leber aufbewahrt. Die Menge kann sich verdoppeln, wenn genügend Vitamin E zur Verfügung steht. Auf dieses gespeicherte Vitamin A kann der Körper zurückgreifen, um Mängel auszugleichen, wenn die Ernährung einmal unzulänglich ist. Versuchstiere, denen man Vitamin A im Überschuß verabreichte, speicherten hundertmal mehr als zur Aufrechterhaltung der Gesundheit erforderlich war. Untersuchungen an der menschlichen Leber zeigten, daß das auch für den Menschen zutrifft. Weiterhin haben Tierexperimente ergeben, daß eine reichliche Speicherung von Vitamin A für Gesunde und Kranke gleichermaßen von Vorteil ist.

Größere Mengen als 50 000 Einheiten Vitamin A pro Tag können giftig wirken, wenn sie über einen längeren Zeitraum hin eingenommen werden. Kopfweh, verschwommenes Sehen, Hautjucken, Haarausfall, aufgesprungene Lippen, blaue Flecken, Nasenbluten, Gelenkschmerzen sowie Entkalkung und Schwellungen im Bereich der langen Röhrenknochen können die Folge sein. Diese Symptome verschwinden in einigen Tagen, nachdem man die Einnahme des Vitamins eingestellt hat.[13] Die Schäden infolge toxischer Dosierung können jedoch durch Einnahme von reichlich Vitamin C vermieden oder korrigiert werden. Die einzige natürliche Nahrung, die eine toxische Menge dieses Vitamins enthält, ist die Leber der Eisbären. Giftwirkung stellt sich jedoch nur beim Gebrauch von Vitamin-A-Konzentration ein.

Es gibt wenige oder keine Beweise, daß man einen Vitamin-A-Mangel durch größere Mengen als 100 000 Einheiten pro Tag schneller behebt. Viele Untersuchungen weisen darauf hin, daß 50 000 Einheiten pro Tag vollkommen ausreichen. Es hat sich gezeigt, daß sich bei Zugabe von täglich 100 Einheiten (oder Milligramm) Vitamin E die Wirkung von Vitamin A verdoppelt. Die Vitamin-A-Behandlung gestaltet sich überdies viel wirkungsvoller, wenn man die Tagesdosis auf zwei oder drei kleinere Mengen verteilt. Der Pharmazeutische und Chemische Rat der amerikanischen medizinischen Gesellschaft[14] hat folgende therapeutische Dosen als richtig anerkannt: 25 000 Einheiten dreimal täglich bei länger bestehendem oder chronischem Mangelzustand, 25 000 Einheiten zweimal täglich während zweier Monate bei Allgemeinbehandlung, Einzeldosen nicht höher als 25 000 Einheiten.

Der Vitamin-A-Bedarf gesunder Menschen variiert stark. Erwachsene brauchen mehr als Kinder, weil der Vitaminbedarf vom Körpergewicht abhängt; Männer meistens mehr als Frauen. Ältere Menschen nehmen weniger leicht Vitamine aus ihrer Nahrung auf und brauchen deshalb von jedem Vitamin mehr als jüngere. Der Bedarf wechselt auch mit der Intensität des Lichtes, der Beanspruchung der Augen, der Jahreszeit, der Bezugsquelle, des absorbierten Anteils und der Vitamin-E-Zufuhr. Es kann also sein, daß ein Mensch bei gleichem Gewicht und gleichem Gesundheitszustand zwei- bis dreimal mehr benötigt als ein anderer. Wenn der Vitamin-A-Bedarf nicht durch das Vitamin selbst, sondern durch seine Vorstufe, Karotin, gedeckt wird, ist die doppelte Menge erforderlich. Mann kann also keine absolut genaue Regel aufstellen. Da jedoch Überschüsse gespeichert werden können und nur sehr große Mengen toxisch sind, scheint es besser zu sein, eher zuviel als zuwenig zu bekommen.

Dr. Henry C. Sherman von der Columbia-Universität stellte durch Experimente fest, welche Vitamin-A-Menge bei Versuchstieren die günstigste Wirkung hat. Bei einer bestimmten Menge des Vitamins zeigten die Tiere alle Merkmale guter Gesundheit. Wurde die Dosis verdoppelt, verdreifacht und vervierfacht, fanden sich Anzeichen noch besserer Gesundheit, Widerstandskraft und Vitalität, und mit jeder größeren Dosis wurde die Lebensdauer länger. Von einer bestimmten Dosis an erbrachten jedoch weitere Erhöhungen keine zusätzlichen Besserungen mehr. Aufgrund dieser Untersuchungen empfahl Dr. Sherman 20 000 Einheiten Vitamin A pro Tag für Erwachsene, also das Vierfache der Menge, die normalerweise zu gutem und gesundem Aussehen nötig ist.

Angesichts der Tatsache, daß der Vitamin-A-Gehalt in der Nahrung sehr unterschiedlich ist und zudem durch Kunstdünger und Konservierungsmittel leicht zerstört wird, sehe ich keine andere Möglichkeit, als durch Vitamin-Präparate den Vitamin-A-Bedarf zu decken. Ich glaube, daß man bei den meisten Menschen, die diese Vorsorge vernachlässigen, immer wieder Zeichen von Vitamin-A-Mangel zu erwarten hat. Gleich nach der Mahlzeit, die die größte Menge Fett enthält, sollte man ein Fischlebertrankonzentrat einnehmen.

Wieviel Vitamin E notwendig ist, um die Vernichtung von Vitamin A zu verhüten, ist nicht bekannt. Meistens empfehle ich ein Minimum von 100 oder 200 Einheiten Vitamin E oder d-alpha-Tocopherolacetat für je 25 000 Einheiten Vitamin A. Für Erwachsene ziehe ich Kapseln vor, die 25 000 Einheiten Vitamin A zusammen mit 2500 Einheiten Vitamin D enthalten, beide aus Fischlebertran hergestellt. Da ihre Nahrung wenig fettreich ist, können Säuglinge und Kleinkinder Vitamine aus Konzentraten und Kapseln nicht gut absorbieren. Meiner Meinung nach ist für Kinder die beste Quelle für Vitamin A und D der altmodische Lebertran, vorausgesetzt, daß er immer im Kühlschrank aufbewahrt und jeden Tag zusammen mit mindestens 50 Einheiten Vitamin E gegeben wird.

Die Tabellen der Nahrungsmittelanalyse können nicht genau sein, weil Produkte, die auf verschiedenen Böden gewachsen sind, auf unterschiedliche Weise geerntet, in den Handel gebracht und weiter verarbeitet werden, verschiedene Mengen von Nährstoffen enthalten. Immer wenn ich höre, daß Aprikosen oder andere Früchte so reich an Nährstoffen wie Vitamin A, Eisen und Kupfer seien, ist meine einzige Reaktion: »Was für eine Aprikose – und wo ist sie gewachsen?«

Die Armen hatten es damals besser		Die B-Vitamine

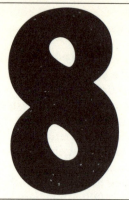

Es gibt 15 oder mehr B-Vitamine, aber diese sind in unserer modischen Nahrung so schlecht vertreten, daß fast jeder Mensch daran Mangel leidet. Dr. Norman Jolliffe hat gezeigt, daß vor nur wenigen Generationen gerade die Armen eine Nahrung erhielten, die reich an diesen Vitaminen war. Sie hatten es besser als die reichsten Menschen von heute.

Es gibt viele Gründe für diese drastische Verschlechterung. Früher lieferte jeder Bissen Brot, jedes Getreide und alles, was man aus diesem Getreide herstellte, B-Vitamine. Weil man Kühlschrank und Konserven noch nicht kannte und es nur wenig Obst und Gemüse gab, war Brot das Hauptnahrungsmittel. Im Jahre 1862 erfand man jedoch Maschinen, die das Getreide so stark ausmahlten (»raffinierten«), daß die meisten Nährstoffe verlorengingen. Früher war Melasse, die reich an bestimmten Vitamin-B-Arten ist, neben Honig das einzige Mittel, um Speisen zu süßen. Es gab keine raffinierten Nahrungsmittel und keine Süßigkeiten. Jetzt ist der Zuckerverbrauch enorm gestiegen, nachdem alle natürlichen Nährstoffe daraus verschwunden sind. Zucker stillt unseren Appetit sehr schnell und erhöht stark das Bedürfnis nach bestimmten B-Vitaminen. Während früher keine Nährstoffe verlorengingen, beziehen wir jetzt $2/3$ unserer Kalorien aus Nahrungsmitteln, aus denen die ursprünglichen Nährstoffe größtenteils oder ganz verschwunden sind.

Darüber hinaus haben wir eine sitzende Lebensweise angenommen und essen daher im Vergleich mit unseren Großeltern wenig. Vor siebzig Jahren verbrauchten die Männer etwa 6000 bis 6500 Kalorien pro Tag, die Frauen 4000 bis 4500. Heute beträgt der Kalorienverbrauch bei Männern durchschnittlich 2400 bis 2800 und bei Frauen 1800 bis 2200 Kalorien. Während des ersten Weltkrieges zeigte sich, welche Vorteile der Verzehr von Vollkornbrot und Vollkornprodukten mit sich bringt. Als nämlich die dänische

Regierung der Lebensmittelknappheit wegen verbot, die Getreide auszumahlen, besserte sich der Ernährungszustand der dänischen Bevölkerung so durchgreifend, daß die Sterblichkeitsziffer während des Krieges um 34 Prozent fiel. Krebs, Diabetis, hoher Blutdruck, Herz- und Nierenkrankheiten gingen deutlich zurück, und die Zeichen guter Gesundheit vermehrten sich. In England zeigte sich während und nach dem zweiten Weltkrieg eine ähnliche Erscheinung, als das Getreide nur grob ausgemahlen wurde. Obwohl es der englischen Ernährung an vielem mangelte, zeigten die Statistiken, daß die Gesundheit der Nation während dieser Zeit nicht gelitten hatte.

Weil jetzt unsere Brotarten aus hochraffinierten Mehlen hergestellt werden, ist unsere Nahrung kaum noch vitaminreich. Tatsächlich gibt es nur vier wirklich gute Quellen für die Vitamin-B-Gruppe: Leber, Bierhefe, Weizenkeime und Reisfasern. Einige Nahrungsmittel enthalten ausreichende Mengen von einem oder zwei B-Vitaminen. Es ist jedoch nicht möglich, den täglichen Bedarf an der Gesamtheit der Vitamin-B-Gruppe daraus zu decken.

Eine Quelle von B-Vitaminen, die vielleicht wichtiger ist als irgendeine andere, stellen die Stoffwechselprodukte der Bakterienflora im Darm dar. Es ist jedoch schwer, den Ertrag dieser Quelle zu messen. Untersuchungen des Vitamin-B-Gehaltes im Blut und Urin von Versuchspersonen unter Vitamin-B-freier Diät haben ergeben, daß die Darmbakterien große Mengen von bestimmten B-Vitaminen erzeugen können. Sie verschwinden aus dem Blut und Urin, wenn diese Bakterien vernichtet werden. Aus noch unbekannten Gründen fand man jedoch bei anderen Personen, die ebenfalls eine Vitamin-B-freie Diät erhalten hatten, wenig oder keine B-Vitamine im Blut oder Urin.

Offensichtlich wachsen diese Bakterien am besten auf Milchzucker, und ohne Fett überhaupt nicht. Deswegen könnte eine Ernährungsweise ohne Milch und Fett gefährlich sein. Bei Behandlungen mit Sulfonamiden oder Antibiotika wie Streptomycin und Aureomycin werden diese lebensnotwendigen Bakterien gänzlich vernichtet. Nimmt man dann nicht Joghurt oder ähnliches, das das Wachstum der Darmbakterien fördert, mit der täglichen Nahrung zu sich, können bald Symptome eines mehrfachen Vitamin-B-Mangels auftreten. Joghurt zu essen wird zuweilen als eine Modesache belächelt. Von der Türkei bis Lappland, von Island bis China hat man ihn jahrhundertelang gegessen. Eine Untersuchung, die Dr. Seneca[15] von der Medizinischen Fakultät der Columbia Universität durchführte, zeigte, daß nur Joghurtbakterien im Stuhl gefunden werden und keine anderen, wenn man über längere Zeit Joghurt ißt.

Anscheinend braucht jede Körperzelle alle B-Vitamine. Wenn man zum Beispiel ein guternährtes Tier tötet und die verschiedenen Gewebe getrennt analysiert, sieht man, daß in allen Geweben diese Vitamine gleichmäßig verteilt sind. Wenn man dagegen den Tieren eine Mangeldiät gibt, sie tötet und die verschiedenen Gewebe untersucht, zeigt sich an jedem Gewebe der gleiche Mangel. Die meisten anderen Vitamine werden von den verschiedenen Geweben in unterschiedlicher Weise benötigt. Da nun die B-Vitamine für alle Zellarten gleichermaßen lebenswichtig sind, kann ein Mangel, wie Dr. Roger J. Williams[16] gezeigt hat, bereits ernste Schäden bewirken, bevor es überhaupt möglich ist, den Zustand zu erkennen. Der Schaden ist dennoch da. Es erkrankt nicht nur ein Organ, wie bei Vitamin-A-Mangel die Augen, sondern der ganze Körper ist bis zum vollständigen Zusammenbruch davon bedroht. Dieser generelle krankhafte Zustand ist beim Erwachsenen schwer zu erkennen, tritt jedoch beim Jugendlichen deutlich in Erscheinung, weil das Wachstum ernsthaft gestört ist.

Dr. Williams betonte auch, daß nur bei sehr hochgradigem Mangel eine Zellgruppe größere Schäden zeigt als eine andere. Wenn jemand sich nicht wohl fühlt, vermindert er automatisch seine Aktivität und nimmt sich vielleicht mehr Zeit zum Schlafen. Somit arbeiten seine Zellen weniger und brauchen weniger B-Vitamine. Das Herz jedoch arbeitet ununterbrochen von der Geburt bis zum Tode. Ist also der Mangelzustand schon überall vorgeschritten und hat jede Zelle bis zu diesem Augenblick den gleichen Schaden erlitten, so wird man doch die ersten Anzeichen eines Mangels am Herzen finden.

In zunehmendem Maße ist auch klargeworden, daß Mangelzustände an einzelnen Vertretern der Vitamin-B-Gruppe nicht vorkommen, ohne daß die Gesamtheit betroffen ist, da nämlich auch in der Nahrung grundsätzlich alle B-Vitamine zusammen vorkommen. Es gibt jedoch genauso viele verschiedene Stufen und Variationen des Vitamin-B-Mangels, wie es verschiedene Menschen gibt. Früher dachte man, daß die Beriberi-Krankheit durch einen Mangel an Vitamin B_1 und Pellagra durch einen solchen an dem B-Vitamin Niazin verursacht werde. Doch Versuchspersonen, die eine Kost ohne Vitamin B_1 einhielten, erkrankten weder an Beriberi noch an Pellagra. Diese Krankheiten entstehen in Wirklichkeit durch einen mehrfachen Mangel an allen B-Vitaminen. Der Mangel an Vitamin B_1 oder Niazin ist lediglich in diesem Fall vorherrschend.

Eine gewisse Kontrolle über Ihre Vitamin-B-Bilanz können Sie erreichen, wenn Sie Ihre Zunge betrachten.[17] Die Zunge soll mittelgroß, die Farbe überall gleichmäßig rosa, die Form ebenmäßig abgerundet, ohne Belag und ohne Eindellungen gegen die Zähne hin sein. Die Geschmacksknospen sollen überall gleich sein und die ganze Oberfläche und die Ränder bedecken. Wenn Sie ein gesundes Kind finden, dann können Sie sehen, wie eine normale Zunge aussehen sollte.

Bei unzureichender Vitamin-B-Versorgung weist die Zunge eine Reihe von Veränderungen auf. Die früheste Veränderung besteht offenbar in der Vergrößerung der Geschmacksknospen vorn und an den Rändern der Zunge. Später werden diese Knospen wieder klein und verschwinden oft ganz, wodurch die Spitze und die Ränder der Zunge glatt werden, während die weiter rückwärts gelegenen Geschmacksknospen langsam größer werden. Diese Knospen sehen flach aus, wie Champignons. Bei zunehmendem Vitamin-B-Mangel verschmelzen ganze Gruppen dieser Geschmacksknospen und wachsen zusammen. Sie lösen sich von anderen Gruppen und formen auf diese Weise Gräben oder Spalten. Die erste Spalte entsteht meist in der Mitte der Zunge. Bei einem schweren Vitamin-B-Mangel kann die Zunge so von Rinnen und Spalten durchzogen sein, daß sie aussieht wie eine Reliefkarte des Grand-Canyon mit dem umliegenden Land oder wie ein Beefsteak, das durch jene sinnreiche Maschine zum »Zartmachen« des Fleisches gedreht worden ist.

Wenn der Mangel noch größer wird, verschwinden die Geschmacksknospen buchstäblich. Zuerst werden Spitze und Ränder glatt und glänzend, dann verschwinden die Knospen von vorn nach hinten fortschreitend. Das voll ausgeprägte Bild findet man am häufigsten bei älteren Leuten, die jahrelang von einer unzulänglichen Ernährung gelebt haben. Diese Menschen klagen darüber, daß ihr Essen wenig Geschmack hat. Manchmal ist die Zunge wund und schmerzhaft. Manchmal sind Menschen mit schweren Veränderungen überrascht, daß ihre Zunge nicht normal sein soll.

Auch die Größe der Zunge ist ein Hinweis auf Mangel an B-Vitaminen. Die Zunge kann groß sein, fleischig und wäßrig aufgetrieben (ödematös). Oft sieht man bei einer derartigen Zunge Einkerbungen an den Seiten, wo sie an die Zähne stößt. Die fleischige Zunge wird so genannt, weil sie aussieht wie ein Stück rohes Rindfleisch, gewöhnlich ist sie tiefrot. Andererseits kann die Zunge zu klein werden oder atrophieren. Andere Zungen können einen purpurnen Farbton annehmen, wieder andere leuchtend rot. Oft zeigt die Zunge eine Kombination von Farben. Vielleicht hat sie eine hellrote Spitze und ist in der Mitte eher purpurfarben. Farbe und Struktur hängen davon ab, an welchen B-Vitaminen der Mangel am stärksten ausgeprägt ist.

Eine purpurrote Zunge (die Farbe, die man am häufigsten sieht)

weist auf einen Mangel an Vitamin B_2 hin, wobei dieser stärker ins Gewicht fällt als ein Defizit an anderen B-Komponenten. Die fleischige Zunge scheint auf einen Mangel an Pantothensäure hinzudeuten. Wenn das Defizit an Vitamin B_{12} und Folsäure im Vordergrund steht, wird die Zunge erdbeerrot und an der Spitze und an den Seiten weich. Oft ist sie glänzend und glatt. Bei Ausfall des B-Vitamins Niazin ist die Zunge an der Spitze hellrot und entweder zu klein oder zu groß und so belegt, daß die Oberfläche wie mit Flocken bedeckt aussieht. Der starke Belag entsteht durch das Wachstum unerwünschter Bakterien, ein Zeichen für Fäulnisprozesse im Dünndarm. Da gutartige Bakterien B-Vitamine im Darm produzieren, kommt es nicht zu derartigen Belägen, solange das Wachstum dieser Bakterien normal ist. Ich fragte einen Professor der Medizin, ob er es für angebracht halte, in diesem Buch auch krankhafte, veränderte Zungen zu beschreiben. Ich hatte Angst, daß die Leute sich ihrer Zunge wegen zu viele Sorgen machen würden. Zu meinem Erstaunen antwortete er: »Ich würde es unterlassen; man sieht sie ja sowieso nie.« Er sieht sie nicht, weil er Forscher ist. Ich habe Hunderte von Zungen gesehen und in zwei Jahren nur drei normale Zungen gefunden. Ich lächele jedesmal noch darüber, wenn ich an einen bestimmten Vorfall zurückdenke. Als ich vor einer kleinen Gruppe einen Vortrag hielt und man mich bat, die Zungen von allen Anwesenden zu untersuchen, war nicht eine einzige normale Zunge dabei. Die Gruppe saß da wie ein Rudel lechzender Hunde und wunderte sich über die gegenseitigen Mangelerscheinungen. Ernährt man sich jedoch angemessen, wird die Zunge allmählich wieder normal, wobei die für die Heilung benötigte Zeit vom Schweregrad des Mangels und von der Vollständigkeit der Vitaminaufnahme abhängt.

Untersuchungen zeigen, daß 60 bis 100 Prozent aller Leute mit schweren Zungenveränderungen nicht imstande sind, genügend Salzsäure in ihrem Magen zu produzieren. Die Abgabe von Verdauungsenzymen liegt bei ihnen weit unter normal. In solchen Fällen ist die Verdauung so stark gestört, daß Blähungen, Durchfälle und Übelkeit auftreten, wenn nicht zeitweilig Salzsäure und Verdauungsenzyme eingenommen werden. Ist Ihre Verdauung tatsächlich so schlecht, daß Sie Blähungen bekommen, wenn Sie Ihrer Nahrung Vitamin-B-reiche Nahrungsmittel zufügen, dann können Sie sicher sein, daß ein Mangel an diesen Vitaminen besteht.

Alle B-Vitamine sind wasserlöslich und können deswegen nicht im Körper gespeichert werden. Doch so wie ein Schwamm leicht feucht oder tropfnaß sein kann, so können die Zellen auch wenig oder viel von allen B-Vitaminen festhalten; je nachdem, wie groß das Angebot ist. Ideal für die Gesundheit ist es, wenn das Vitamin-B-Angebot so reichlich ist, daß jede Zelle so viel aufnehmen kann, wie sie vorteilhaft zu verwerten vermag. Alle nicht verwendeten B-Vitamine werden im Urin ausgeschieden.

Anscheinend arbeiten alle B-Vitamine zusammen. Diese Zusammenarbeit nennt man die »Synergistische Aktion« der B-Vitamine. Nimmt man nur ein oder zwei B-Vitamine zu sich, steigert sich das Bedürfnis nach den anderen, die man nicht zugeführt hat. Wahrscheinlich deshalb, weil jedes einzelne B-Vitamin die Aktivität jeder Körperzelle steigern kann. Die ganze Gruppe ist komplett nur in Leber, Hefe und Weizenkeimen enthalten.

Es ist unrealistisch, den Mangel an einzelnen B-Vitaminen getrennt zu behandeln. Isolierte Mangelzustände bestehen nur im Versuchslabor. Der Mangel an einem einzelnen B-Vitamin kann jedoch das Krankheitsbild beherrschen. Wenn man die ersten Zeichen eines solchen Mangels bemerkt, kann dies als Warnung dienen. Wenn Sie Ihre Nahrung dann nicht anreichern, werden Sie mit ernsten Gesundheitsstörungen zu rechnen haben.

| Nur eine Vermutung | 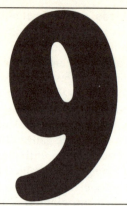 | Auswirkungen des Vitamin-B-Mangels |

Man weiß so viel von den B-Vitaminen, daß man ganze Bände darüber schreiben könnte. Würde man alles, was man schon darüber weiß, überall anwenden, würde sich der allgemeine Gesundheitszustand der Menschen in einem alle Vorstellungen übersteigenden Maße verbessern. Dennoch sind einige Vertreter dieser Gruppe, die aus einem Dutzend oder mehr Vitaminen mit dem gemeinsamen Namen »B-Komplex« besteht, noch kaum bekannt. Drei davon sind sogenannte »Anti-Streß-Vitamine«.

Diese Anti-Streß-Vitamine scheint man unter normalen Umständen nicht oder nur in kleinen Mengen zu benötigen, so daß der Körper sie entweder selbst herstellen oder durch Darmbakterien herstellen lassen kann. Sogar wenn die Ernährung alle bekannten Nährstoffe enthält und unter normalen Umständen zur Gesunderhaltung ausreicht, könnte sie sich bei besonderen Belastungen (Streß) doch als unzulänglich erweisen, falls nicht eben jene »Anti-Streß-Vitamine« einsprängen. Streß beinhaltet alles, was dem Körper eine zusätzliche Last aufbürdet. Streß kann entstehen durch die Einwirkung von Narkotika, Chemikalien, Infektionen, Operationen, Lärm, Übermüdung, seelische Erregung, Ärger, Haß und durch zahlreiche weitere Faktoren. Unter Streßbedingungen braucht man alle Nährstoffe in größeren Mengen als sonst.

Werden Tiere, die eine anscheinend einwandfreie Diät erhalten, unter Streß gesetzt, kommt es zu ausgedehnten krankhaften Veränderungen in ihrem Körper. Bekommen diese Tiere jedoch frische oder getrocknete Leber oder ein einfaches Leberkonzentrat, ist der Schaden nur geringfügig. Als man die Widerstandskraft der Tiere prüfte, indem man sie in Eiswasser schwimmen ließ, konnten die Tiere, die normal ernährt wurden, drei bis zehn Minuten schwimmen, bevor sie ertranken; Tiere mit dem gleichen Futter, das jedoch durch Zugabe von Leber verbessert war, konnten zwei Stunden oder länger schwimmen und blieben am Leben.

Die schädlichen Wirkungen von Streßfaktoren wie Atebrin, Schilddrüsenhormon im Übermaß, starke Hitze und Kälte, Sauerstoffmangel, Einwirkung von Röntgenstrahlen und Medikamenten verschiedener Art, hat man durch Verabreichung von Leber verhüten oder eindämmen können. Tiere unter Streß, denen man keine Leber gibt, sterben oft ganz plötzlich, anscheinend an Herzversagen[18], obwohl sie alle Zeichen guter Gesundheit aufwiesen. Leber von allen Tierarten ist offensichtlich die beste Quelle für Anti-Streß-Vitamine, sie sind aber auch in Nieren, Sojamehl und Bierhefe enthalten. Diese Vitamine kann man noch nicht synthetisch herstellen, so daß sie nicht in Tablettenform oder als Kapseln erhältlich sind. Ausgedehnte Forschungen sind noch erforderlich, bevor man ihren wirklichen Wert kennt.

Einige andere B-Vitamine sind noch ungenügend erforscht. Sowohl ihr Vorkommen in der Nahrung wie auch die Mengen, die man benötigt, sind noch unbekannt. Vorkommende Mangelzustände werden gewöhnlich nicht diagnostiziert.

Eines dieser Vitamine ist Biotin. Die ergiebigste Quelle dafür ist Hefe. Tiere erkranken bei Biotinmangel an Ekzemen oder Dermatitis, die Haare fallen aus und sie sind besonders empfindlich für Herzstörungen und Lungenentzündung. Wenn man Krebs transplantiert, wächst dieser besonders bei Tieren mit Biotinmangel. Das Wachstum von Jungtieren bleibt zurück, ausgewachsene Tiere werden schwächlich; beide sterben bald.

Eine Substanz in rohem Eiweiß, Avidin, kann sich im Darmkanal mit Biotin verbinden, so daß dieses nicht ins Blut übertreten kann. Bei Versuchspersonen hat man trotz entsprechender Versorgung Biotinmangel hervorgerufen, indem man täglich eine halbe Tasse rohes Eiweißpulver zufügte. Das erste erkennbare Symptom war seelische Depression. Bald bekamen sie eine trockene, sich schälende Haut. Es zeigten sich Ermüdungserscheinungen, Muskelschmerzen, Übelkeit und Herzbeschwerden. Die Depressionen wurden so schlimm, daß sie als Panik beschrieben wurden, und steigerten sich bei einigen Testpersonen bis zu Selbstmordabsichten. Alle Symptome verschwanden in drei bis fünf Tagen, nachdem man dem Essen Biotin zugefügt hatte.

Ein solcher Versuch könnte anzeigen, daß Biotin ein wertvoller Nährstoff ist und man rohes Eiweiß meiden sollte. Man kennt eine Reihe von Berichten über Männer, meist Arbeiter, die gern rohe Eier aßen und an einem schweren Ekzem erkrankten, das nach Verabreichung von Biotin und Entzug der Eier schnell verschwand. In einem späteren Versuch jedoch ließ man Testpersonen das rohe Eiweiß von 36 Eiern täglich essen; es zeigten sich jedoch nicht die mindesten Störungen. Es sieht so aus, als ob man unbedenklich ein paar rohe Eier täglich zu sich nehmen könnte, vorausgesetzt, daß kein Biotinmangel besteht.

Ein anderes Vitamin der B-Gruppe, von dem man annimmt, daß es in unserer Nahrung ausreichend vertreten ist, wird »PAB« (Para-Aminobenzoesäure) genannt; ein Vitamin, das für Bakterien genauso wichtig ist wie für Menschen. Die Sulfonamide sind nur deshalb so wirksam, weil sie im Körper der Bakterien den Platz der PAB einnehmen. In ähnlicher Weise verdrängen diese Substanzen die Vitamine in den menschlichen Enzymen. Da Sulfonamide nicht die Arbeit dieser Vitamine verrichten können, kommt es bei ihrem Gebrauch zu großer Müdigkeit, Blutarmut und Ekzemen. Diese PAB-Mangelsymptome steigern sich oft so, daß man die Sulfonamide absetzen muß.

Ein Mann, der häufig zu mir kam, litt an einem immer wiederkehrenden Ekzem, das jedesmal verschwand, wenn er sich zweckmäßig ernährte. Einmal verordnete man ihm Sulfonamide. Am nächsten Tag war sein ganzer Körper mit einem nässenden Ekzem bedeckt, die Augen waren geschwollen und die Ohren doppelt so dick wie sonst. Dieser Zustand verschwand wie durch Zauberei, sobald er PAB einnahm. Viele andere Ekzemfälle, deren Besserung unter PAB-Behandlung ich selbst beobachten konnte, haben mich davon überzeugt, daß Mangelzustände an diesem Vitamin keineswegs selten sind.

PAB wurden anfänglich als ein Vitamin gegen das Ergrauen der Haare propagiert, da man schwarzhaarige Tiere bei Mangelzuständen hatte ergrauen sehen. Dr. Benjamin Sieve studierte das Haar von Personen, die nach jeder Mahlzeit 200 Milligramm PAB erhielten. Bei 70 Prozent der Fälle bekam ein Teil der Haare wieder seine natürliche Farbe zurück. Eine Reihe von Frauen, die sich seit Jahren Kinder gewünscht hatten, wurden schwanger, nachdem dieses Vitamin ihrer Nahrung zugefügt worden war. Kranke, die an Vitiligo (eine Hautkrankheit, bei der die Haut an verschiedenen Stellen stark pigmentiert und an anderen Stellen pigmentlos ist) litten, bekamen wieder eine normale Hautfarbe, und die stärkeren Pigmentflecken verblaßten, als man sie mit PAB behandelte.

Der Mangel an mindestens vier B-Vitaminen, nämlich PAB, Biotin, Folsäure und Pantothensäure, scheint einen Einfluß auf die Haarfarbe zu haben. Ein Forscher, der jahrelang dieses B-Vitamin untersuchte und immer wieder bei dunkelfarbigen Mäusen, Ratten, Silberfüchsen und schwarzhaarigen Hunden graues Haar erzeugte, meint sogar, daß das Ergrauen des Haares wahrscheinlich insgesamt eine Folge verschiedener Ernährungsmängel sei. Durch Einnahme von synthetischen B-Vitaminen wird die Haarfarbe allerdings selten wieder so, wie sie früher war. Doch kenne ich viele, deren Haare zeitweilig die natürliche Farbe zurückbekamen, als sie eine vollständige, insbesondere an allen B-Vitaminen reiche Nahrung erhielten.

Da Sulfonamide durch PAB unwirksam werden, erlaubt die Nahrungs- und Arzneimittelverwaltung nicht, daß eine Zusatzmenge von mehr als 30 Milligramm ohne Rezept verkauft wird. Diese Maßnahme hat buchstäblich die gesamte PAB-Forschung zum Erliegen gebracht. Dieses Vitamin ist fast ganz vom Markt verschwunden und selbst gegen Rezept kaum erhältlich. Dabei werden Sulfonamide nur noch selten angewandt. Was die Verträglichkeit von PAB betrifft, so hat man schon mehr als 48 Gramm (48 000 Milligramm) täglich verabreicht, ohne daß irgendwelche toxischen Schäden auftraten.

Bevor man es aus dem Verkauf nahm, hatte sich PAB als besonders wirksam erwiesen bei bestimmten parasitären Krankheiten, die durch Flöhe, Milben, Zecken und Läuse übertragen werden, wie zum Beispiel bei Rocky-Mountain-Fleckfieber und bei Typhus. Berichte liegen vor, daß Vitiligo, eine immer häufiger vorkommende Krankheit, sich bessert, wenn täglich 1000 Milligramm oder mehr PAB verabreicht werden, vor allem dann, wenn man gleichzeitig große Mengen Pantothensäure und frische Leber, möglichst roh, zugibt. Leute, die leicht einen Sonnenbrand bekommen, vertragen 50- bis 100mal mehr Sonnenbestrahlung, wenn sie täglich 1000 Milligramm PAB einnehmen. Zum Glück sind PAB-Creme und -salbe, die empfindliche Haut vor Sonnenbrand schützen, frei verkäuflich. Wer eine solche Salbe benutzt, kann acht Stunden oder länger die Sonne Floridas vertragen, ohne Sonnenbrand zu bekommen. Die Salbe ist eine Gottesgabe für diejenigen, die Veranlagung zu Hautkrebs haben.

Aller Wahrscheinlichkeit nach haben Menschen, die zu Sonnenbrand neigen, ebenso wie die für Hautkrebs anfälligen und die Vitiligokranken einen besonders erhöhten Bedarf an PAB. Doch ich weiß nicht, wie man diesen Bedarf decken kann, wenn die Nahrungs- und Arzneimittelverwaltung ihre Verordnung bezüglich der Verkaufsbeschränkung nicht rückgängig macht.

Man sollte auch das B-Vitamin Inositol noch viel mehr erforschen. Außer Leber, Hefe und Weizenkeime sind seine Quellen auch Vollkornbrot, Haferflocken, Mais und speziell die dunkle unraffinierte Melasse. Inositol fällt in großen Mengen als Nebenprodukt bei der Herstellung von Maispuder an, man benützt es als Zusatz bei Herstellung der grauen Farbe, die von der Marine verwendet wird.

Gibt man Tieren eine Diät ohne Inositol, erleiden sie Haarausfall. Wird das Vitamin der Nahrung wieder zugefügt, fängt das Haar

wieder zu wachsen an. Männliche Tiere verlieren ihre Haare doppelt so schnell wie weibliche, woraus ersichtlich ist, daß der Bedarf an Inositol bei den männlichen Tieren höher ist als bei den weiblichen. Weitere Folgen des Mangels an Inositol sind: Verstopfung, Ekzem (Dermatitis) und Veränderungen im Bereich des Auges. Besonders reich an Inositol ist das Linsengewebe des menschlichen Auges und der Herzmuskel. Dies ist vielleicht ein Hinweis darauf, daß es bei normalem Sehen und bei der Herztätigkeit eine Rolle spielt. Mit Ausnahme von Niazin findet sich im menschlichen Körper hundertmal mehr Inositol als irgendein anderes Vitamin.
Versuchspersonen hat man verschiedene B-Vitamine zusammen mit Barium verabreicht und danach die Magen-Darm-Funktion auf dem Röntgenschirm verfolgt. Eine ausgiebige Bewegung dieser Organe ist Voraussetzung für die Verdauung und Weiterverarbeitung der Nahrung und verhütet gleichzeitig Blähungen und andere Bauchbeschwerden. Von allen B-Vitaminen war Inositol das einzige, das die Kontraktionen des Magen-Darm-Traktes deutlich stärkte. Bei den Versuchspersonen beobachtete man eine Verbesserung des Appetits, bessere Verträglichkeit des Essens, und vorhandene Verstopfung wurde beseitigt.
Vor einigen Jahren interessierte mich die Frage, ob vielleicht ein Mangel an Inositol die Ursache für die Kahlköpfigkeit bei Männern sein könnte. Einige Zeit lang empfahl ich allen kahlen Männern, die mich konsultierten, Inositol zusammen mit anderen B-Vitaminen einzunehmen. Fast in jedem Fall wurde mir bald berichtet, daß das Haar nicht mehr ausfiele. Hauptsächlich Ehefrauen und Mütter erzählten, daß Kopfkissen und Waschbecken nicht mehr wie früher ständig voller Haare waren. In einigen Fällen sah man innerhalb eines Monats schon deutlich neuen Haarwuchs. Ein 48jähriger Mann, der schon jahrelang kahl gewesen war, bekam so dichtes Haar, daß es wie ein Kaninchenfell aussah. Zu meinem Erstaunen war er unglaublich stolz darauf. Ein 65jähriger, weißhaariger Mann hatte einen kahlen Fleck auf dem Hinterkopf. Der ganze Fleck füllte sich mit schwarzem Haar, und eine elegante schwarze Locke erschien zwischen dem weißen Haar über seiner Stirn! Ein anderer Mann, der seit seinem zwanzigsten Jahr kahl gewesen war, bekam so viel Haar, daß nicht ein kahler Fleck übrigblieb. Bei manchen aber wuchs auch nicht der winzigste Haarbüschel.
Bei Versuchstieren sieht man Haarausfall oft nach Entzug von einem oder mehreren B-Vitaminen oder von gewissen Aminosäuren. Da ich gegen die Kahlheit täglich einen Teelöffel reines Inositol zusammen mit einem Liter angereicherter Milch empfahl (s. S. 105), die sehr reich an allen Vitaminen und an Eiweiß ist, könnte es auch sein, daß der neue Haarwuchs auf die größeren Nährstoffmengen

und nicht nur auf das Inositol zurückzuführen ist. Ohne Zweifel gibt es erbliche Veranlagungen und andere Ursachen für Kahlköpfigkeit. Doch Familienalben, in denen man unsere Vorfahren in vorgerücktem Alter mit üppigem Haarwuchs sieht, lassen mich vermuten, daß Kahlheit häufiger wird und früher auftritt als vor hundert Jahren.

Man hat entdeckt, daß Inositol den Cholesteringehalt im Blut vermindert. Dieses Vitamin ist zusammen mit dem B-Vitamin Cholin ein Bestandteil des Lecithins, einer fettartigen Substanz, die täglich von der Leber hergestellt wird, vorausgesetzt, daß diese Vitamine reichlich angeliefert werden und die Ernährung auch sonst vollwertig ist. Lecithin sorgt dafür, daß Cholesterin im Blut sehr fein verteilt vorliegt, das heißt in sehr kleinen Teilchen, die leicht in die Gewebe eindringen können, wo sie gebraucht werden. Das Gehirn enthält eine große Menge Lecithin; man weiß allerdings noch nicht, welchem Zweck es dort dient. Eine Schutzschicht, die die Nerven umhüllt, das Myelin, besteht zum größten Teil aus Lecithin. Der Verlust dieser Schutzschicht scheint die Ursache der multiplen Sklerose, einer schweren Nervenkrankheit, zu sein. Lecithin wirkt weiterhin mit bei der Verdauung, der Weiterverarbeitung und dem Transport (auf dem Blutwege) von Fetten und der fettlöslichen Vitamine A, E, D, K. Außerdem ist es von wesentlicher Bedeutung für die Fettverbrennung in den Zellen selbst. Das wichtigste an Inositol und Cholin scheint zu sein, daß sie Bestandteile des Lecithins sind.

Die reichlichsten Quellen für Cholin sind Hirn, Leber, Hefe, Weizenkeime, Nieren und Eierdotter. Es kommt ferner in reinem gekörnten Lecithin vor, das aus Sojaöl gewonnen wird. Man nimmt gewöhnlich an, daß es keinen Mangel an Cholin gibt, da dieses Vitamin im Körper selbst hergestellt werden kann, und zwar aus der Aminosäure Methionin, die in allen kompletten Proteinen (Eiweiß) enthalten ist. Dazu ist jedoch zu sagen: Erstens muß die Eiweißzufuhr so großzügig sein, daß ein Überschuß an Methionin vorhanden ist, der nicht für den Aufbau und die Wiederherstellung von Geweben benötigt wird. Zweitens müssen Vitamin B_{12} und das B-Vitamin Folsäure als Teile eines Enzyms vorhanden sein, das für die Bildung von Cholin aus Methionin von entscheidender Bedeutung ist. Es ist jedoch durchaus denkbar, daß einer oder alle drei dieser Stoffe in ungenügender Menge vorhanden sind.

Wenn man Jungtieren ein Futter verabreicht, in dem Cholin fehlt, werden die Nieren so geschädigt, daß es zu Nephritis kommt. Der Blutdruck steigt an, im Urin findet sich Eiweiß, oft auch Blut. Da Lecithin ohne Cholin nicht gebildet werden kann, steigt das Blutcholesterin weit über normal. Auch wenn das Futter viel Proteine enthält, sind Jungtiere nicht imstande, aus Methionin genügend Cholin zu bilden. Daher kann schon innerhalb einer Woche ein schwerer Nierenschaden entstehen.

Bei einem Experiment bekamen vier kleine Kälber vollständig cholinfreies Futter. Sie starben sieben Tage später an einer Nierenentzündung mit starken Blutungen. Wenn Kälber derselben Art am sechsten Tag 1000 Milligramm Cholin erhielten, kam es fast unverzüglich zur Besserung des Nierenschadens. In 24 bis 48 Stunden trat eine »dramatische Besserung« ein, und bald waren die Kälber wieder gesund. Ärzte, die die experimentell erzeugte Nephritis bei cholinfrei ernährten Tieren studiert haben, betonen die erstaunliche Ähnlichkeit der Befunde mit den Verhältnissen beim Menschen. Da Lecithin nicht ohne Cholin produziert werden kann, erreicht das Blutcholesterin bei Tieren wie beim Menschen ein abnorm hohes Niveau. Bei Kindern sollte das Blutcholesterin wahrscheinlich nicht höher als 140 Milligramm sein, doch erreicht es bei Nephritis etwa 570 Milligramm.

Vor allem bei jungen, schnellwachsenden Tieren, seien es Ratten, Kälber oder andere Tierarten, endet, selbst bei einer eiweißreichen Ernährung, Cholinmangel meistens mit Nephritis. Wenn die Krankheit das Wachstum der Tiere so weit vermindert, daß der Eiweißbedarf zurückfällt, wird wieder Methionin zur Umwandlung in Cholin verfügbar, und die Tiere können überleben. Genauso verhält es sich bei schnellwachsenden Kindern, die oft zu Nephritis neigen. Wenn das Wachstum durch Krankheit gebremst wird, bleiben die Kinder gewöhnlich am Leben. Doch sterben noch viel zu viele daran.

Ich habe noch nie von einem Nierenspezialisten gehört, der seinen Nephritispatienten Cholin gab. Doch wenn man diese Untersuchungen verfolgt, festigt sich die Überzeugung, daß dieses Vitamin am selben Tag, an dem eine Nephritis diagnostiziert wird, verabreicht werden sollte. Cholin ist nie giftig, ich selbst habe jahrelang täglich 1000 Milligramm davon in Vitamin-B-Komplextabletten eingenommen. Vor kurzem begegnete ich aus gesellschaftlichem Anlaß einem Arzt, der sich auf Nierenkrankheiten bei Kindern spezialisiert hatte. Er war ein netter, intelligenter Mann, der Geld für künstliche Nieren sammelte. Von Ernährungslehre wußte er nichts und war diesem Gebiet gegenüber deprimierend intolerant. Daher gab er seinen kleinen Patienten eine eiweiß- und cholinarme Diät. Ohne Einverständnis des Arztes sind die Mütter der jungen Patienten, die wissen, daß Nephritis oft lebensgefährlich ist, meist viel zu ängstlich, um den Kindern etwas anderes zu geben als eben die verfeinerte Nahrung, durch die die Krankheit sich überhaupt erst entwickeln konnte. Wenn man nicht sofort die Ernährung verbessert, wird der Nierenschaden schnell schlimmer. Alle Nährstoffe gehen dann so schnell durch die geschädigten Nieren verloren, daß eine Heilung schwierig und manchmal sogar unmöglich wird. Ein Dutzend oder mehr Eltern haben mir jedoch geschrieben oder erzählt, daß ihr Kind, das schon für die künstliche Niere vorgesehen war, gesund geworden sei, nachdem man ihm eine vollwertige Kost mit viel Eiweiß und großen Mengen Cholin gegeben habe.

Da bei Tieren unter Cholinmangel der Blutdruck ansteigt, führte man eine Untersuchung an 158 Personen mit gefährlich hohem Blutdruck durch, von denen etliche schon Schlaganfälle oder Netzhautblutungen oder beides durchgemacht hatten, andere an Nephritis litten. Alle wurden seit längerer Zeit mit verschiedenen Heilmitteln behandelt, alle ohne Erfolg. Deshalb setzte man alle Medikamente ab und gab nur Cholin, sonst blieb die Ernährung unverändert. Innerhalb von fünf bis zehn Tagen besserten sich Kopfweh, Schwindel, Ohrensausen, Herzklopfen und Verstopfung. In allen Fällen war nach drei Wochen der Blutdruck gesunken, bei vielen sogar auf normale Werte. Allmählich kamen andere Besserungen hinzu: Die Patienten berichteten, daß sie besser schlafen konnten, Harnverhaltungen kamen nicht mehr vor, Sehstörungen ließen nach, die Blutgefäße erweiterten sich, wie man es bei mit Cholin behandelten Versuchstieren gesehen hatte, und die Herzfunktion normalisierte sich. Ließ man das Cholin jedoch weg, stieg der Blutdruck wieder über die Norm an, und die übrigen Symptome traten wieder auf.

Wenn erwachsene Tiere cholin- und eiweißarmes Futter erhalten, wird in der Leber massenhaft Fett abgelagert, und es entsteht ein der Leberzirrhose ähnliches Bild. Ein hoher Prozentsatz der Tiere stirbt dann an Leberkrebs. Eine verfettete Leber ist das weitaus bekannteste Zeichen von Cholinmangel und das einzige, das viele Ärzte anerkennen.

Viele Forscher nehmen an, daß die Fettleber bei Cholinmangel der sogenannten Säuferleber vergleichbar ist, zumal ja die Ernährung der chronischen Alkoholiker durch einen notorischen Mangel an Protein (Eiweiß), B-Vitaminen und überhaupt allen wichtigen Nährstoffen gekennzeichnet ist. Wenn man Alkoholikern mit ernstem Leberschaden große Mengen Cholin und Methionin gibt, kann sich der Allgemeinzustand deutlich bessern. Doch diese zwei Nährstoffe allein sind nicht in der Lage, eine vollständige Heilung herbeizuführen und die erhebliche Schrumpfung zu verhüten. Verabreicht man hingegen eine absolut hochwertige Kost mit sehr viel Protein und dazu täglich 1000 Milligramm oder mehr Cholin und Inositol sowie mehrere Eßlöffel Lecithin, kann ein Leberschaden bis zu einem wahrhaft bemerkenswerten Grade gebessert werden.

Wahrscheinlich hat Cholin noch viele andere Aufgaben. Es ist unerläßlich für die Herstellung von Nucleinsäure im Zellkern, dem »Geschäftszentrum« jeder Zelle des Körpers, wie auch für die Produktion der beiden berühmten Substanzen DNS (Dexocyribonucleinsäure) und RNS (Ribonucleinsäure), die sozusagen der Bauplan der Vererbung sind. Tiere mit einem Mangel an diesem Vitamin erkranken an Magengeschwüren, Leberkrebs sowie Blutungen des Herzmuskels und der Nebenniere. Weil Cholin als Teil eines Enzyms beteiligt ist an der Impulsvermittlung im Nervensystem, kommt ihm eine wesentliche Bedeutung für die normale Muskelarbeit zu. Eine bestimmte Art der muskulären Dystrophie kann durch Cholinmangel entstehen. Gewisse Insektenvertilgungsmittel sind dadurch wirksam, daß sie cholinhaltige Enzyme ausschalten und auf diese Weise die Schlundmuskulatur der Insekten lähmen. Deshalb könnten eben diese Insektenvertilgungsmittel eine der Ursachen für die immer häufiger vorkommende *Myasthenia gravis* (schwere Muskelschwäche) darstellen.

Die zur Aufrechterhaltung der Gesundheit nötige Cholinmenge hängt ab von der Größe der Zufuhr an harten oder »gesättigten« Fetten. Je mehr man von solchen Fetten ißt, desto mehr Cholin wird gebraucht. Wieviel genau notwendig ist, weiß man nicht. Man schätzt den Bedarf auf 3000 bis 5000 Milligramm pro Tag. Eine Portion Leber (etwa 125 Gramm) liefert 500 bis 700 Milligramm, eine halbe Tasse Weizenkeime 400 Milligramm, ein gehäufter Eßlöffel Lecithin 500 Milligramm, ein Eßlöffel Hefe 40 bis 180 Milligramm. Die übrigen Nahrungsmittel enthalten nicht viel. Eine Portion Gemüse oder Fleisch liefert nur etwa 10 bis 50 Milligramm dieses Vitamins.

Da bei Cholinmangel infolge der Einschränkung der Lecithinsynthese das Cholesterin in den Arterien überhand nimmt und Gefäßverschlüsse bewirken kann, ist es lebenswichtig, daß die Nahrung ausreichende Mengen dieses Vitamins enthält. Hohen Blutcholesteringehalt kann man senken, indem man die harten, gesättigten Fette (Kokosfett, Rindertalg, Schweine- und Hammelfett) sowie alle hydrierten Fette meidet oder die Cholinzufuhr zugleich mit der vermehrten Aufnahme derjenigen Nährstoffe, die man für die Erzeugung von Lecithin braucht, vergrößert. Zum Glück kann man Lecithin und Vitaminkombinationen mit 1000 Milligramm Cholin als Tagesmenge bekommen.

Die Vitamine, von denen in diesem Kapitel gesprochen wurde, findet man selten in den Tabletten, die angeblich alle B-Vitamine enthalten. Man war der Meinung, diese Vitamine seien unwichtig oder in der Nahrung ausreichend vorhanden. Diese Annahme hat sich als falsch erwiesen.

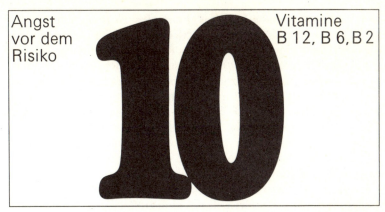

10

Angst vor dem Risiko

Vitamine B 12, B 6, B 2

Die meisten B-Vitamine finden sich hauptsächlich in Leber, Hefe, Weizenkeime und Reishülsen. Vitamin B_{12} jedoch kommt nur in Nahrungsmitteln tierischen Ursprungs vor wie Milch, Eier, Käse und den meisten Fleischsorten. Leber ist die reichste Quelle.

Wenn infolge eines länger anhaltenden Mangels an B-Vitaminen der Magen weder Salzsäure produzieren kann noch die Verdauungsenzyme, kann Vitamin B_{12} nicht vom Blut aufgenommen werden. Dies ist der Fall bei perniziöser Anämie (gefährliche Blutarmut) oder auch beim postoperativen Zustand nach Entfernung des Magens. Wenn man nicht Vitamin B_{12} spritzt, bildet sich ein charakteristischer Mangelzustand mit einer schmerzhaften Entzündung der Mundschleimhaut und Zunge, nervöser Reizbarkeit, Nervenentzündungen, Menstruationsbeschwerden, üblem Körpergeruch, Rückensteifigkeit und Schmerzen, Schwierigkeiten beim Gehen und ein schlurfender Gang. Nach einiger Zeit degeneriert das Rückenmark, so daß unheilbare Lähmungen die Folge sind. Eine tragische Entwicklung dieser Art sieht man häufig bei Vegetariern, obwohl seit vielen Jahren bekannt ist, daß sie gesund bleiben könnten, wenn sie einmal pro Woche eine Tablette mit 50 Microgramm Vitamin B_{12} nähmen.

Bei Menschen mit Vitamin-B_{12}-Mangel muß sich nicht in jedem Fall eine Blutarmut entwickeln. Bei vollwertiger Kost kommt es nicht zur Anämie. Die perniziöse Anämie hat ihre Ursache in einem gleichzeitig bestehenden Mangel an Folsäure, einem anderen B-Vitamin. Leber, Bierhefe, Nüsse und grüne Gemüse sind reich an Folsäure. In Nahrungsmitteln, die Säure enthalten, wird die Folsäure schnell durch Erhitzen zerstört und geht wie alle anderen B-Vitamine verloren, wenn man das Kochwasser weggießt. Arzneimittel wie Phenobarbital und Dolantin vernichten die Folsäure so schnell, daß man diese Medikamente nur verschreiben sollte, wenn Folsäure dazugegeben wird.

Folsäure ist notwendig für die Teilung aller Körperzellen und für die Herstellung der Substanzen RNS (Ribonucleinsäure) und DNS (Desoxyribonucleinsäure), die unser Vererbungsschema bestimmen. Ohne Folsäure ist kein Wachstum möglich, nicht ein Haar, kein Fingernagel, kein einziges Spermatozoon (männlicher Samen) wächst ohne ihre Aufsicht und Anleitung, und ebensowenig kann ein Heilprozeß ablaufen. Folsäure ist als eines von Dutzenden von Enzymen notwendig für die Verarbeitung von Zucker und Aminosäuren und für die Produktion von Antikörpern, die Infektionen verhüten. Dr. Leevy stellte fest, daß ein Mangel an Folsäure, den man bei 45 Prozent der Krankenhauspatienten gefunden hat, häufiger sei als der Mangel an irgendeinem anderen Vitamin.

Bei Folsäuremangel entwickelt sich eine großzellige Anämie (Blutarmut) mit Müdigkeit, Blässe, Schwindel, Depressionen, graubrauner Hautpigmentierung und Atemnot. Folsäuremangel ist während der Schwangerschaft besonders häufig und gefährlich. Es kann zu Blutungen, Fehlgeburten, Frühgeburten, schweren Geburten sowie hoher Kindersterblichkeit kommen; auch kann der Mangel bewirken, daß das Neugeborene bereits blutarm ist. Schwangere Frauen haben so oft eine grau-braune Hautverfärbung, daß man von »Schwangerschaftspigmentierung« spricht, obwohl diese Verfärbung schnell verschwindet, wenn 5 Milligramm Folsäure nach jeder Mahlzeit eingenommen werden. Bei Frauen, die orale Schwangerschaftsverhütungsmittel (»Pille«) nehmen, die den Bedarf an Folsäure erheblich steigern, sieht man eine derartige Pigmentierung jetzt häufig.

Die Jungen von Tieren, die unter Folsäuremangel leiden, sind größtenteils unnormal. Ähnlich verhält es sich beim Menschen. Nehmen Frauen Medikamente, die als Folsäure-Antagonisten wirken, das heißt, die Folsäure von ihrem »Arbeitsplatz« in der Zelle verdrängen, kann es vorkommen, daß sie mißgebildete und geistig zurückgebliebene Kinder zur Welt bringen. Ein Milligramm täglich vor der Empfängnis und während der Schwangerschaft als vorbeugende Maßnahme scheint genug zu sein. Zur Heilung einer Anämie sind meist dreimal täglich 5 Milligramm erforderlich.

Folsäure ist in keiner Weise schädlich. Man hat 450 Milligramm Tag für Tag ohne irgendwelche schädlichen Folgen eingenommen. Dennoch lautet die amerikanische Vorschrift, daß nur 0,1 Milligramm davon in jeder Tablette enthalten sein dürfen. Man argumentiert folgendermaßen: Wenn Vegetarier, deren Kost bereits sehr reich an Folsäure ist (der Name stammt übrigens von »Blatt«, da die Substanz in grünen Blättern enthalten ist), größere Mengen zusätzlich kaufen, könnte das zu einer verhängnisvollen Verschleierung eines bestehenden Vitamin-B_{12}-Mangels führen, das heißt, es kommt nicht zu den Symptomen einer Anämie, aber unterdessen entstehen unentdeckt lebenslange, unheilbare Lähmungen.

Im besten Falle könnte nun diese Verkaufsbeschränkung auf 0,1 Milligramm Folsäure pro Tablette ein paar hundert Vegetariern nützen, aber gleichzeitig werden Tausende von anderen, die nicht genügend Leber, Hefe oder Gemüse essen, zum Folsäuremangel verurteilt. Kein anderes Land der Welt hat den Verkauf dieses Vitamins eingeschränkt. Wenn die Nahrungs- und Arzneimittelverwaltung ihr Gesetz nicht zurücknimmt, können wir noch viel mehr Hautkrankheiten, mehr Infektionen, mehr Übermüdung, mehr erfolglose Schwangerschaften und mehr geistig zurückgebliebene und mißgebildete Kinder erwarten.

Folsäure und Biotin sind notwendig, bevor ein anderes B-Vitamin, die Pantothensäure, nutzbar gemacht werden kann. Dieses Vitamin, das gewöhnlich als Kalziumpantothenat verkauft wird, kann man aus Leber, Nieren, Herz, Hefe, Weizenkeimen, Vollkornbrot und Vollkornprodukten sowie aus grünen Gemüsen gewinnen. Doch ist es nicht hitzebeständig und wird daher durch Konservierung und zu langes Kochen vernichtet. Der Durchschnittsmensch bekommt täglich drei bis fünf Milligramm davon, während der normale Bedarf wahrscheinlich bei 50 Milligramm oder mehr pro Tag liegt.

An der Medizinischen Fakultät der Universität von Iowa hat man bei Strafgefangenen, die sich freiwillig zur Verfügung stellten, einen Mangel an Pantothensäure experimentell hervorgerufen. Bei den jungen Männern zeigten sich Müdigkeit, Kopfschmerzen, Schwindel, Schwäche, Herzjagen, Muskelkrämpfe und langdauernde Erkältungen und Infektionen der oberen Luftwege. Sie wurden reizbar, unzufrieden, depressiv und streitsüchtig. Ständig herabgesetzer Blutzucker bewirkte Zittern der ausgestreckten Hände und zahlreiche andere Symptome. Das Gammaglobulin im Blut fiel ab, und die Blutsenkungsreaktion stieg an, als Zeichen für erhöhte Anfälligkeit gegenüber Infektionen. Die Fähigkeit, Antikörper zu bilden, war völlig erloschen, sogar nach immunisierenden Impfungen. Alle Symptome verschlimmerten sich bei Fortdauer des Versuchs. Obwohl sie schläfrig und müde waren, litten die Männer an Schlaflosigkeit. Einige hatten schmerzende, brennende Füße. Ihre Nebennieren erschöpften sich. Der Blutdruck sank unter die Norm. Die Sekretion von Magensäure und Verdauungssäften wie auch die Darmbewegungen wurden so schwach, daß schwere Verdauungsstörungen mit Blähungen und Verstopfung auftraten. Nach sechs Wochen wurden diese Männer, deren Ernährung mit Ausnahme der Pantothensäure in jeder Beziehung vollwertig war, ernstlich krank. Man gab ihnen dann jeden Tag Cortison und 4000 Milligramm Pantothensäure, doch verlief die Heilung langsam.

Jede Körperzelle braucht Pantothensäure. Weder Zucker noch Fett können ohne Pantothensäure in Energie umgewandelt, und PAB oder Cholin können ohne sie nicht für den Organismus nutzbar gemacht werden. Ein Mangel schädigt hauptsächlich die Nebennieren; diese vergrößern sich, es kommt zu Blutungen, und sie sind nicht mehr in der Lage, Cortison und andere Hormone zu produzieren. Während jeder Art von Streß, seien es Krankheiten, Verletzungen, Narkotika, Verbrennungen, Operationen, Aufregungen und so weiter, das heißt immer dann, wenn Nebennierenrindenhormone in größeren Mengen gebraucht werden, steigt in gleichem Maße der Bedarf an Pantothensäure. Tatsächlich ist die Verabreichung von Pantothensäure bei Mangelzuständen oft so wirksam, als ob Cortison gegeben worden wäre.

Wenn man bei Ratten nach unterschiedlich langen Perioden von Pantothensäuremangel bakterielle Infektionen erzeugte, so entsprach die Schwere des entstehenden Krankheitsbildes der Dauer des vorhergehenden Mangels. Vor jedem anderen Zeichen eines Pantothensäuremangels stellt sich eine erhöhte Neigung zu Infektionen ein. Unter dem Einfluß einer drohenden Infektion nehmen – gesunde Nebennieren vorausgesetzt – die Gaumen- und Rachenmandeln und andere Lymphdrüsen an Größe ab. Die Mandeln und andere Lymphdrüsen werden nur dann größer, wenn durch einen Mangel an Pantothensäure oder an anderen Nährstoffen die Nebennieren erschöpft sind.

Es ist wahrscheinlich, daß Allergien, wie man sie heute bei 60 Prozent aller Flaschenkinder findet, hauptsächlich durch einen Mangel an Pantothensäure verursacht werden. Muttermilch ist reich an diesem Vitamin, die Pantothensäure der Kuhmilch geht zum größten Teil bei der Pasteurisierung verloren. Büchsenmilch, vorgefertigte Nahrung und Babynahrung in Büchsen enthält überhaupt keine Pantothensäure mehr. Solche Allergien wird manch einer während seines ganzen Lebens nicht los. Bei einer entsprechenden, sorgfältig eingehaltenen Diät jedoch, die reich ist an Pantothensäure und Vitamin C, verschwinden sie bald.

Ein weiteres, häufiges Symptom des Pantothensäuremangels ist niedriger Blutzucker, der sich durch dauernde Müdigkeit, Schwindel, nervöse Reizbarkeit, Kopfweh und sogar gelegentliche Ohnmachten kenntlich macht. Infolge der Energieproduktion sinkt der Blutzucker bei gesunden Menschen ab, wird jedoch durch die Umwandlung der im Körper gespeicherten Stärke (Glykogen) in Zucker wieder aufgefüllt. Ist der Glykogenvorrat hingegen erschöpft und steht bei fehlender Nahrungsaufnahme kein Nachschub zur Verfügung, greifen sofort die Nebennieren ein und bewirken, daß Körperproteine, vorwiegend solche aus den Lymphgeweben, zu Fett und Zucker abgebaut werden. Ein Teil dieses Zuckers dient dazu, den Blutzuckerspiegel wieder auf normales Niveau zu bringen, ein anderer Teil wird als Glykogen für späteren Verbrauch gespeichert. Wenn Tiere, die reichlich Pantothensäure erhalten, einem Streß ausgesetzt werden, bleibt der Blutzucker hoch und das Glykogen in der Leber vermehrt sich schnell um 700 Prozent, womit eine hohe Energiereserve für Notfälle bereitsteht. Bei Tieren wie bei Menschen, die unter Pantothensäuremangel stehen, bleibt der Blutzucker abnorm niedrig, weil die Nebennierenhormone, die für die Umwandlung von Proteinen in Zucker und Fett nötig sind, nicht produziert werden können. Zu Asthmaanfällen, Wutausbrüchen, Magengeschwüren und zahlreichen weiteren unerfreulichen Lebensumständen kommt es besonders dann, wenn die Nebennieren erschöpft sind und der Blutzucker niedrig ist oder beides.

Übergewichtige, die ohne Zuführung von Pantothensäure eine Abmagerungskur machten, verursachten schon Arthritis und Gicht bei sich selbst. Da die Verabreichung von Cortison äußerst gefährlich sein kann, sollte man sich bei der Behandlung dieser Art von Krankheiten in erster Linie bemühen, die Nebennieren des Kranken so zu unterstützen, daß sie selbst genug Cortison produzieren können. Man erreicht das, indem man reichlich Pantothensäure, Vitamin C, Antistreß-Vitamine und andere wichtige Nährstoffe verabreicht.

Außer Cortison können etwa 30 Nebennierenhormone ohne die Anwesenheit von Pantothensäure nicht aufgebaut werden. Die Nebennieren produzieren zum Beispiel einen großen Teil der männlichen Sexualhormone. Wenn eine Frau gesunde Nebennieren hat, liefern diese ihr auch nach der Menopause noch Sexualhormone; wenn diese Drüsen jedoch erschöpft sind, kann es zu klimakterischen Störungen kommen. Männliche Tiere, die unter Pantothensäuremangel leiden, werden steril, während die Weibchen abortieren oder mißgebildete Junge mit Schäden an Augen und Gehirn zur Welt bringen.

Der Tagesbedarf an Pantothensäure hängt ab von Anzahl und Schweregrad der Streß-Situationen, denen man ausgesetzt ist. Dieses Vitamin ist in keiner Weise schädlich. Dr. E. P. Ralli von der Medizinischen Fakultät der Universität New York untersuchte junge Männer unter Streß, indem er sie in eisigem Wasser schwimmen ließ, und zwar mit und ohne vorherige Verabreichung von 10 000 Milligramm Pantothensäure pro Tag. Die Untersuchungen ergaben, daß das Vitamin eine vielfältige Schutzfunktion ausübt: sei es, daß es den Abbau von Körpereiweiß verhütet, sei es, daß es vor

Blutzucker- und Blutdruckabfall schützt oder das Abwandern von Kalzium aus dem Knochengewebe verhindert.

Manche Forscher halten 30 bis 50 Milligramm pro Tag für ausreichend bei gesunden Menschen. Kranke mit Gelenkentzündungen, Infektionen, Allergien und anderen ernsten Leiden genesen schneller, wenn sie bei sonst vollwertiger Ernährung 50–100 Milligramm Pantothensäure mit jeder Mahlzeit, zwischen den Mahlzeiten und vor dem Schlafengehen erhalten. Sobald eine Besserung eingetreten ist, genügen meist 50 Milligramm Pantothensäure zu jeder Mahlzeit. Wenn der Streß nachläßt, sind 100 Milligramm oder weniger einmal pro Tag ausreichend, insbesondere, wenn Hefe, Leber oder Weizenkeime zusätzlich gegeben werden. Wenn ausschließlich Pantothensäure über längere Zeit genommen wird, so kann dies das Bedürfnis nach Vitamin B_1 steigern und B_1-Mangelerscheinungen bis zu Nervenentzündungen bewirken.

Ein anderes B-Vitamin, bekannt als Pyridoxin, Pyridoxinhydrochlorid oder Vitamin B_6, findet man in absteigender Größenordnung in Hefe, dunkler Melasse, Weizenhülsen und -keimen, Leber, Herz und Nieren. Viel Vitamin B_6 geht beim Kochen, beim Konservieren, bei hellem Licht und durch langes Aufbewahren verloren.

Der gleiche Arzt aus Iowa, welcher Pantothensäuremangel bei Gefangenen hervorrief, untersuchte junge Männer mit einem Vitamin-B_6-Mangel. Obwohl die Ernährung dieser jungen Männer sonst vollständig war, bekamen die Versuchspersonen schon nach einer Woche Kopfschmerzen, schlechten Mundgeruch, Erregbarkeit, Schwindel, extreme Nervosität, Lethargie und Konzentrationsschwäche. Sie litten unter stechenden Bauchschmerzen, Krämpfen und übelriechenden Blähungen. Danach erschien ein juckender roter Ausschlag in der Genitalgegend. Einige der Männer litten unter Durchfall, andere bekamen schmerzhafte Hämorrhoiden. Alle wurden blutarm, fühlten sich schlecht und mußten erbrechen. Auf dem Kopf bildeten sich Schuppen und Lippen, Mund und Zunge begannen zu schmerzen. Die weißen Blutzellen vermehrten sich wie bei einer Infektion, und die Anzahl der Lymphozyten, die auch mithelfen, Infektionen zu bekämpfen, fiel stark ab. Harnstoff- und Harnsäurespiegel im Blut stiegen an, und im Urin erschien reichlich Stickstoff als Zeichen dafür, daß die Proteine nicht mehr auf eine normale Weise im Körper verarbeitet wurden. Bald trat eine seborrhoische Dermatitis (Ausschlag) im Bereich der Augenbrauen und des behaarten Kopfes hinzu, und die Hände wurden trocken, rissig und schmerzhaft. Trotz ständiger Schläfrigkeit konnten die Versuchspersonen nicht schlafen. Diese Symptome hielten an und wurden immer schlimmer. Sogar bei 600 Milligramm

Vitamin B₆ täglich verschwanden Kopfschmerzen und Nervosität erst nach vier bis sechs Wochen.

Auch bei Krankenhauspatienten[19] hat man einen Vitamin-B₆-Mangel erzeugt, indem man, bis auf das Fehlen dieses Vitamins, eine sonst komplette Ernährung gab. Depressionen stellten sich ein, Mund, Lippen und Zunge begannen zu schmerzen, Schlaflosigkeit sowie extremes Schwächegefühl, nervöse Erregbarkeit, Schwindelanfälle, Übelkeit und Erbrechen kamen hinzu. Am auffallendsten jedoch war ein Ekzem (seborrhoische Dermatitis), das zuerst auf dem Kopf erschien, dann in Gegend der Augenbrauen, der Nase und der Ohren. Bei Testpersonen in Iowa war das Ekzem am stärksten in der Genitalgegend ausgeprägt gewesen. Bei einem Patienten, der schon an einem Ekzem litt, kam es zu einer Verschlimmerung. Nach Verabreichung von Vitamin B₆ normalisierte sich der Zustand bald. Den Forschern fiel ferner auf, daß bei anderen Patienten ähnliche Ekzeme während ihres Krankenhausaufenthaltes entstanden waren, obwohl sie die so »vollwertige« Krankenhausdiät erhalten hatten.

Bei leichtem Vitamin-B₆-Mangel kommt es gewöhnlich nur zur Ausbildung von ein oder zwei Symptomen und nicht zum Vollbild. Zum Beispiel ertragen Leute oft jahrelang die Müdigkeitserscheinungen einer Blutarmut, und mitunter sind sogar Bluttransfusionen erforderlich, obwohl ihre Ärzte sie mit Eisen vollpumpen. Diese Art von Blutarmut verschwindet schnell, wenn Vitamin B₆ verabreicht wird, kehrt jedoch wieder, sobald man das Vitamin absetzt. Auch Migränekopfschmerzen, sogar lange bestehende, können auf Vitamin B₆ ansprechen, wenn man es in großen Mengen einer vollwertigen Nahrung zufügt. Mindestens 50 Leute haben mir erzählt, daß sie einer unangenehmen Hämorrhoidenoperation entgangen sind, indem sie sich mehr Vitamin B₆ zuführten. Für Leute, die an Schlaflosigkeit und Nervosität leiden, wirkt dieses Vitamin oft wie ein Beruhigungsmittel. Man hat es auch mit Erfolg benutzt, um der Übelkeit bei Schwangerschaft vorzubeugen oder zu heilen, ferner bei See- und Luftkrankheit und bei den Bestrahlungsfolgen nach einer Kobalttherapie.

Vitamin B₆ ist notwendig für die normale Funktion des Gehirns. Wenn man zum Beispiel bei einem Versuch, Krebszellen sozusagen »auszuhungern«, Nahrung verabreichte, der dieses Vitamin fehlte, kam es bei Kindern und Erwachsenen zu Krampfanfällen, die den epileptischen Krämpfen glichen. Vor einigen Jahren empfahlen Kinderärzte ein Nährpräparat mit so einem schwerwiegenden Vitamin-B₆-Mangel, daß Hunderte von Babys in Amerika an epilepsieähnlichen Krämpfen erkrankten. Die Krämpfe hörten auf und die elektrischen Wellen im Enzephalogramm normalisierten sich in wenigen Minuten, nachdem man 100 Milligramm Vitamin B$_6$ injiziert hatte.

Dieses Vitamin ist auch von wesentlicher Bedeutung für die Aufrechterhaltung eines normalen Magnesiumspiegels im Blut und in den Geweben. Gleichzeitig wirkt Magnesium seinerseits mit bei der Aktivierung von zahlreichen Enzymen, die Vitamin B$_6$ enthalten; auf diese Weise arbeiten diese beiden Wirkstoffe zusammen und sind aufeinander angewiesen. Wenn man also gesund bleiben will, ist sowohl Vitamin B$_6$ als auch Magnesium in ausreichenden Mengen nötig. Verabreicht man an Epileptiker Vitamin B$_6$ oder Magnesium isoliert, kommt es nicht immer zu einer Besserung. Wird Magnesium und Vitamin B$_6$ zusammen in großen Mengen gegeben, tritt die Heilung meist sehr bald ein (s. Seite 174).

Vitamin B$_6$ ist weiterhin als Vorbedingung notwendig, damit der Körper ungesättigte Fettsäuren, Linolsäure und die vielen Aminosäuren des Proteins ihrem Zweck entsprechend verwenden kann. Ohne dieses Vitamin können keine Gewebe aufgebaut, kann kein Lecithin synthetisiert und das Blutcholesterin nicht auf normaler Höhe gehalten werden.

Steht zuwenig Vitamin B$_6$ zur Verfügung, wird die Aminosäure Tryptophan nicht auf normale Weise abgebaut, und eine Substanz, die man Xanthurensäure nennt, bildet sich aus Tryptophan und erscheint im Urin. Lange bevor äußerliche Mangelsymptome erkennbar sind, kann ein Vitamin-B$_6$-Mangel aufgrund der Xanthurensäure im Urin erkannt werden. Denn je ausgeprägter der Mangel ist, desto größer ist die Menge ausgeschiedener Xanthurensäure. Stark vermehrte Ausscheidung von Xanthurensäure findet sich bei Schwangeren, bei Verwendung oraler Verhütungsmittel, bei Epilepsie, Zuckerkrankheit, Blutarmut und oxalsauren Nierensteinen. Die Untersuchung des Urins auf Xanthurensäure hat weiterhin gezeigt, daß Familien, bei denen mehrere Angehörige an Diabetes oder an Epilepsie leiden, ein ungewöhnlich hohes, erbbedingtes Bedürfnis nach Vitamin B$_6$ haben.

Der Bedarf an Vitamin B$_6$ steigt während der Schwangerschaft gewaltig, und die üblichen Schwangerschaftsbeschwerden wie Übelkeit, Erbrechen, Blutarmut, Kopfweh, Nervosität, Fuß- und Beinkrämpfe, Hämorrhoiden, Wasseransammlungen oder Ödeme und sogar eklamptische Krämpfe sprechen auf Vitamin B$_6$ an. Dr. John Ellis von Mount Pleasant in Texas ist der Meinung, daß dieses Vitamin als ausgezeichnet harntreibendes Mittel wirkt. Als er Frauen mit hochgradigen Ödemen 25 Milligramm Vitamin B$_6$ zu jeder Mahlzeit und vor dem Schlafengehen gab, verlor eine 13 Pfund in einer Woche, eine andere 8 Pfund in 12 Tagen. Da orale Verhütungsmittel sozusagen die Schwangerschaft nachahmen, erhöhen sie auch das Bedürfnis nach Vitamin B_6 und geben daher oft Anlässe zu Mangelsymptomen wie Kopfschmerzen, Hämorrhoiden, Übelkeit, Ödemen und für ein sehr lästiges Ekzem in der Scheidengegend. Man hat bei Frauen, die Verhütungsmittel nehmen, sogar starke epileptische Anfälle und Zuckerkrankheit beobachtet.

Eine Reihe nervöser Störungen wie Ticks (krampfhaftes Zucken von Gesicht und Gliedern), Zittern, Zucken der Muskeln sowie Bein- und Fußkrämpfe bessern sich, wenn täglich 25 Milligramm Vitamin B_6 oder mehr verabreicht werden. Ebenso ist Muskelschwäche, selbst wenn diese bis zu Gehstörungen führt, durch Vitamin B_6 beeinflußbar. Auch über eine bessere Kontrolle der Blasenfunktion nach Vitamin B_6 ist verschiedentlich berichtet worden, insbesondere bei Multiple-Sklerose-Kranken. Seborrhoische Dermatitis oder Ekzem spricht jedoch nicht immer an, sogar nicht bei Verabreichung so hoher Dosen wie 600 bis 1000 Milligramm Vitamin B_6 pro Tag, wahrscheinlich infolge unzureichender Absorption. Wandte man aber eine Salbe mit 50 Milligramm Vitamin B_6 pro Teelöffel an, wurde die Haut wieder normal, und die Xanthurensäure verschwand schnell aus dem Urin. Die Absorption dieses Vitamins wird merklich erhöht, wenn die Diät die ganze B-Gruppe enthält, hauptsächlich Vitamin B_2 und dazu große Mengen Magnesium.

Vitamin B_6 schützt den Körper auf erstaunlich vielfältige Art und Weise. Es ist zum Beispiel besonders wirksam gegen Zahnverfall. Bei Vorhandensein von genügend Magnesium verhütet es die Entstehung von Nierensteinen. Mangel an Vitamin B_6 allein begünstigt die Bildung von oxalsauren Nierensteinen. Zur Bildung von Nierensteinen aus Kalziumphosphat scheint es zu kommen, wenn die Ernährung einen Mangel sowohl an Vitamin B_6 wie an Magnesium aufweist. Bei Tieren kann der Mangel an Vitamin B_6 dazu führen, daß sich in den Wänden der Harnblase infolge der Reizung durch die stark vermehrte Xanthurensäure Krebsgeschwülste entwickeln. Ob beim Menschen etwa ähnliches geschieht, ist noch nicht bekannt.

Wieviel Vitamin B_6 täglich benötigt wird, hängt ab von der Zufuhr an Eiweiß, Fett und insbesondere von der Zufuhr ungesättigter Fettsäuren.

Der Nationale Forschungsrat hat 2 Milligramm täglich für Erwachsene empfohlen. Doch als bei Kriegsdienstverweigerern nachgeprüft wurde, inwieweit die Armeerationen dieser Empfehlung entsprechen, zeigte es sich, daß die Leute massenhaft Xanthurensäure im Urin ausschieden, als Zeichen für einen beträchtlichen Mangel. Man hat festgestellt, daß nur 10 Milligramm täglich genügen, die Übelkeit bei Schwangerschaft zu verhüten, doch werden 250 Milligramm benötigt, sie zu beheben. Entsprechend bewirken 10 Milligramm täglich bei einer Woche alten Neugeborenen, die an Krämpfen litten, ein sofortiges Aufhören der Krämpfe, während 8 Milligramm offenbar nicht ausreichten. Setzte man das Vitamin ab, kehrten die Krämpfe innerhalb von 5 Tagen wieder zurück.

Zweifellos haben gewisse Menschen und sogar ganze Familien einen besonders hohen Bedarf an diesem Vitamin. Im allgemeinen genügen jedoch, sofern ein erkannter Mangel besteht, 50 Milligramm pro Mahlzeit, am besten kombiniert mit der gleichen Menge Vitamin B_2, um den Gesundheitszustand in einigen Wochen wiederherzustellen; danach kann man auf etwa 10 Milligramm pro Tag zurückgehen, möglichst in Form von Hefe und anderen natürlichen Vitaminträgern. Manche Ärzte haben bis zu 3000 Milligramm täglich verabreicht, ohne das Vergiftungserscheinungen beobachtet worden wären. Eine derartige Menge dürfte jedoch unnötig und zudem viel zu kostspielig sein. Nicht ein einziges der in diesem Kapitel besprochenen Vitamine wurde je dem sogenannten »angereicherten« Brot zugefügt.

Unsere Krankheitsstatistiken zeigen an, daß die meisten dieser Vitamine in unserer Kost viel zu spärlich vertreten sind. Hingegen behauptet unsere Nahrungs- und Arzneimittelverwaltung, daß wir genügend von all diesen Vitaminen mit unserer täglichen Nahrung erhielten. Was mich betrifft, so habe ich Angst, dieses Risiko einzugehen.

Der ›blaue Montag‹ Vitamin B 3

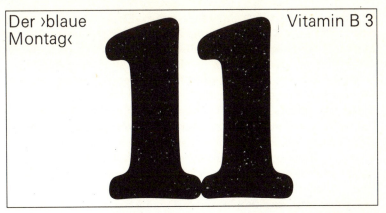

Vielleicht ist es doch kein Zufall, daß der eine Mensch fröhlich und der andere verdrießlich ist. Der Schlechtgelaunte mag viel mehr Grund haben, glücklich zu sein, doch er ist nicht in der Lage, sein Glück wegen eines Mangels an Niazin zu genießen. Dieses B-Vitamin ist unter verschiedenen Namen bekannt: als Niazin, Niazinamid, Nikotinsäure, Nikotinsäureamid oder Vitamin B$_3$. Pellagra, Todesursache von Tausenden, beruht im wesentlichen auf einem Mangel an diesem Vitamin. Deswegen sind gerade diese Mangelzustände besonders gründlich studiert worden.

Die Hauptlieferanten für Niazinamid sind Hefe, Leber, Weizenkeime und Nieren, während Fisch, Muskelfleisch, Eier und Nüsse nicht ganz so ergiebig sind. Bei gesunden Nebennieren und eiweißreicher Ernährung, die auch die Vitamine B$_2$ und B$_6$ enthält, kann in geringem Umfang Niazin im Körper aus der Aminosäure Tryptophan synthetisiert werden. Da Milch fast kein Niazin enthält, kann es bei Säuglingen zu Niazinmangel mit üblichem Durchfall kommen. Durchfall dieser Art kann man binnen eines Tages zum Stehen bringen, wenn man eine Tablette mit 100 Milligramm Niazinamid zerdrückt und entweder direkt auf die Zunge des Kindes legt, oder sie mit Wasser oder Säuglingsnahrung verabreicht. Mutterschaft kann erfreulicher sein, wenn man täglich der Säuglingsnahrung oder dem Trinkwasser Hefe zufügt, und zwar nicht nur als eine Quelle für Niazinamid, sondern für alle B-Vitamine. Meine adoptierten Kinder haben nie eine Flasche bekommen, der ich keine Bierhefe zugefügt hätte.

Bei Testpersonen unter niazinfreier, aber sonst vollwertiger Kost waren die ersten erkennbaren Mangelerscheinungen psychologischer Art. Es kommt zu einer Persönlichkeitsveränderung. Leute, die früher stark, mutig, optimistisch und ohne Lebensangst waren, werden feige, furchtsam, mißtrauisch und verwirrt. Sie machen sich über alles in übertriebener Weise Sorgen und fühlen sich unsicher, sind launisch, vergeßlich und unkooperativ. Depressionen kommen hinzu, die in der Größenordnung zwischen der typischen »Blauer Montags«-Stimmung bis zu Selbstmordideen schwanken. Wenn sich Probleme ergeben, fehlt die Kraft, sie zu überwinden. Zum Glück können solche Depressionen in wenigen Stunden behoben werden, indem man Niazinamid verabreicht.

Bei leichterem Niazinmangel kommt es gewöhnlich zu einem durch Bakterienbesiedlung hervorgerufenen Zungenbeschlag und üblem Mundgeruch. Krebsähnliche Veränderungen und kleine Geschwüre können ebenfalls auftreten. Der Kranke fühlt sich gespannt, nervös, reizbar und leidet unter Schwindel, Schlaflosigkeit, immer wiederkehrenden Kopfschmerzen und Gedächtnisstörungen. Hautsymptome ähneln zunächst einem Sonnenbrand und verschlimmern sich auch durch Sonnenbestrahlung. Später kann die Haut dunkel, trocken und schuppig werden. Gleichzeitig kommt es zu Blutarmut und Verdauungsstörungen. Der Magen ist nicht mehr in der Lage, genügend Enzyme, Verdauungssäfte und Säure, wie sie für die normale Verdauung benötigt werden, herzustellen. Zuerst können Verstopfung und Durchfall sich abwechseln, doch bald wird der Durchfall hartnäckig. Jahrelang habe ich mit Dutzenden von Leuten zu tun gehabt, die so schwere Durchfälle hatten, daß sie deswegen mehrmals stationär behandelt werden mußten. Schon wenige Tage, nachdem ihre Ernährung korrigiert und 100 Milligramm Niazinamid bei jeder Mahlzeit verabreicht worden waren, wurde der Stuhl wieder normal.

Sieht man diesem Mangelzustand tatenlos zu, steigern sich geistige Mattigkeit, Depressionen wie auch Feindseligkeit und argwöhnisches Mißtrauen.

Bei Pellagrakranken sind diese Symptome nur die Vorläufer für allmählich zunehmende Gewalttätigkeit, Desorientierung und Neigung zu Halluzinationen; hoffnungslose Geisteskrankheit ist die Folge. Die Irrenhäuser in den Südstaaten waren früher voll von solchen Patienten.

Dr. Abram Hoffer[20] aus Saskatchewan in Kanada war der erste, der entdeckte, daß große Mengen Niazinamid Schizophrenen helfen kann. Er verabreichte 1000 bis 3000 Milligramm Niazinamid zu jeder Mahlzeit zusammen mit der gleichen Menge Vitamin C und einer eiweißreichen Ernährung, um den Blutzucker normal zu halten. Zwischen 75 und 85 Prozent der so behandelten Schizophrenen erreichten eine Besserung. Doch gab es Rückfälle, wenn man das Niazin absetzte. Viele Irrenanstalten, die diese Ernährungsweise und die Vitaminbehandlung übernommen haben, geben ähnliche Resultate an: bei 75 oder mehr Prozent ihrer schizophrenen Patienten kommt es zu einer Besserung. Manche Psychiater sind erbitterte Gegner dieser Behandlung. Sie behaupten, daß das die Psychotherapie verlängere.

Wer aber mit vielen Patienten von Dr. Hoffer oder mit deren Angehörigen gesprochen hat, kann ihm nur dankbar sein. Vor kurzem erzählte mir eine charmante Frau von offensichtlich hoher Intelligenz, wie sie durch seine Behandlung geheilt wurde. Ihre Krankheit begann, als sie sechs Jahre alt war; 25 Jahre lang war sie in Irrenanstalten ein und aus gegangen. Sie sprach von ihrer ständigen Angst und ihren Depressionen, von ihrem Wunsch, sich das Leben zu nehmen, von der furchtbaren Angst, daß sie ihre eigene kleine Tochter töten könnte; wie sie erfahren mußte, daß ihre Angehörigen sich ihretwegen schämten, und wie sie jeden Morgen schon beim Aufwachen erkannte, daß sie sich auf ihren eigenen Sinn und Verstand nicht verlassen konnte. Das ist die äußerste Verunsicherung, sagte sie. Diese Jahre intensiven Leidens sind fast unvorstellbar, doch Dr. Hoffer hat ihr wieder ein neues Leben gegeben.

Sie hätten sicherlich Ihre Tränen kaum zurückhalten können, wenn Sie gehört hätten, was eine Mutter mir über ihren einzigen Sohn erzählte, der ein gutaussehender Sportler gewesen war und das beste Zeugnis seiner Klasse hatte. Nach einer sehr schweren Prüfung mit unmenschlicher Anstrengung war er in einen Dämmerzustand verfallen, offenbar unfähig, zu hören oder zu sprechen. Er riß sich die Kleider vom Leibe und ließ unter sich. Nach Monaten der Verzweiflung hörten sie von Dr. Hoffers Untersuchungen, und der Kranke wurde geheilt. Später sprach ich selbst mit diesem besonders netten jungen Mann, der jetzt eine erfolgreiche Karriere begonnen hat. Er erzählte mir, daß er einen Rückfall bekommen habe, als es ihm lästig geworden war, Tabletten zu nehmen; die Folge war eine verheerende Stumpfheit, Ratlosigkeit, Depression und Verwirrung. Er versicherte mir dann schnell, daß er nun entschlossen sei, sein Leben lang die ausgezeichnete Kost und die hohe Niazindosis beizubehalten.

Schizophrene, die erst kurze Zeit krank sind, genesen eher als solche, deren Krankheit schon lange Zeit besteht. Dr. Hoffer erzählte jedoch von einem Patienten, der schon 19 Jahre krank war und nach 5 Tagen gesund wurde, als man ihm große Mengen Niazin und Vitamin C gegeben hatte. Menschen mit einer Anlage zur Schizophrenie haben vielleicht einen ungewöhnlich hohe Bedarf an Niazin. Andererseits meinen manche Forscher, daß solche Menschen möglicherweise diese Vitamine, vielleicht aufgrund einer Nebennierenerschöpfung, nicht auf normale Weise verarbeiten können. Zu Zusammenbrüchen dieser Art kommt es gewöhnlich unmittelbar nach einem besonders schweren Streß, oft in der

Jugendzeit, wenn der Bedarf an allen Nährstoffen infolge des schnellen Wachstums besonders hoch ist.

Dr. Hoffer und sein Mitarbeiter Dr. Osmond haben einen »*HOD-Test*« (den diagnostischen Test nach Hoffer und Osmond) für Schizophrenie ausgearbeitet, der aus einer langen Liste von Fragen besteht. Es soll eine bemerkenswert exakte Methode sein, diese Krankheit festzustellen. Als man diesen Fragebogen einer Anzahl von höheren Schülern vorlegte, zeigte sich bei 15 Prozent eine Anlage zur Schizophrenie, das heißt, daß die jungen Leute psychische Symptome aufwiesen, die für einen Niazinmangel typisch sind. Bei einer Anzahl junger Verbrecher ergab der Test, daß sogar 80 Prozent schizophren veranlagt waren. Auch bei Alkoholikern erbringt der Test sehr ungünstige Werte. Übrigens hat sich gezeigt, daß vollwertige Kost und große Mengen von Niazin und Vitamin C bei wirklich Heilungswilligen sehr gut wirken.

Ein großer Teil der Morde und schweren Verbrechen werden von Schizophrenen verübt. Selbstmord, eine der häufigsten Todesursachen bei Studenten, ist bei Schizophrenen besonders verbreitet. Doch bei Gruppen, die große Mengen Niazinamid erhalten hatten, sank die Selbstmordziffer auf Null. Eines Tages wird man einsehen, daß die hohe Zahl der Verbrechen, die Verluste durch Selbstmord und die Millionen von Alkoholkranken zum Teil durch unsere Nahrungsmittelindustrie verschuldet werden, die ohne Rücksicht auf die Gesundheit den Markt mit überraffinierten und vorbehandelten Produkten überschwemmt, nur um Gewinn zu machen.

Offensichtlich hat Niazinamid nicht die geringste Giftwirkung. Dr. Hoffer berichtet sogar, daß er einer Geisteskranken 1000 Milligramm dieses Vitamins 48 Stunden lang stündlich verabreichte, woraufhin sie geheilt war und blieb. Niazin oder Nikotinsäure allein wirkt allerdings auf die Haut: Etwa eine Stunde nach der Einnahme können Hautröte, fliegende Hitze und Juckreiz auftreten; eine Reaktion, die in der Tat beängstigend sein kann. Jedem, der dieses Vitamin einnehmen will, empfehle ich daher, für den Fall, daß es nicht vom Arzt verschrieben ist, sich zu vergewissern, ob auf der Packung wirklich *Niazinamid* oder *Nikotinsäureamid* steht.

Der Bedarf an Niazinamid ist offenbar sehr unterschiedlich. Jahrelang habe ich sogar bei Geisteskranken ausgezeichnete Ergebnisse gesehen, wenn nur 100 Milligramm nach jeder Mahlzeit eingenommen wurden, immer zusammen mit Hefe, Leber und anderen natürlichen Vitaminspendern. Seit ich mehr über Schizophrenie weiß, würde ich jetzt 100 Milligramm Niazinamid täglich empfehlen für alle jungen Menschen, vor allem Studenten und Schülern der höheren Schulen, die unter starkem Streß stehen. Würde man Verbrechern und Gefangenen große Mengen dieses Vitamins geben, bevor man sie auf Bewährung entläßt, könnte vielleicht die Rückfallquote verringert werden.

Gesunde Nahrung beeinflußt das Gehirn genauso wie jeden anderen Teil des Körpers. Bei entsprechender Kost ist der Mensch nicht nur geistig beweglicher, sondern er merkt gewöhnlich auch, daß der »blaue Montag« sich ganz gut vermeiden läßt.

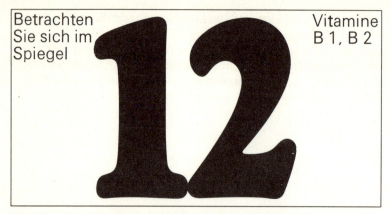

Betrachten Sie sich im Spiegel

Vitamine B 1, B 2

Die Vitamine B_1, B_2 und Niazin werden schon seit längerer Zeit synthtisch hergestellt und sind die billigsten B-Vitamine. Leber ist die reichste natürliche Quelle für Vitamin B_2 oder Riboflavin, Hefe folgt an zweiter Stelle. Da diese Nahrungsmittel selten gegessen werden, ist für alle praktischen Zwecke Milch die verläßlichste Quelle. Das Vitamin findet sich ferner in Blattgemüse, kann jedoch nur absorbiert werden, wenn das Gemüse gekocht wird; aus Salatblättern läßt es sich nicht aufnehmen.

Nach Meinung vieler Fachleute ist der Mangel an Vitamin B_2 am weitesten verbreitet. Dr. Henry Borsook, der während des Zweiten Weltkrieges Arbeiter der Rüstungsindustrie untersuchte, fand bei annähernd 60 Prozent fortgeschrittene Vitamin-B_2-Mangelsymptome. Nach meiner Erfahrung kann man diese Mangelsymptome bei fast jedem Menschen finden, der weniger als einen Liter Milch pro Tag trinkt.

Die Symptome des Vitamin-B_2-Mangels sind weitgehend bekannt. Man hat mit Versuchspersonen, die eine sonst vollwertige, aber Vitamin-B_2-freie Kost erhielten, Erfahrungen gesammelt. Das häufigste Kennzeichen dieses Mangels ist eine hochrote oder purpurne Verfärbung der Zunge, die möglicherweise durch Blutstagnation in den Geschmacksknospen zustande kommt. Gewisse Veränderungen an den Lippen entstehen jedoch noch früher, wobei anscheinend zuerst die Unterlippe angegriffen wird. Zunächst bilden sich senkrechte Linien oder kleine Runzeln. Später verschwinden diese, und die Lippe erscheint wie gekräuselt rauh, häufig auch aufgesprungen. Mitunter lassen sich Hautlamellen von der Lippe abziehen. Nur allzuoft hat man Gelegenheit, diese Symptome zu sehen, wenn man sich selber im Spiegel anschaut. Die Mundwinkel reißen ein oder platzen, wenn der Mangel sich noch verschlimmert. Diese Risse (Rhagaden) heilen schwer ab oder brechen immer wieder auf. Obwohl sie nicht bluten, sind sie sehr schmerzhaft. Sie können bis zu einer Länge von etwa einem Zentimeter auf die äußere Wangenhaut übergreifen und ebensoweit oder noch weiter im Bereich der Mundschleimhaut. Diese Risse erscheinen oder verschwinden in Abhängigkeit von der Vitamin-B_2-Zufuhr. Bei länger bestehendem Mangel bilden sich vom Mund ausstrahlende »Fältchen«, ähnlich denen, die entstehen, wenn der Mund zum Pfeifen gespitzt wird. Diese Falten – ich nenne sie »Pfeifrunzeln« – können bis fast an die Nase reichen. Wenn Lippenrot an diesen »Pfeifrunzeln« hinaufkriecht, ergibt dies einen ungepflegten und lächerlichen Anblick. Da wir meist eitel genug sind, um uns selbst im Spiegel freundlich anzulächeln, werden diese »Pfeifrunzeln« von ihren Trägern kaum bemerkt. Man kann sie nur sehen, wenn das Gesicht entspannt ist.

Bei leichtem oder lange bestehendem Mangel brauchen diese Runzeln nicht unbedingt zu erscheinen. Statt dessen wird die Oberlippe allmählich schmaler und verschwindet oftmals fast ganz. Frauen, die dieses Symptom haben, tragen ihr Lippenrot meistens weit über der Oberlippenlinie auf. Das Verschwinden der Oberlippe sieht man oft bei älteren Leuten, die alle ihren falschen Zähne Schuld daran geben. Doch zeigen Menschen, die ihre eigenen Zähne noch haben, die gleichen Symptome. Ich sehe Pfeifrunzeln und fast verschwundene Oberlippen täglich, oft bei 30jährigen oder noch jüngeren.

Ein frühes Symptom des Vitamin-B_2-Mangels ist, daß die Augen lichtempfindlich wie beim Vitamin-A-Mangel werden. Man fühlt sich mit einer dunklen Brille wohler. Wenn die Nahrung genügend Vitamin A und E enthält, ist zwar das Nachtsehen noch normal, doch das Sehvermögen bei Zwielicht oder Dämmerung herabgesetzt. Wenn ein unter Vitamin-B_2-Mangel Leidender ein Zimmer betritt, in dem andere die Dämmerung genießen, fragt er ärgerlich: »Warum sitzt ihr hier im Dunkeln?« und macht schleunigst Licht. Obwohl seine Augen empfindlich gegenüber hellem Licht sind, kann er nur bei großer Helligkeit gut arbeiten oder schreiben. Wird der Mangel noch intensiver, tränen die Augen häufig, und die Augenlider jucken und brennen, als ob ein Fremdkörper ins Auge eingedrungen wäre. Menschen in diesem Zustand kann man oft die Augen reiben oder wischen sehen.

Überanstrengte Augen sind häufig blutunterlaufen. Enzyme, die Vitamin B_2 enthalten, verbinden sich normalerweise mit Luftsauerstoff, um die Hornhautzellen und die Bindehaut zu versorgen. Steht aber nicht genügend Vitamin zur Verfügung, muß der Körper kleine Blutgefäße bilden, um diese Gewebe mit Sauerstoff zu beliefern. Diese Äderchen, einmal gebildet, bleiben erhalten, können aber bei ausreichendem Vitamin-B-Angebot leerlaufen und stillgelegt werden, bis sie sich im Falle einer erneuten Mangellage wieder füllen. Daher kann es immer wieder zu blutunterlaufenen Augen kommen, sobald die Kost unzureichend ist.

Etwas Ähnliches spielt sich in der Wangenhaut ab. Es bilden sich kleine Blutgefäße in der äußeren Schicht der Haut, die normalerweise gefäßfrei ist. Aus der Nähe betrachtet sind diese Blutgefäße mit bloßem Auge sichtbar, und von weitem verleihen sie den Wangen eine hochrote Farbe. Diese abnormale Färbung (acne rosacea) findet sich im Bereich der Jochbögen unter den Augen, oberhalb der Unterkiefer oder weit seitlich in der Nähe der Ohren. Bei fortgeschrittenen Fällen, sehr häufig bei Alkoholikern, bilden sich diese Blutgefäße in der Haut über der Nase und überziehen manchmal das ganze Gesicht.

Ist die Nahrung entsprechend korrigiert, verschwinden diese Symptome. Die Zeit, die dafür notwendig ist, hängt ab von der Schwere des Zustandes, von der Menge der verabreichten Vitamine und von der Fähigkeit, diese zu absorbieren. Ich habe stark blutunterlaufene Augen gesehen, die in 24 Stunden wieder normal wurden. Die kleinen Blutgefäße in den Wangen werden meist in zwei bis vier Wochen nach Verbesserung der Nahrung wieder unsichtbar, doch kommt es manchmal vor, daß sie sehr hartnäckig sind.

Bei Versuchspersonen, die ohne Vitamin B_2 ernährt wurden, wurde die Haut im Bereich der Nase, des Kinns und der Stirn fettig. Kleine Fettablagerungen wie Mitesser bildeten sich unter der Haut. Aufgesprungene Stellen und Risse, ähnlich den Mundwinkelrhagaden, erschienen in den Augenwinkeln. Infolge einer fettähnlichen Absonderung klebten die Wimpern zusammen, insbesondere beim Erwachen am Morgen. Unter der Nase bildeten sich Risse und fettige Krusten. Ich selbst sah solche Symptome selten, aber vielleicht sind sie mir nur nicht aufgefallen.

Bei so verschiedenen Tieren wie Hunden, Enten, Ratten, Hühnern, Affen, Gänsen und sogar Fischen kommt es bei Vitamin-B_2-freier Nahrung zu Linsentrübungen, die verschwinden, wenn man das Vitamin rechtzeitig wieder zugibt. Läßt man den Mangel jedoch schlimmer werden, kann der angerichtete Schaden zwar aufgehalten, jedoch nicht mehr repariert werden. Ohne Vitaminzufuhr kommt es zum Erblinden. Ob ein Mangel an Vitamin B_2 auch bei Menschen zu Linsentrübungen führt, ist noch umstritten. Dr. Sydenstricker von der Medizinischen Fakultät der Universität Alabama studierte grauen Star und Linsentrübungen bei Personen, die Symptome von mehrfachem Vitamin-B-Mangel aufwiesen. Als man ihnen große Mengen Vitamin B_2 zusammen mit einer vollwertigen Nahrung gab, wurden die Augen gewöhnlich in etwa zwei Wochen wieder normal.

Blutunterlaufene Augen und krankhafte Veränderungen an Lippen und Zunge, wie sie bei einem Vitamin-B_2-Mangel typisch sind, fanden sich auch bei Menschen, die einen Mangel an einer der zahlreichen Aminosäuren oder an Vitamin B_6 hatten. Tiere, denen einer dieser Wirkstoffe fehlt, bekommen Linsentrübungen. Diese Zustände können durch Verabreichung des fehlenden Stoffs, nicht aber durch Vitamin B_2 behoben werden. Auf den ersten Blick wirken alle diese Dinge recht verwirrend, doch man muß daran denken, daß Vitamin B_2 an sich keine Bedeutung hat; es ist nur Strukturbestandteil vieler Enzyme. Diese Enzyme bestehen zum größten Teil aus Protein, das seinerseits aus essentiellen Aminosäuren zusammengesetzt ist, wobei das Fehlen nur einer Aminosäure die Produktion des Proteins hemmen kann. Nun ist bekannt, daß Vitamin B_6 notwendig ist, damit sich die Aminosäuren zum Eiweißteil dieser Enzyme verbinden. Daß Mangelsymptome meist verschwinden, wenn man Vitamin B_2 gibt, rührt daher, daß dieses Vitamin häufiger in der Nahrung fehlt als vollwertiges Eiweiß, und Vitamin B_6 gewöhnlich zusammen mit Vitamin B_2 verabreicht wird. Falls andererseits die Symptome nach Verabreichung von Vitamin B_2 nicht verschwinden, kann man einen Mangel an Eiweiß oder Vitamin B_6 oder von beiden vermuten. Diese Mangelsymptome werden eher durch den Ausfall von Enzymen als durch das Fehlen eines einzelnen Wirkstoffes bewirkt. All das ist eine Folge des komplizierten Zusammenwirkens der Nährstoffe im Körper und der daraus resultierenden, sich oftmals überschneidenden Mangelerscheinungen. Milch oder Joghurt, die Vitamin B_2 liefern, enthalten auch Vitamin B_6 und essentielle Aminosäuren. Joghurt liefert Protein in vorverdauter Form und zudem eine ganze Fabrik voller schwerarbeitender Bakterien, die bereitwillig B-Vitamine für den künftigen Gebrauch produzieren.

Viele Leute haben mir erzählt, daß ihre Brille nicht mehr stimmte, nachdem sie zu vernünftiger Ernährung übergegangen waren. Der Augenarzt sagte ihnen, daß die Augen sich wesentlich gebessert hätten. Das ist nur bei absolut vollwertiger Ernährung möglich, obwohl ohne Zweifel Vitamin B_2 eine wichtige Rolle spielt. Doch leider kann gute Ernährung viele Sehstörungen, bei denen eine Brille erforderlich ist, nicht korrigieren.

Dennoch ist es eher die Regel als die Ausnahme, daß bei älteren Menschen Sehbehinderungen auf verschiedenartige Ernährungsmängel zurückzuführen sind. Höchstwahrscheinlich sind solche Mängel häufig gerade dann die Ursache des schlechten Sehens, wenn man es für eine unabänderliche Alterserscheinung hält. Ich hielt einmal eine Anzahl Vorträge bei einem Frauenklub; die meisten der Zuhörerinnen waren 60 bis 80 Jahre alt. Mehrmals versuchte ich ohne Erfolg auch nur eine Person in meiner Zuhörerschaft zu finden, die nicht irgendein Zeichen eines Vitamin-B_2-Mangels aufwies. Bei dieser Gruppe war eine reizende 80jährige Dame, an die ich mich immer erinnern werde. Ihre unteren Augenlider waren so geschwollen, daß sie aussahen, als lastete ein halber Teelöffel Tränen darauf. Sie hatte es aufgegeben zu lesen, zu nähen, ins Kino zu gehen und sogar fernzusehen. Nur zwei Tage nachdem sie ihre Ernährung verbessert hatte, konnte sie schon wieder Zeitung lesen. Ihre Freude war rührend, als sie später wieder für ihre Enkelkinder nähen konnte. Es ist wichtig zu wissen, daß die Augen auch in höherem Alter, wenn älteren Leuten nach landläufiger Meinung bereits vieles verschlossen ist, noch besserungsfähig sind. Unter keinen Umständen sollte man sich mit schlechtem Sehen abfinden, bevor man nicht alles getan hat, sich besser zu ernähren.

Vor Jahren veröffentlichte Dr. Spies eine Studie an Kindern, deren Familien zu arm waren, um Milch kaufen zu können. Er fand bei diesen Kindern typische Alterssymptome wie wässerige, brennende Augen und herabgesetztes Sehvermögen, das sich bald besserte, als die Kinder gut ernährt wurden und Milch erhielten. Der schlimmste Fall, den ich je gesehen habe, war der eines dreijährigen Kindes, das nur Sojamilch bekommen hatte. Diese Art von Sehstörungen läßt sich bei jung und alt gleichermaßen durch vermehrte Zufuhr von Joghurt und Milch, Hefe und Leber beheben.

In Fällen, bei denen die Augen sehr stark blutunterlaufen sind, ist es ratsam, zeitweilig Vitamin B_2 einzunehmen. Milchzucker oder Laktose scheint den Bedarf an Vitamin B_2 zu steigern, es sei denn, daß die Nahrung genügend Fett enthält. Wenn man eine fettfreie Diät benötigt, sollte man den Gebrauch von Milchpulver und vor allem von Molkenpulver einschränken, insbesondere dann, wenn Vitamin-B_2-Mangelsymptome vorliegen.

Die Zeichen eines vielfältigen Ernährungsschadens, die vielleicht vorwiegend auf einen Vitamin-B_2-Mangel zurückzuführen sind, sollte man nicht leichtnehmen. Eine Frau, die stolz auf die Farbe ihrer Wangen ist, so daß sie kein Rouge braucht, würde gut daran tun, sich genau im Spiegel zu betrachten. Wahrscheinlich müßte sie ihre Ernährung so schnell wie möglich umstellen.

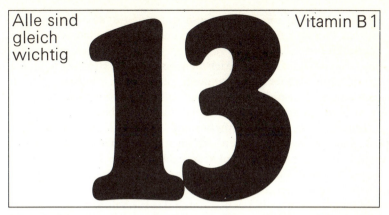

13

Alle sind gleich wichtig Vitamin B 1

Ich habe förmlich Angst, über Vitamin B_1 zu schreiben. Die synthetische Form dieses billigen Vitamins pflegt man vielen unserer Nahrungsmittel beizumischen, um diese »anzureichern«. Tausende von Leuten nehmen Tabletten mit Vitamin B_1 oder einigen gemischten B-Vitaminen und glauben, daß sie damit viel mehr erhalten als wirklich der Fall ist. Alle B-Vitamine arbeiten zusammen. Eines allein oder einige wenige allein bewirken, daß der Bedarf an denjenigen B-Vitaminen, die nicht verabreicht wurden, entsprechend ansteigt. Dieser kompensatorische Mangel kann Ausfallsymptome hervorrufen, die mehr Schaden anrichten, als die Vitamine, die eingenommen werden, Nutzen bringen.

Wenn man über Vitamin B_1 spricht, muß grundsätzlich festgehalten werden, daß die ausreichende Zufuhr dieses Stoffes eine wichtige Voraussetzung für die Energieproduktion darstellt. Was könnte einen müden Leser daran hindern, Vitamin-B_1-Tabletten zu schlucken, zumal »Dr. Davis ja geschrieben hat, daß es hilft«. Die Leser dieses Buches haben dies schon oft getan. Doch die schwersten Ermüdungs- und Erschöpfungszustände, die ich je gesehen habe, fand ich bei einer Frau, die zwei Jahre lang täglich große Mengen Vitamin B_1 genommen hatte.

Sie war eine 38jährige Näherin, sah aber aus wie 55 oder 60. Ihre Augen waren blutunterlaufen, sie glaubte, daß sie diese durch ihre Arbeit überanstrengt habe. Die Oberlippe war ganz verschwunden, und kleine offene Risse liefen von den Mundwinkeln nach unten. Aus jeder Linie ihres Gesichtes sprach eine derartige Müdigkeit, daß ich sie am liebsten ins Bett gesteckt und gesagt hätte: »So, jetzt bewegen Sie sechs Monate lang kein Glied mehr.« Sie erzählte mir, daß ihr während des vergangenen Jahres fast alle Haare ausgefallen seien. Der Rest, dünn und glanzlos, war weiß. Sie hatte noch andere Beschwerden. Ihre Nerven waren gespannt und reizbar, und sie litt unter Schlaflosigkeit, war schwer verstimmt und deprimiert, und schließlich hatte sie in der Gesäßgegend ein so ausgedehntes Ekzem, daß sie kaum sitzen konnte. Dabei war sie zum Stehen viel zu müde.

Nur nach vielen Fragen fand ich die Ursache ihrer Beschwerden. Sie erzählte mir, daß sie immer so müde gewesen sei. Sie hatte gehört, daß Vitamin B_1 Müdigkeit beheben sollte, und bemerkte auch, daß sie sich zu Anfang wirklich besser fühlte. Als aber diese Wirkung nachließ, bat sie ihren Apotheker, ihr Vitamin-B_1-Tabletten höchster Konzentration zu geben. Als auch diese Tabletten nicht mehr halfen, hatte sie es schon auf vier Tabletten pro Tag gebracht. Es war nicht leicht, sie davon zu überzeugen, daß Vitamin B_1 an allem Schuld war. Sie hatte Angst, damit aufzuhören. Ich habe Dutzende von Fällen gesehen, bei denen durch das Einnehmen von Vitamin B_1 ein Mangel an verschiedenen anderen B-Vitaminen entstand. Zum Glück war kein weiterer Fall so schwer wie dieser. Man sieht: Halbwissen kann wahrhaftig lebensgefährlich sein!

Wenn bei bestehendem Mangel an einem Vitamin dieses der Nahrung beigefügt wird, kommt es zu einer Besserung. Man erreicht jedoch keine weitere Steigerung des Wohlbefindens, wenn man die Dosis über den Bedarf der Zellen hinaus erhöht. Man schafft auf diese Weise nur Fehlbeträge bei den anderen B-Vitaminen, die nicht eingenommen wurden, wie es in diesem Fall geschah.

Am reichlichsten findet sich Vitamin B_1 (Thiamin) im Weizenkeim und im Silberhäutchen des Reiskorns; Leber enthält relativ wenig. Dieses Vitamin ist notwendig, damit die Saaten sprießen können, daher findet es sich in allen Getreidekörnern, Nüssen, getrockneten Bohnen, Erbsen, Sojabohnen, Linsen und in unraffinierten Produkten aus Samen wie Erdnußbutter, Brot und Getreideflocken. Unter den Lieferanten tierischer Herkunft rangieren Nieren, Herz und Schweinefleisch an oberster Stelle.

Eine kurze Übersicht über die Beschwerden, die Sie vermeiden können, wenn Ihre Kost genügend Vitamin B_1 enthält, gewinnt man durch Experimente, bei denen ein Vitamin-B_1-Mangel bei Testpersonen hervorgerufen wurde. Dr. Norman Joliffe von der Medizinischen Fakultät der Universität New York untersuchte Männer, die eine vollwertige Nahrung mit Ausnahme von Vitamin B_1 erhielten. Schon nach vier Tagen gaben sie Schmerzen in der Herzgegend und Herzklopfen an sowie Kurzatmigkeit bei Anstrengung. Dazu kam Verstopfung, Müdigkeit und seelische Depression, wobei der Schweregrad mit der Dauer der Mangelernährung parallel ging. Dr. Joliffe untersuchte die Herzen vor dem Röntgenschirm und mit dem Elektrokardiogramm und fand sie vergrößert und so weit krankhaft verändert, daß man ein Herzleiden hätte diagnostizieren können.

Als wieder genügend Vitamin B_1 gegeben wurde, verschwanden diese Symptome in drei bis sechs Tagen.

Bei einem ähnlichen Experiment[21] in der Mayo-Klinik bekamen Testpersonen eine Kost, die diejenige Menge an Vitamin B_1 enthielt, die man als Durchschnittsverbrauch der Bevölkerung unseres Landes geschätzt hatte (0,22 Milligramm auf 1000 Kalorien). Der Bericht stellte fest: »Die Nahrungsmittel waren ausschließlich solche, die normalerweise in Amerika verzehrt werden.« Die Kost bestand aus Weißbrot, Rindfleisch, Cornflakes, Kartoffeln, poliertem Reis, Zucker, Magermilch, Käse, Butter, Gelatine, Hühnereiweiß, Büchsenobst und Büchsengemüse, Kakao und Kaffee. Um sicher zu sein, daß die Kost sonst vollwertig war, verabreichte man Bierhefe, die die Vitamine der B-Gruppe enthält, wobei jedoch Vitamin B_1 durch Hitze zerstört wurde. Diese Kost wurde noch ergänzt durch Eisen, Kalk und Phosphor sowie Lebertran, um die Versorgung mit den Vitaminen A und D sicherzustellen. Sie war demnach wesentlich besser als das, was Millionen von Amerikanern täglich essen.

Bei allen Freiwilligen wurden Persönlichkeitsveränderungen festgestellt. Sie wurden reizbar, streitsüchtig, unkooperativ, antriebsschwach, vergeßlich, geistig träge und deprimiert. (Kommt Ihnen das nicht irgendwie bekannt vor?) Diese Symptome steigerten sich allmählich. Schlaflosigkeit trotz extremer Müdigkeit, Geräuschempfindlichkeit, häufiges Einschlafen von Händen und Füßen traten hinzu. Der Blutdruck und der Grundumsatz (die Methode zur Bestimmung der Stoffwechselintensität) sanken ab, und es kam sogar zu einer leichten Blutarmut. Die Leute litten unter Herzklopfen und Atemnot. Ihre Elektrokardiogramme zeigten krankhafte Verlaufsformen, und in verschiedenen Fällen war das Herz vergrößert. Die Messung der Arbeitskapazität mit dem Ergometer erbrachte einen kontinuierlichen Abfall, je länger die Diät eingehalten wurde; alle Symptome verschlimmerten sich bei körperlichen Übungen und kaltem Wetter. Bald konnten sie gar nicht mehr arbeiten, so erschöpft waren sie. Sie bekamen Wadenschmerzen – ein typisches Zeichen einer Nervenentzündung. Die Magensäure ging zurück und verschwand in einigen Fällen vollkommen. In der 21. Woche wurden Kopfschmerzen, Übelkeit und Erbrechen unerträglich, so daß man das Experiment abbrechen mußte.

Jetzt gab man ihnen Vitamin B_1. Wenige Stunden später zeigten die Versuchspersonen bereits eine Besserung ihrer Stimmungslage, die Müdigkeit verschwand und sie sagten, daß sie sich geistig frisch und ausgesprochen wohl fühlten; sie waren auch wieder tatkräftig und unternehmungslustig. Andere Symptome verschwanden nicht so schnell. Nach 12 Tagen normalisierte sich die Salzsäureproduktion, der Herzbefund nach 15 Tagen.

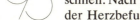

Unerachtet der Tatsache, daß diese Mangelsymptome zahlreich und vielfältig sind, hat Vitamin B_1 im wesentlichen nur eine Funktion. Als Teil eines Enzyms, wirkt es bei der Umwandlung von Glukose (Traubenzucker) in Energie oder Fett mit. Während des Zuckerabbaus im Rahmen der Energieproduktion werden Brenztraubensäure und Milchsäure gebildet. Durch Vitamin-B_1-haltige Enzyme wird Brenztraubensäure schnell weiter zu Kohlendioxyd und Wasser gespalten. Milchsäure wird für den Aufbau von Glykogen verwendet. Bei Vitamin-B_1-Mangel können diese Reaktionen nicht stattfinden, und die Säuren bleiben als solche in den Geweben erhalten. Es kommt zu Anhäufungen besonders im Gehirn, in den Nerven, im Herzen und im Blut. Später werden sie im Urin ausgeschieden. Die Freisetzung von Energie aus Zucker verlangsamt sich, da nur noch halbverbrannter Zucker oder Fett als Energiequelle zur Verfügung stehen; dazu kommt, daß die Säuren in den Geweben eine Reizwirkung ausüben. Da die Energiefreisetzung aus Fett allein nicht wirkungsvoll genug ist, ist die Folge davon Müdigkeit, Lustlosigkeit und Schlaffheit im ganzen Körper.

Erhalten Menschen mit Vitamin-B_1-Mangel das Vitamin verabreicht, so wirkt es manchmal geradezu dramatisch, wie schnell die Müdigkeit verschwindet. Oft rufen diese Leute voller Erstaunen: »Ich kann zweimal soviel arbeiten, ohne müde zu werden.« Bei einem Experiment bekamen Versuchspersonen täglich eine minimale Menge Vitamin B_1. Später verdoppelte und verdreifachte man diese Menge und prüfte die Arbeitsleistung durch Gewichtheben. Es stellte sich heraus, daß die Leute zuerst zweimal und dann dreimal soviel arbeiten konnten, ohne müde zu werden. Wenn ich Leute für Haus- oder Gartenarbeit engagiere, gebe ich ihnen zunächst B-Vitamine. Sie arbeiten dann nicht nur dreimal soviel für das gleiche Geld, sondern auch mit dreimal soviel Freude.

Es gibt zwei verschiedene Gründe für Persönlichkeitsveränderungen und Symptome wie Depressionen, verwirrtes Denken und Vergeßlichkeit bei unzureichender Zufuhr von Vitamin B_1. Erstens empfangen die Gehirnzellen ihre Energie ausschließlich aus Zucker, und Glukose kann ohne Vitamin B_1 nicht in Energie umgewandelt werden. Zweitens wirkt die Anhäufung von Brenztraubensäure und Milchsäure in den Gehirnzellen giftig. In einem Krankenhaus in Philadelphia wandte man eine Reihe von psychologischen Testverfahren bei Leuten an, die eine Kost erhalten hatten, der sämtliche B-Vitamine fehlten, und zwar in drei Phasen: zunächst unmittelbar anschließend an die Mangeldiät, dann nach Zulage von Vitamin B_1 und schließlich nach Verabreichung aller B-Vitamine. Die Injektion von Vitamin B_1 erbrachte eine gewisse Besserung in der Klarheit und Schnelligkeit des Denkens, der

Merkfähigkeit, der Voraussicht und des Urteilsvermögens. Nach der Gabe von B-Vitaminen aus natürlichen Quellen war die Besserung wesentlich eindrucksvoller. Leider blieb die Intelligenz an sich unter allen drei Versuchsbedingungen gleich.

Der Mangel an Vitamin B_1 bewirkt weiterhin Störungen der Verdauungsfunktionen, die über eine Reihe von Wirkungsmechanismen laufen. Da die Energieproduktion daniederliegt, verlangsamen sich die Muskelkontraktionen von Magen und Darm. Die Speisen können nicht mehr ausreichend mit Verdauungssäften und Enzymen vermischt werden, und das vorverdaute Essen kommt nicht genügend in Kontakt mit der absorbierenden Oberfläche, von wo aus die Nährstoffe ins Blut gelangen. Wenn die Magensäure teilweise oder ganz ausfällt, können verschiedene Vitamine zugrunde gehen, Proteine werden unvollständig verdaut und viele Mineralien nicht aufgelöst. Ein aufgetriebener Leib und Blähungen sind daher unvermeidlich. Wenn jetzt nicht eingegriffen wird, sind noch schwerere Störungen zu erwarten.

Bei verminderter Energieproduktion werden die Kontraktionen des Dickdarms so schwach, daß die Abfälle länger im Darm verweilen, als sie sollten. Eine wichtige Aufgabe des Dickdarms ist, durch Resorption Wasser zu sparen. Bleibt der Darminhalt jedoch zu lange im Darm, entsteht Verstopfung; sie läßt sich jedoch durch eine Ernährung mit genügend B-Vitaminen beheben. Sieht man von Durchfällen oder schweren psychischen Störungen ab, ist der Stuhlgang ein brauchbarer Hinweis auf das Funktionieren der Energieproduktion. Verstopfung stellt sich ein, wann immer die Energieproduktion ihrem Sollwert nicht entspricht. Wird die Energie aber ordnungsgemäß produziert, laufen auch die Ausscheidungsvorgänge normal ab.

Die Unfähigkeit des Körpers, Zucker ohne Vitamin B_1 zweckmäßig zu verbrennen, kann auch Störungen der Herztätigkeit zur Folge haben. Da das Herz von der Geburt bis zum Tode pausenlos arbeiten muß, ist es auf dauernde Energiezufuhr angewiesen. Bei leichtem Mangel kann der Ruhepuls bis auf 50 oder sogar 40 Schläge pro Minute absinken, statt der normalen 72. Nimmt der Vitaminmangel zu, wechselt der Puls zwischen langsamem Tempo bei Ruhe und schnellem bei Anstrengung. Schließlich bleibt er schnell und erreicht manchmal 180 Schläge oder mehr pro Minute. Reizung des Herzmuskels durch angesammelte Milchsäure und Brenztraubensäure hält man für die Ursache des schnellen Herzrhythmus wie auch der Vergrößerung der Herzsilhouette. Ich erinnere mich an ein sechsjähriges Mädchen mit Basedowscher Krankheit (Vergrößerung der Schilddrüse, hervorquellende Augen, erhöhter Grundumsatz usw.), dessen Ruhepuls von 180 auf 80 Schläge pro Minute bereits in der ersten Woche abfiel, als man der Nahrung Hefe zugesetzt hatte. Verabreicht man bei einem Fall wie diesem nicht genügend B-Vitamine, kann der Zustand noch wesentlich schlimmer, sogar lebensgefährlich werden.

Eine besonders gefährliche Folge des Vitamin-B_1-Mangels ist die Neigung zu Neuritiden oder Nervenentzündungen. Wie die Gehirnzellen sind auch die Nervenzellen besonders anfällig gegenüber einem Mangel, da auch sie ausschließlich »Zuckerverbrenner« sind, das heißt, ihre Energieversorgung nur über Zucker beziehen. Nervenentzündungen, wie sie als Trigeminusneuralgie, Gürtelrose, Ischias oder Hexenschuß in Erscheinung treten, sind charakterisiert durch eine gleitende Skala von Schweregraden, die bei einem Taubheitsgefühl beginnt und bei unerträglichen Schmerzen längs der Nervenbahnen endet. Man hielt diese Nervenschmerzen zunächst für die Folge von Säureansammlungen, später für den Effekt einer unmittelbaren Schädigung der Nervenzellen.

Weder Menschen noch Versuchstiere zeigen bei Vitamin-B_1-Mangel alle diese Mangelsymptome. Die Mangelsymptome variieren in unzähligen Graden von einem Individuum zum andern; ja sogar bei der gleichen Person von einem Tag zum andern. Gleichwohl sieht man dieselben Symptome sowohl bei Menschen wie bei Tieren immer wieder. Jede Frau, die den Bericht über jene Experimente an der Mayo-Klinik liest, wird sich davon überzeugen, wie sehr es in ihrem eigenen Interesse liegt, ihrer Familie jeden Tag eine Nahrung zu geben, die reich an B-Vitaminen ist.

Das Essen kann viel besser schmecken 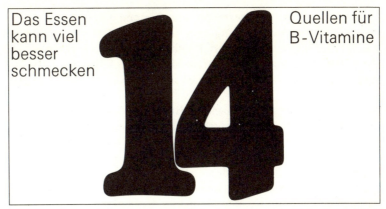 Quellen für B-Vitamine

Männer können dieses Kapitel überschlagen, es sei denn, sie gehören zu denen, die gern in der Küche herumstöbern.
Zuerst kommt es Ihnen vielleicht schwierig vor, Ihre B-Vitamine aus natürlicher Nahrung zu erhalten. Wahrscheinlich kann ich Ihnen am besten helfen, wenn ich Ihnen erzähle, wie ich dieses Problem in meiner eigenen Familie gelöst habe. Schon seit 20 Jahren gibt es in meinem Haus kein weißes Mehl mehr. Unser Mehl ist ein zwischen Steinen gemahlenes Vollkornweizenmehl. Meistens ist das Getreide »organisch« gewachsen, auf humusreicher Erde ohne Kunstdünger angebaut. Solches Mehl schmeckt bedeutend besser als alle gewöhnlichen Mehlsorten. In den Maschinen, mit denen das Mehl üblicherweise gemahlen wird, entsteht durch die Reibung eine derartige Hitze, so daß das Mehl gleichsam vorgekocht wird. Seinen Geschmack kann man mit dem aufgewärmter Koteletts vom Vorabend vergleichen. Das sogenannte angereicherte Mehl ist meiner Meinung nach ein glatter Betrug. Mindestens 25 Nährstoffe gehen größtenteils durch das Raffinieren verloren, und vielleicht nur ein Drittel der ursprünglichen Menge an Eisen, Vitamin B_1 und Niazin wird wieder ersetzt. Solches Mehl nennt man »angereichert«. Das ist genauso, als ob Sie jemand reicher machen würde, der Ihnen 25,– Mark stiehlt und dann 99 Pfennig zurückgibt.
Oft backe ich selber Brot, immer mit Zugabe von Weizenkeimen. Ich glaube, Brotbacken ist eine schöpferische Beschäftigung, die die Seele jeder Frau, die sich darauf versteht, befriedigen kann. Meiner Meinung nach ist der Duft von frisch gebackenem Brot eine der Freuden des häuslichen Lebens. Das einzige, was dagegen spricht selbst zu backen, ist: Es schmeckt so gut, daß man leicht zuviel davon ißt! Ich kaufe das Mehl in einem Reformhaus oder der Müller schickt es mir am selben Tag, an dem er es gemahlen hat. Dann backe ich am nächsten Tag viele Brote. Alles Brot, was ich nicht gleich brauche, und alles übriggebliebene Mehl hebe ich in der Tief-

kühltruhe auf. Bei Zimmertemperatur können nämlich Vitamin E und der Geschmack verlorengehen. Ich glaube, daß man Mehl wie leichtverderbliche Lebensmittel behandeln muß, und finde es ebenso sinnlos, heute ein Quantum Mehl zu kaufen, das ich erst im nächsten Monat brauche, wie Milch zu holen, die erst in 30 Tagen getrunken wird.

Das einzige, nicht selbstgebackene Brot, das wir im Hause haben, stammt von einem Bäcker, der Brot aus Weizenkeimen backt. Ich kaufe viele solche Brote auf einmal und lege sie in die Tiefkühltruhe. Kinder, denen man wirklich gutes Brot gibt, essen Riesenmengen davon. Ich verwende zwischen Stein gemahlenes Vollweizenbackmehl auch zum Binden von Soßen und zum Backen von Weizenkeimwaffeln, Kuchen, Brötchen, Keksen usw. Ich bin überzeugt, daß niemand je so herrliche Waffeln gegessen hat wie die aus Weizenkeimen und Bäckerhefe. Bei uns gibt es sie oft zum Abendessen mit Thunfischcreme, Schinken oder Huhn.

Weizenkeime sollte man im Kühlschrank aufbewahren. Falls man keine frischen, süßriechenden Weizenkeime bekommen kann, sind die gerösteten am besten. Sie können Weizenkeime selber rösten, wenn Sie diese auf Küchenfolie ausbreiten und im Backofen bei ca. 120° Celsius hellbraun werden lassen.

Weizenkeime verwende ich auf mancherlei Art. Schokoladenkuchen nur aus Weizenkeimen sind herrlich. Die Nachspeise, die ich meinen Gästen am liebsten vorsetze, ist eine Walnußtorte, für die ich kein Mehl, sondern Weizenkeime verwende. Vor kurzem telegraphierte mir der Mann einer Freundin: »Ich war begeistert von Ihrem Fest, war begeistert von Ihren Gästen; am meisten aber war ich von Ihrer Nachspeise begeistert.« Leute, die nicht glauben, daß ein vorzügliches Essen mit Vollweizenmehl zubereitet werden kann, haben noch nie wirklich gut gegessen.

Getreideflocken schätze ich nicht allzu sehr, weil sie zuviel Stärke enthalten. Wer sie jedoch mag, sollte nur solche aus Vollweizen verwenden. Ich koche sie in Milch und gebe reichlich Milchpulver und Weizenkeime dazu. Fertige Flocken kaufe ich in Reformhäusern. Meine Kinder lieben auch geröstete Weizenkeime mit Milchpulver und frischer Sahne.

Reiskleie (das Silberhäutchen, das beim Polieren entfernt wird) ist nur halb so reich an den meisten B-Vitaminen wie Weizenkeime. Ich habe Mühe, sie zu verwenden; allenfalls zum Backen von Keksen. Brauner Reis ist gegenüber weißem vorzuziehen. Man bekommt jetzt sogeannten »umgedrehten« Reis, der so behandelt ist, daß die Vitamine vor dem Schälprozeß in das Innere des Reiskorns gelangen. Ich verwende fast nur diesen. Ich kaufe auch Vollweizenmakkaroni, -spaghetti und -nudeln in Reformhäusern und bewahre

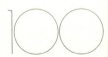

sie im Kühlschrank auf, oder ich kaufe die gleichen Nährmittel für Diabetiker, die aus Weizenprotein (Gluten) und ohne Stärke hergestellt sind. In beiden Fällen finde ich den Geschmack besser als bei den gewöhnlichen Sorten. Manchmal verwende ich Sojamehl, das Proteine, Cholin, Inositol und einige Anti-Streß-Vitamine enthält, in angereicherter Milch und zu den besten Pfannkuchen, die ich kenne. Es schmeckt auch gut im Brot, wenn Ihnen eine etwas schwere Konsistenz nichts ausmacht, und Keksen. Sorgen Sie unter allen Umständen dafür, daß Ihre Vorräte stets frisch sind. Es gibt nichts Ekelhafteres als ranzige Weizenkeime, dumpfiges Mehl oder verklumptes Milchpulver.

Alle diese Lebensmittel kann man im Reformhaus kaufen, doch nicht alle Geschäfte sind gleichwertig. Einige werden zwar von Leuten geleitet, die erstaunlich viel über gesunde Ernährung gelernt haben und sehr viel Gutes tun. Andere Besitzer empfehlen solche Produkte wie Lecithinkapseln, Linolsäure in Kapselform und Hefetabletten, die meines Erachtens wenig oder keinen Wert haben. Doch die Reformhäuser sind meist die einzigen Stellen, wo man steingemahlenes Vollkornbrot, Kornprodukte und Mehle bekommen kann, die frei von Konservierungsmitteln und kühl gelagert sind. Nur dort gibt es kaltgepreßte, unraffinierte Öle, ungesalzene Nüsse, Nußbutter ohne Zusätze von Wasserstoff, Zucker oder gesättigten Fetten; Joghurt- und Sauermilchkulturen, natürlich belassenes Milchpulver, das fast doppelt soviel Nährwert hat wie die sogenannten »sofort löslichen« Milchsorten. Vielleicht bekommt man dort auch frische Eier, einwandfreie rohe Milch (Vorzugsmilch) und biologisch gezogenes Obst und Gemüse. Auch sollte man in Reformhäusern wie in gewöhnlichen Geschäften alle Etiketten mit Sorgfalt lesen.

Joghurt, den ich selber herstelle, ist viel billiger, und wir glauben, daß er auch viel besser schmeckt als der gekaufte. Nach meinem Lieblingsrezept mische ich mit dem Mixer 6 Tassen Wasser, $1^1/_2$ Tassen natürliche Pulvermilch und eine große Büchse trockene Vollmilch mit einer Joghurtkultur oder drei Eßlöffeln fertigem Joghurt oder drei Eßlöffeln von selbstgemachtem Joghurt. Diese Masse gieße ich in Gläser und stelle sie in eine elektrische Joghurtmaschine oder in einen großen Topf mit heißem Wasser, wobei das Wasser bis zum Rand der Gläser reicht. Dann muß man das Ganze 4 Stunden lang, das heißt, bis die Masse so dick wie Pudding ist, auf 40° bis 60° Celsius halten.

Meistens essen wir den Joghurt so, wie er ist, oder wir machen mit gefrorenem, unverdünntem Orangensaft eine Art Eis davon. Gern serviere ich auch Joghurt mit frischem Obst oder mit Büchsenobst, gemischt mit Apfelmus oder als Salatsoße. Als die Kinder noch klein waren, machte ich ihnen Lutschstangen aus einem Liter hausgemachtem Joghurt, Vanille und einer großen Büchse gefrorenem, unverdünntem Orangensaft. Diese Zutaten werden vermischt und die Masse dann in Papiertassen eingefroren, in die ich kleine Holzstäbchen als Handgriffe gesteckt hatte. Oft entdeckten wir, daß Kinder, die wir gar nicht kannten, diese Lutscher aus unserem Kühlschrank holten.

Es ist sehr schade, daß man den meisten handelsüblichen Joghurtsorten so viel starkgezuckertes Obst zusetzt. Joghurt ist zwar eine ausgezeichnete Kalziumquelle, aber dieses Mineral kann nur in »saurem Milieu«, das heißt, wenn die gesamte, dem Verdauungssystem angebotene Flüssigkeit sauer reagiert, absorbiert werden. Zucker jedoch regt den Fluß alkalischer Verdauungssäfte so stark an, daß dadurch die Aufnahme von Kalzium zum größten Teil verhindert wird. Im übrigen enthält der Joghurt nach dem angegebenen Rezept doppelt soviel Kalzium, Proteine und Vitamin B_2 wie handelsüblicher. Familien, die ihren eigenen billigen Joghurt herstellen, essen meist vielmehr davon und tun demzufolge bedeutend mehr für ihre Gesundheit, als wenn sie jeden Becher Joghurt kaufen müßten.

Joghurtmaschinen aus Glas müssen während der Wachstumsperiode der Pilzkultur mit einem Tuch zugedeckt werden, da Licht das Vitamin B_2 in der Milch zerstört. Manchmal gelingt es nicht, aus frischer Milch Joghurt herzustellen. Die Kühe erhalten häufig Penicillin, das in die Milch übergeht und die Joghurtbakterien abtöten kann. Diese Gefahr besteht nicht bei Büchsenmilch und Milchpulver, bei denen die Antibiotica während des Herstellungsprozesses zerstört werden.

Als Quellen für B-Vitamine, die ja in zunehmender Weise als wichtig erkannt werden, gibt es eine Menge ausgezeichneter Gerichte. »Nieren auf kreolische Art« zum Beispiel, ein Rezept aus meinem Kochbuch, ist nicht zu schlagen. Hirn, das so reich an Cholin und Inositol ist, brate ich in Magerspeck oder gebe es in einer Rahmsoße mit Schinken, Thunfisch oder Bries (Kalbsmilch). Manche Leute lieben Lecithin vermischt mit naturreiner Erdnußbutter. Eine vorzügliche Nascherei besteht aus gleichen Teilen Honig und Erdnußbutter mit Zusatz von Weizenkeimen oder natürlicher Pulvermilch, um der Masse die gewünschte Festigkeit zu geben. Alle Nußbuttersorten sind empfehlenswert, vorausgesetzt, daß sie außer Salz keinerlei Zusätze enthalten. Lesen Sie die Etiketten sorgfältig, und gehen Sie allen Produkten, die mit Wasserstoff behandelt sind, aus dem Wege, das heißt solchen, die man gewöhnlich als »homogenisiert« bezeichnet. Das Hydrogenisieren (mit Wasserstoff behandeln) vernichtet Vitamin E und Linolsäure, steigert den Bedarf nach Cholin im Körper und erhöht den Blutcholesterinspiegel. Nüsse und Nußbutter, Lecithin und alle Ölsorten sollte man, wenn die Packung angebrochen ist, im Kühlschrank aufbewahren.

Wenn ich angestrengt arbeiten muß, esse ich jeden Tag zum Frühstück Leber. Ich brate sie leicht an mit etwas Pflanzenöl und lasse sie langsam offen garen. Rohe und halbrohe Leber hat einen höheren Nährwert als durchgebratene. Alle Sorten von Leber, sei sie vom Lamm, Schwein, Rind, Kaninchen oder von irgendeinem anderen Tier, sind ausgezeichnete Spender für Protein, Eisen, Kupfer, Spurenelemente und alle B-Vitamine, einschließlich derer, die bei besonderen Belastungen vermehrt gebraucht werden. Schweinsleber, gewöhnlich die billigste Sorte, hat den höchsten Eisengehalt.

Wenn Sie zu den Leuten gehören, die Leber radikal verabscheuen und trotzdem so gesund wie möglich leben wollen, dann kaufen Sie getrocknete Leber, aber nur solche, die im Vakuum und unter Körpertemperatur getrocknet ist. Man kann allerdings beim besten Willen nicht behaupten, daß sie gut schmeckt. Zwei gehäufte Eßlöffel entsprechen einer Portion oder etwa 150 Gramm frischer Leber. Ich erzähle oft den Leuten davon und stelle ihnen frei, es selbst einmal zu versuchen. Immer wieder bin ich überrascht, wie viele Menschen diese Art Leber nicht nur täglich essen, sondern auch sagen, daß sie es um nichts in der Welt aufgeben würden, weil es ihnen so viel besser gehe. Wenn ich keine frische Leber bekommen kann, nehme ich auch Trockenleber mit etwas Wasser oder Tomatensaft angerührt. Trockenlebertabletten sind teuer; denn 30 Tabletten entsprechen nur etwa 150 Gramm frischer Leber.

Für alle praktischen Zwecke ist Bierhefe die billigste und beste Quelle aller B-Vitamine, jedenfalls für Leute, die nicht unter besonderem Streß stehen. Es gibt wirklich kein anderes Nährmittel, in dem so viele Nährstoffe konzentriert sind, und zwar hoch konzentriert, wie in der Hefe. Der Gebrauch von Hefe allein könnte viele Ernährungsprobleme in der Welt lösen, sei es das fehlende Eiweiß in Indien oder China, sei es der Vitamin-B-Mangel im Fernen Osten und in den Tropen, sei es der Eisenmangel bei Frauen in der ganzen Welt oder der Mangel an Spurenelementen bei Frauen und Männern jeden Alters und jeder Nationalität. Hefe kann man ohne viele Hektar Land und ohne Schweiß auf der Stirn in ein paar Stunden züchten. Ihren Nährwert noch zu steigern, ist Sache des Chemikers. Es heißt, daß man 300 Jahre dazu gebraucht hat, um die meisten neuen Nährmittel einzuführen wie Kartoffeln und Tomaten. Vielleicht wird Hefe im Jahre 2275 unsere überbevölkerte Erde vor dem Hungertode retten.

Hefe enthält fast kein Fett, Stärke oder Zucker, dafür hochwertige

Proteine. Sie befriedigt den Appetit, erhöht Ihren Grundumsatz und gibt Ihnen die Energie, unerwünschte Pfunde wegzutrainieren. Wenn man von einem Nahrungsmittel sagen könnte, daß es zu Gewichtsabnahme verhilft, dann trifft das auf die Hefe zu. Hefepulver ist besser als Hefeflocken, die auf die Gewichtseinheit bezogen weniger Vitamine enthalten. Darüber hinaus entspricht ein Eßlöffel Hefepulver 5 bis 9 Eßlöffel der leichten Hefeflocken. Hefetabletten sind ganz brauchbar; 90 Tabletten enthalten die gleichen Mengen an Mineralien, Proteinen und Vitaminen wie ein gehäufter Eßlöffel Hefepulver.

Was den Geschmack betrifft, so finde ich Torula-Hefe viel wohlschmeckender als andere Sorten. In den meisten Reformhäusern gibt es viele verschiedene Hefeprodukte. Sie sollten einige davon ausprobieren, um zu wissen, welche Ihnen am besten schmeckt. Der Geschmack mancher Hefesorten ist wirklich unverzeihlich schlecht. Rohe Bäckerhefe vermehrt sich im Darm, absorbiert dort die B-Vitamine aus der Nahrung oder aus Vitaminpräparaten und benützt diese für eigene Zwecke. Sie kann dem Körper so viel entziehen, daß dadurch ein Mangel an verschiedenen B-Vitaminen entstehen kann.

So, wie Ihnen wahrscheinlich Ihre erste Tasse Kaffee nicht geschmeckt hat, wird Ihnen möglicherweise auch Hefe beim ersten Versuch nicht schmecken. Für jemanden, der es zum erstenmal probiert, ist es ratsam, nicht mehr als einen Teelöffel voll einem großen Glas Fruchtsaft beizufügen. Wenn Sie sich daran gewöhnt haben, können Sie die Menge ganz allmählich steigern. Falls Sie die Hefe, die Sie gerade versucht haben, nicht mögen, füttern Sie Ihren Hund oder Ihre Katze damit und kaufen eine andere Marke. Wer an Hefe gewöhnt ist, dem schmecken bereits mehrere Sorten recht gut. Das ist natürlich eine sehr persönliche Sache.

Ein Grund, warum man anfangs lieber kleine Mengen Hefe probieren sollte, ist: Für den Fall, daß Ihre Verdauung nicht tadellos in Ordnung ist, könnte es passieren, daß die Hefe Sie aufbläst wie einen Luftballon! Da schlechte Verdauung häufig durch einen Mangel an B-Vitaminen bewirkt wird, können Sie selbst prüfen, inwieweit ein solcher Mangel bei Ihnen besteht. Denn je mehr Sie sich von der Hefe aufgetrieben fühlen, desto größer ist Ihr Mangel und desto dringender brauchen Sie die Hefe. Sie könnten Zucker tassenweise essen und würden davon keine Blähungen bekommen, da Zucker das Wachstum von Bakterien nicht fördert. Doch Hefe ist eine ausgezeichnete Nahrung; deshalb gedeihen dabei auch die Bakterien. Falls Sie zu wenig Magensäure und zu wenig Verdauungsenzyme haben, bleibt der größte Teil der Hefe unverdaut und Ihre Darmbakterien feiern ein Fest: Sie bilden Gase. Ein gesunder

Mensch verdaut die Hefe total, er bekommt keinen aufgetriebenen Leib oder Völlegefühl, wenn er Hefe zu sich nimmt.

Hier noch ein guter Rat: Wollen Sie Hefe auf eine hinsichtlich der Energiegewinnung besonders wirkungsvolle Weise zu sich nehmen, dann mischen Sie sie nicht mit Fruchtsaft, sondern mit einer angereicherten Milch, die ich »Pep-up« oder verstärkte Milch nenne. Es wird Ihnen sogar gut schmecken, wenn Sie sich erst einmal an den Geschmack der Hefe gewöhnt haben. Weil alle Nährstoffe gleichzeitig im Körper gebraucht werden, ist es im Sinne der Gesundheit zweckmäßiger, wenn soviel Nährstoffe wie möglich zur gleichen Zeit angeliefert werden. Mit Ausnahme der Vitamine A, D und E liefert verstärkte Milch die meisten essentiellen – das heißt unentbehrlichen – Wirkstoffe: die Aminosäuren aus vollständigen Eiweißkörpern, Linolsäure, alle B-Vitamine, etwas Vitamin C, wenn Orangensaft verwendet wird, Kalk, Magnesium und Spurenelemente. Jahrelang hat jeder unserer Familie ein kleines Glas von diesem Getränk zum Frühstück bekommen. Wenn die Kinder es eilig hatten, zur Schule zu kommen, tranken sie oft ein großes Glas davon, das war ein guter Ersatz für das Frühstück.

Ein Pep-up besteht aus:
1 Liter Magermilch oder Vollmilch, am liebsten roh, wenn bakteriologisch kontrolliert (Vorzugsmilch).
1 Teelöffel bis $1/2$ Tasse Hefe; dies hängt davon ab, ob Sie noch Anfänger oder schon Fortgeschrittener sind.
$1/4$ bis $1/2$ Tasse natürliches Milchpulver
1 Eßlöffel Soja-, Erdnuß- oder Färberdistel- oder gemischtes Pflanzenöl
$1/2$ Teelöffel Magnesiumoxyd
1 Eßlöffel Lecithin-Granulat; mehr davon, wenn der Blutcholesterinspiegel über 180 Milligramm pro 100 cm^3 ist.
1 oder 2 Eier, je nach Wunsch
$1/2$ Tasse gefrorener, unverdünnter Orangensaft oder $1/2$ Tasse Aprikosensaft oder Traubensaft, oder $1/2$ Banane, oder 3 bis 4 Eßlöffel Ananaswürfel, oder gefrorene Beeren oder anderes, aromareiches Obst.

Man kann noch eine Anzahl weiterer gesundheitsfördernder Bestandteile dem Pep-up zufügen: $1/2$ Teelöffel Knochenmehl, 1 Teelöffel Kalziumlaktat oder Pulver von gemischten Mineralien, oder 2 Teelöffel Kalziumgluconat und verschiedene Eßlöffel Weizenkeime und/oder Joghurt. Bei Neigung zu starker Gasbildung im Darm ist es empfehlenswert, $1/4$ Tasse Zitronensaft langsam der fertigen Mischung beizufügen. Ein Teil der Darmgase besteht nur aus Luft, die beim schnellen Trinken ungewollt mitgeschluckt wird. Wenn diese Luft die Wärme des Körpers annimmt, dehnt sie sich aus und kann zu Schmerzen Anlaß geben. Diese Ursache für Blähungen kann man vermeiden, wenn man das Pep-up langsam durch einen Strohhalm trinkt.

Eine Anzahl unserer besten Gesundheitsspender wie Leber, Hefe, Weizenkeime, Lecithin und die meisten Fleischsorten sind äußerst reich an Phosphor, aber arm an Kalk und enthalten fast gar kein Magnesium. Ein großer Teil des Phosphors kann aber nur mit Kalzium zusammen verwendet werden. Phosphor im Überschuß wird mit dem Urin ausgeschieden, aber leider als Kalziumsalz, so daß der Körper um das ohnehin knappe, so dringend benötigte Kalzium beraubt wird. Obwohl Milch unsere ergiebigste Kalziumquelle ist, bekommen Flaschenkinder oft Krämpfe infolge Kalziummangels (sogenannte Tetanie); da die Kuhmilch relativ viel Phosphor enthält, geht durch den Urin des Kindes Kalzium verloren. Um ausreichend Kalzium aufzunehmen, ist es ratsam, Milch und Weizenkeime oder auch Leber und Milch zu kombinieren. Ferner dürfen Hefe und Lecithin nicht in unbeschränkten Mengen genommen werden, wenn man nicht jedem Pfund Hefe $1/2$ Tasse Kalziumlaktat und 2 Eßlöffel Magnesiumoxyd beigemischt oder untersiebt hat. Bei manchen Hefesorten haben die Hersteller diese Mineralien schon beigefügt. Wenn es Ihnen kompliziert vorkommt, ausreichende B-Vitamine in Ihrer Nahrung unterzubringen, und Sie Schwierigkeiten haben, den Anfang zu finden, tröstet es Sie vielleicht zu erfahren, daß es anderen damit nicht besser gegangen ist.

Ich wünschte, ich wüßte es

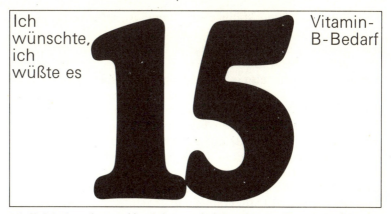

Vitamin-B-Bedarf

Vielleicht hundertmal im Jahr werde ich gefragt: »Ist es gut, immerfort Vitamin-B-Tabletten einzunehmen?« Ich kann diese Frage wirklich nicht beantworten. Ich wollte, ich könnte es.

Vitamin-B-Tabletten sind oft recht nützlich. Ich pflege zu empfehlen, sie jeweils eine Zeitlang zu nehmen, und habe sie auch selbst genommen. Doch man ist nie sicher, was für einen Schaden diese Kombination von B-Vitaminen anrichten kann, wenn einige B-Vitamine fehlen und andere unverhältnismäßig stark vertreten sind, vor allem dann, wenn man längere Zeit dabeibleibt.

In Kombination mit Leber, Hefe, Weizenkeimen, Joghurt und einer sehr gut zusammengestellten Nahrung dürften kaum schädliche Wirkungen zu erwarten sein. In einem solchen Fall aber sind sie ja eigentlich überflüssig, es sei denn, der Bedarf wäre ganz besonders hoch. Meistens enthalten die Tabletten den Tagesbedarf an Vitamin B_1, B_2, Niazin, eine kleine Menge Pantothensäure und gerade so viel Vitamin B_6, daß man es auf dem Etikett mit anführen darf. Vielleicht sind noch ein paar weitere B-Vitamine dabei, meist aber nicht. Auf manchen Etiketten, die den Käufer absolut in die Irre leiten, findet sich die Angabe, daß solche Tabletten 200 oder 500 Milligramm Leber oder Hefe enthalten. Jetzt bedenken Sie bitte: Eine Portion Leber, etwa ein Viertel Pfund, wiegt 125 000 Milligramm und ein voller Eßlöffel Hefe etwa 45 000 Milligramm. Was um alles in der Welt sollen dann 500 Milligramm für einen Wert haben?

Das zahlenmäßige Verhältnis, nach dem sich die Verteilung der einzelnen Vitamine im tierischen und menschlichen Gewebe regelt, und die Mengen, die täglich im Urin gesunder, vollwertig ernährter Personen ausgeschieden werden, hat man ausführlich untersucht. Dieses Verhältnis sollte etwa erhalten bleiben, wenn man an seiner Gesundheit interessiert ist. Falls Sie eine Tablette gemischter B-Vitamine einnehmen, beachten Sie bitte folgendes auf dem Etikett:

Liefert Ihre Tablette 2 Milligramm Vitamin B_1, sollte sie die gleiche Menge, also 2 Milligramm, an Vitamin B_2, B_6 und Folsäure enthalten, ferner etwa die 20fache Menge an Niazinamid, Pantothensäure und PAB, das heißt je 40 Milligramm, schließlich das 500fache an Inositol und Cholin, also je 1000 Milligramm. Über den Bedarf an Biotin sind mir keine Untersuchungen bekannt. Wahrscheinlich braucht man nur 1 bis 3 Mikrogramm Vitamin B_{12} pro Tag.

Leider enthalten die meisten Vitamin-B-Komplex-Tabletten gefährlich wenig Vitamin B_6 und Pantothensäure und oft gar kein Cholin und Inositol. Andere Tabletten enthalten viel zuviel Vitamin B_1, wobei noch behauptet wird, sie seien »hochwirksam«. Unsere Nahrungs- und Arzneimittelverwaltung hat den freien Verkauf von PAB auf 30 Milligramm und denjenigen von Folsäure auf 0,1 Milligramm beschränkt. Deswegen kann man keine Vitamintabletten bekommen, die das gleiche Mischungsverhältnis aufweisen, wie es im gesunden menschlichen Gewebe besteht, es sei denn auf Rezept oder in Kanada oder Europa.

Man weiß, daß Menschen unter bestimmten Bedingungen einen erhöhten Bedarf an gewissen Nahrungsmitteln haben. Schizophrene brauchen sehr viel Niazinamid, schwangere Frauen viel Vitamin B_6. Um die Gesundheit unter Streß stabil zu halten, ist vermehrte Zufuhr von allen B-Vitaminen erforderlich, besonders von Pantothensäure. Weiterhin kann ein Mangel an einem einzelnen B-Vitamin absolut vorherrschen, wie der Mangel an Vitamin B_2 beim Bild von blutunterlaufenen Augen. In solchen Fällen muß eine individuelle Auswahl an B-Vitaminen getroffen werden. Doch sollte man meiner Meinung nach diese nur zusammen mit den natürlichen Quellen dieser Vitamine einnehmen, das heißt mit Leber, Hefe oder Weizenkeimen. Wenn Sie ein B-Vitamin oder auch mehrere allein über längere Zeit einnehmen, wird Ihr Bedarf an den übrigen Vitaminen der B-Gruppe immer größer. Der gesteigerte Bedarf an denjenigen B-Vitaminen, die Sie nicht nehmen, kann dazu führen, daß Sie Mangelsymptome dieser Vitamine entwickeln. Während des Zweiten Weltkrieges wurden in der Rüstungsindustrie Tabletten verteilt, die nur drei oder vier B-Vitamine enthielten. Damals kamen Dutzende von Leuten zu mir, die Ekzeme hatten. Sie hatten sich durchweg an den Grundsatz gehalten: Wenn eine Tablette gut ist, dann sind mehrere noch besser. Ich gab den Leuten den Rat, sofort mit den Tabletten aufzuhören. Meistens dauerte es einige Tage, bevor sie die Nahrungsmittel, die ich empfahl, gekauft hatten, und oft verschwand das Ekzem schon in der Zwischenzeit. Ich kam zu der Überzeugung, daß die B-Vitamine, die diese Leute einnahmen, ihren Bedarf an Pantothensäure, Vitamin B_6, PAB und/oder Biotin gesteigert hatten, wobei die Ekzeme durch den Mangel an einem dieser Vitamine zustande gekommen waren. Die Leute litten übrigens nicht nur an Ekzemen, sondern auch unter Müdigkeit, Verstopfung und vielen anderen Symptomen, die diese Tabletten gerade verhüten sollten.

Wenn man in einem Hotel wohnt oder auf Reisen ist, kann es recht problematisch werden, alle benötigten B-Vitamine in genügenden Mengen und dazu noch aus natürlichen Quellen zu beschaffen. Ich muß ziemlich viel reisen und oft im Hotel wohnen. Während dieser Zeit brauche ich besonders viel Vitamine, denn ich muß dann Vorträge halten oder von einer Verabredung zur anderen eilen und mit vielen Menschen sprechen. Zu solchen Zeiten ist für mich die Hauptsache, Müdigkeit zu verhüten. Ich habe immer gemischte B-Vitamintabletten, Plastiklöffel, Hefe und getrocknete Leber oder Lebertabletten bei mir. In den meisten Hotels kann man frische Leber und Joghurt bekommen. Wenn nicht, bitte ich den Geschäftsführer, sie für mich zu besorgen. Besonders nette Leute überall im ganzen Lande erleichtern mir mein Leben, indem sie mich zum Essen einladen. Ich glaube nicht, daß es in ganz Amerika jemanden gibt, dem so vorzügliche Mahlzeiten mit so nahrhaften und köstlich schmeckenden Speisen vorgesetzt werden. Gleichwohl sagte mir eine Gastgeberin vor kurzem, schon der Gedanke, daß ich käme, mache sie so nervös, als ob sie Sokrates zu Gast hätte. Hätte sie gewußt, daß ich bis fast ins wahlfähige Alter mein Gesicht in einer Waschschüssel aus Granit gewaschen habe, hätte sie wahrscheinlich aufgeatmet.

Die Frage, wieviel B-Vitamine man am Tag einnehmen muß, ist nicht zu beantworten. Der Vitamin-B-Gehalt im täglichen Essen schwankt beträchtlich. Keine zwei Menschen haben den gleichen Bedarf, und darüber hinaus ändern sich die individuellen Bedürfnisse von Tag zu Tag. Deswegen hat es nicht viel Sinn, daß der Nationale Forschungsrat eine Liste von Tagesbedarfsmengen aufgestellt hat.

Da anscheinend jede Zelle des Körpers alle B-Vitamine braucht, hängt die Menge, die man benötigt, davon ab, wieviel Zellen man hat! Sollten Sie leichte Knochen haben und klein sein, haben Sie verhältnismäßig wenig Zellen; Ihr Vitamin-B-Bedarf dürfte wahrscheinlich mäßig sein. Selbstverständlich braucht gespeichertes Fett nicht besonders ernährt zu werden. Darum müssen Sie Ihren Bedarf an B-Vitaminen nach Ihrem Idealgewicht berechnen und nicht nach dem Gewicht, das Sie tatsächlich gerade haben. Je schwerer Ihr Körper gebaut ist und je höher vor allem der Anteil der Muskulatur am Gesamtgewicht ist, desto mehr Vitamine benötigen Sie.

Vitamin B_1 ist notwendig, um Zucker in Energie oder Fett umzuwandeln. Je mehr Stärke und Zucker Sie zu sich nehmen, desto mehr Vitamin brauchen Sie. Ähnlich beim Fettstoffwechsel: je mehr Fett Sie essen, desto mehr Inositol und Cholin brauchen Sie. In der einen oder anderen Weise haben wahrscheinlich alle B-Vitamine mit der Nutzbarmachung und Verwertung der Nahrung zu tun. Wer viel ißt, braucht daher auch bedeutend größere Mengen dieser Vitamine als derjenige, der weniger ißt.

Da diese Vitamine bei der Energieproduktion eine Rolle spielen, steigt Ihr Bedarf auch, wenn Sie intensiv Sport treiben oder schwer arbeiten. Verständlicherweise brauchen Sie auch während der Arbeitszeit mehr Vitamine als während der Ferien. Und je weniger Sie schlafen, desto mehr B-Vitamine müssen Sie sich zuführen. Vor allem aber dürfte das Bedürfnis nach allen Vitaminen bei jeder Art von Streß erheblich gesteigert sein. Somit hängt die Menge, die Sie im gegebenen Augenblick nötig haben, vom Schweregrad und auch von der Anzahl der Streßeinwirkungen ab, unter denen Sie stehen.

Ein Mensch kann zum Beispiel beunruhigt sein wegen seiner bevorstehenden Ehescheidung (Streß Nr. 1), er arbeitet viele Stunden unter äußerster Anstrengung (Streß Nr. 2), schläft zu wenig (Streß Nr. 3), nimmt Schilddrüsen- und Benzedrintabletten, um sich aufzumuntern (Streß Nr. 4 und 5), und Schlaftabletten, um sich zu entspannen (Streß Nr. 6), er macht sich Sorgen wegen eines kranken Kindes (Streß Nr. 7), leidet unter einer Erkrankung der Nasennebenhöhlen (Streß Nr. 8). Ist es verwunderlich, daß dieser Mensch ein enormes Vitaminbedürfnis hat? Ich treffe gar nicht selten Menschen, die 15 oder 20 verschiedene Arten von Streß zugleich verarbeiten müssen. Falls Sie einer von diesen sind, gibt es drei Möglichkeiten: Entweder Sie leben von Hefe, Leber, Joghurt, Weizenkeimen und sogar Vitamin-B-Tabletten, oder Sie entschärfen die Streß-Situation, oder Sie müssen damit rechnen, daß Ihre Gesundheit über kurz oder lang ruiniert ist.

Weiterhin übt die tägliche Flüssigkeitsaufnahme wahrscheinlich einen Einfluß auf den Vitaminbedarf aus. Vor Jahren erzeugte Dr. George R. Cowgill von der Yale Universität bei Tieren einen Vitamin-B-Mangel, indem er sie zwang, Wasser zu trinken. Alle alkoholischen Getränke vermehren den Bedarf an B-Vitaminen. Diese Vitamine werden für den Alkoholabbau im Körper gebraucht und dann mit der Flüssigkeit aus dem Körper weggespült.

Vor kurzem – ich bin ehrlich bekümmert, so etwas schreiben zu müssen – haben Forscher an der Universität von Wisconsin verschiedene B-Vitamin-Mängel bei Tieren entstehen lassen, indem sie den Tieren Kaffee zu trinken gaben. Die Tiere blieben gesund, wenn man ihnen nur Koffein ohne Wasser verabreichte. Vermutlich ist es so, daß Koffein, weil es den Herzschlag beschleunigt, die Strömung von Blutplasma durch die Nieren anregt und damit die Ausschwemmung von B-Vitaminen im Urin verstärkt. Bis jetzt hat noch niemand in ähnlicher Weise die Wirkung von Tee studiert, doch möchte ich wetten, daß man zum selben Ergebnis kommen würde. Leute, die viel Kaffee trinken, zeigen, selbst wenn sie sehr gesund essen, fast durchweg Symptome des Vitamin-B-Mangels. Ich bin sogar überzeugt davon, daß übermäßiges Kaffeetrinken ein Grund für das Ergrauen und vielleicht auch für den Haarausfall ist. Es könnte sogar nachteilig sein, viel Wasser zu trinken. Wahrscheinlich ist dieses Problem der Flüssigkeitseinnahme wichtiger, als man bisher annahm.

Im Laufe der Jahre haben mich viele Leute, die geradezu einen Kult aus der Pflege ihrer Gesundheit machten, um meinen Rat gefragt. Vor kurzem erzählte mir eine Frau, daß ihr Frühstück aus einem Vollweizenbrei bestehe, und zwar aus unmittelbar vor dem Verbrauch handgemahlenen Weizenkörnern, dazu nimmt sie Molkenpulver, Knochenmehl, Sonnenblumenkörner, Milchpulver, Hefe, Reisfasern, Sahne und sogenannten Rohzucker. Ihr Mann meinte, es sei, als ob ein Komposthaufen zusammengekehrt würde, und war verständlicherweise mit ihren Ideen, gelinde gesagt, nicht ganz einverstanden. Dabei hatte diese Frau trotz ihrer ausgeklügelten Ernährung deutliche Symptome eines Vitamin-B-Mangels wie übrigens auch andere Verfechter ähnlicher Ansichten. Ich stelle immer wieder fest, daß diese Art von Leuten nicht nur daran glauben, daß man acht Gläser Wasser am Tag trinken sollte, sondern daß sie es auch wirklich tun.

Große Mengen Wasser, Kaffee, Bier, süße Getränke oder sonstige Flüssigkeiten waschen offensichtlich B-Vitamine aus dem Körper heraus. An sehr warmen Tagen, wenn die B-Vitamine durch Schwitzen oder mit den großen Flüssigkeitsmengen, die Sie trinken, verlorengehen, steigt der Bedarf an diesen Vitaminen erheblich.

Ich glaube, daß es nur eine einzige Möglichkeit gibt, bei diesen Vitaminen die Menge zu bestimmen, bei der man sich am wohlsten fühlt. Sie müssen Ihr eigenes Quantum herausfinden. Sie müssen lernen, wie Sie Ihren Vitaminkonsum von Tag zu Tag ändern müssen: abhängig von Ihrem Körperbau, von der Art und Menge Ihrer Nahrungsaufnahme, von Ihrem Energiebedarf bei Arbeit oder Sport, von etwaigen Streßeinwirkungen und schließlich von der Flüssigkeitsmenge, die Sie aufnehmen. Ein Beispiel: Wenn ich im Sommer in den Bergen Ferien mache, esse ich ab und zu Joghurt und nehme nur einen Löffel Hefe pro Tag, meist in einem Glas Obstsaft. Bei leichter Arbeit trinke ich täglich ein oder zwei Gläser »Pep-up«, den ich mit $1/4$ Tasse Hefe zubereite, und esse Joghurt. Wenn ich sehr viel zu tun habe, esse ich einen Becher Joghurt und $1/4$ Pfund frische Leber, oder ich nehme 2 Eßlöffel getrocknete

Leber in einem Glas angereicherter Milch. An Tagen, an denen ich es wirklich schwer habe, esse ich Leber und Joghurt und trinke einen Liter »Pep-up« mit $1/2$ Tasse Hefe.

Einen Tag, an dem ich mich ganz ungewöhnlich wohl und geistig frisch fühlte, erlebte ich ausgerechnet während einer Episode besonders intensiver Anspannung. Man hatte mich gebeten, einen konzentrierten Fortbildungskurs über Ernährungslehre vor Ärzten und Zahnärzten zu halten. Ich mußte von 9 Uhr früh bis 5 Uhr nachmittags Vorträge halten, mit einer Pause von fünf Minuten je Stunde. Man erzählte mir, daß mein Vorgänger am Ende des Tages vor Erschöpfung in Ohnmacht gefallen war. Eines war mir klar: Wenn ich Propaganda für die Ernährungslehre machen wollte, dann mußte ich frisch und munter und im Vollbesitz meiner geistigen Kräfte sein. Ich gestehe, daß ich wirklich Angst hatte. Deswegen nahm ich Obst mit Joghurt, Leber und einen »Pep-up« zum Frühstück. Zum Mittagessen Milch und eine Riesenportion Hummer, letzteren wegen seines Reichtums an Glykogen, das während der Eiweißverdauung langsam Zucker abgibt und somit eine gleichmäßige Energieversorgung gewährleistet. Und ich trank ungefähr $1/4$ Tasse angereicherte Milch in jeder Pause.

Obwohl ich, mit Ausnahme der Mittagspause, den ganzen Tag stehen mußte und ohne Mikrophon sprach, fühlte ich mich nicht eine Sekunde während des ganzen Tages müde, auch nicht am Abend und am nächsten Tag, an dem ich einen Rückschlag befürchtet hatte. Diese Erfahrung überzeugte mich davon, daß man bei einem leidlich gesunden Menschen Müdigkeit gänzlich verhüten kann. Ich glaube, damit haben Sie die beste Kontrolle, ob Ihre Vitamin-B-Versorgung ausreicht: Wenn Sie sich nie müde fühlen, können Sie annehmen, daß Ihre Vitamin-B-Zufuhr richtig ist und Ihre Darmbakterien effektiv arbeiten. Sollten Sie aber zur Unzeit müde werden, liegt Ihre Vitaminversorgung wahrscheinlich im argen.

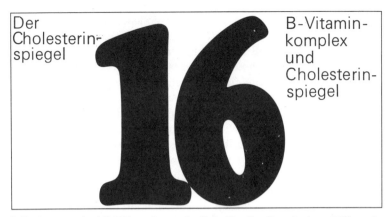

16

Der Cholesterinspiegel

B-Vitaminkomplex und Cholesterinspiegel

Mindestens drei B-Vitamine, nämlich Cholin, Inositol und Vitamin B_6 haben die wichtige Aufgabe, bei der Regulierung des Blutcholesterins mitzuwirken, das stark ansteigt, wenn eines dieser Vitamine in ungenügender Menge vorliegt. Cholesterinablagerungen in den Arterien sind in Amerika geradezu zu einem nationalen Problem geworden, und viele Forscher glauben, daß das die Hauptursache des Herztodes sei. In diesem Sinne problematisch wurde die Cholesterinablagerung aber erst seit dem Jahre 1910, als man nämlich anfing, beim Verarbeitungsprozeß des Getreides die meisten Mineralien und Vitamine maschinell zu entfernen. Seitdem sind diese drei B-Vitamine und Vitamin E fast völlig aus der Nahrung verschwunden und werden auch nicht dem sogenannten »angereicherten« Brot beigegeben.

Wenn die Ernährung vollwertig ist, bleibt das Cholesterin im Blut in kleinste Teilchen verteilt und gelangt ohne Mühe in die Gewebe, wo es verbraucht wird. Fehlen aber gewisse Nährstoffe, klumpt das Cholesterin zu groben Partikeln, die nicht durch die Wände der Arterien passieren können, zusammen, und das Cholesterin im Blut steigt an. Kommt es zu Ablagerungen in den Wänden der Arterien, spricht man von Arteriosklerose. Dabei verengen sich allmählich die Arterien des ganzen Körpers, so daß dem strömenden Blut der Weg verlegt ist. Der Kreislauf ist gestört, oftmals sehr schwer. Sauerstoff und Nahrungsstoffe erreichen die Gewebe unter erschwerten Bedingungen. Dieser Vorgang richtet im Laufe der Zeit immer mehr Schaden in den Geweben an, wobei das Ausmaß dieses Schadens vom Schweregrad der Arteriosklerose und vom Fortbestehen des erhöhten Blutcholesterinspiegels abhängt.

Gegenwärtig leidet fast jeder Amerikaner mehr oder weniger an Arteriosklerose. Autopsien von Kindern, die kein Jahr alt geworden waren, zeigten, daß sich bei diesen schon Cholesterin in ihren kleinen Arterien abgelagert hatte.

Bei Affenkindern, die man mit handelsüblicher Babynahrung, wie sie von Tausenden von Kinderärzten empfohlen wird, fütterte, stellte sich heraus, daß nach Ablauf des ersten Lebensjahres die Arterien total mit Cholesterin verstopft waren. Die wenigen Untersuchungen an Kindern im Wachstumsalter ergaben, daß bei vielen bereits eine Arteriosklerose bestand, wobei eine deutliche Zunahme der Häufigkeit in den letzten Jahren des zweiten Lebensjahrzehnts erkennbar war. Autopsien, die man bei 300 jungen Männern, die in Korea gefallen waren, durchführte – junge Männer in den besten Jahren ihrer physischen Entwicklung – zeigten, daß bei 72 Prozent Cholesterinablagerungen in den Arterien bestanden, und bei manchen fand sich sogar schon eine fortgeschrittene Arteriosklerose. Die Arterien junger Männer, die in Vietnam gefallen waren, boten ein noch schlimmeres Gesamtbild.

Manche Wissenschaftler sind der Ansicht, daß ein Blutcholesterinspiegel von 180 Milligramm pro 100 cm^3 Blut (d. i. etwa $^1/_2$ Tasse) bereits zu hoch und als krankhaft zu bezeichnen sei. Menschen, deren Blutcholesterinspiegel 260 Milligramm pro 100 cm^3 Blut übersteigt, sind bekanntlich von Herzanfällen bedroht. Es ist freilich keineswegs bewiesen, daß Cholesterinablagerungen die unmittelbare Ursache der Attacken sind. Mit Sicherheit aber behindern sie in starkem Maße die Blutzufuhr zum Herzmuskel wie auch zu allen anderen Körperteilen.

Glücklicherweise aber kann durch eine Korrektur der Ernährung das Cholesterin im Blut wieder in mikroskopisch kleine Partikel umstrukturiert werden, die leicht in die Gewebe einzudringen vermögen. Man hat durch Experimente bewiesen, daß bereits abgelagertes Cholesterin wieder mobilisiert werden kann, so daß es in den Blutstrom und schließlich auch in die Gewebe gelangt, wodurch die Arterien wieder frei und durchgängig werden. Manchmal kann man diesen Vorgang direkt beobachten, und zwar an Menschen, bei denen sich Cholesterin in Form gelber Depots um die Augen herum abgelagert hat. Wenn in solchen Fällen die Ernährung verbessert wird, können die Ablagerungen allmählich, oft innerhalb einiger Monate, verschwinden.

Angesichts unserer hohen Sterblichkeitsziffer infolge von Erkrankungen der Herzkranzgefäße wurde die Frage hochaktuell, welchen Einfluß Cholesterin auf die Herzfunktion hat. Viele Untersuchungen bestätigen jedoch immer wieder, daß bei Cholesterinablagerungen in einem Blutgefäß gewöhnlich auch in allen anderen Ablagerungen vorhanden sind. Beispielsweise kam es bei Schwerhörigen zu einer auffallenden Besserung, als ihr zu hoher Blutcholesterinspiegel einige Monate lang auf einem normalen Niveau gehalten wurde. Auch bei der Entstehung von Linsentrübungen und anderen

Sehstörungen soll Cholesterin eine Rolle spielen, indem es die zu den Augen führenden Blutgefäße verengt; auch hier ergab sich eine Besserung des Sehvermögens nach Senkung des Cholesterinspiegels. Man hat festgestellt, daß Raucher mit hohem Blutcholesterinspiegel eher an Lungenkrebs sterben als solche mit niedrigem. Weiterhin ist eine Folge der Cholesterinablagerungen in den Arterien, daß buchstäblich Millionen von Menschen an Muskelkrämpfen in den Beinen leiden, meist nachts, wenn der Blutkreislauf durch die Ruhe gedämpft ist. Häufig ist die Sauerstoffversorgung so stark behindert, daß die Zehen oder der ganze Fuß absterben (sogenanntes Gangrän) und amputiert werden müssen.

Millionen von Menschen, oft solche, die früher sehr intelligent waren, werden verwirrt, vergeßlich und geistesabwesend, ihr Denken wird langsam insbesondere während ihrer späteren Lebensjahre, weil die Cholesterinablagerungen die Sauerstoffzufuhr zum Gehirn erschweren. Bei sehr, sehr vielen Menschen ist die Blutversorgung des Herzmuskels durch verengte Arterien vermindert. Was auch immer die Ursache eines Herzanfalls sein mag, die Senkung des Blutcholesterinspiegels bewirkt eine allmähliche Zunahme der Sauerstoffversorgung und beschleunigt die Besserung.

Obwohl man in Tausenden von Untersuchungen den Einfluß der Ernährung auf das Blutcholesterin erforscht hat, gibt es relativ wenig Arbeiten über die besondere Rolle der B-Vitamine. Immerhin weiß man, daß Tiere unter cholinfreier Diät – Cholin hat bekanntlich eine wichtige Funktion beim Abbau von Cholesterin und gesättigten Fetten – große Mengen von Cholesterin in den Arterienwänden zurückhalten, wodurch ein der menschlichen Arteriosklerose vergleichbarer Zustand entsteht. Diese experimentell erzeugte Arteriosklerose kann entweder durch Cholin oder durch Lecithin[22], das Cholin, Inositol und essentielle Fettsäuren enthält, verhindert oder gebessert werden.

Dr. Lester Morrison[23] vom Landesspital in Los Angeles untersuchte 600 Patienten, die Herzanfälle überstanden hatten. Jeder zweite von ihnen wurde ohne sonstige Medikamente nur mit Cholin behandelt. Ihre Ernährung war in vieler Hinsicht unzureichend. Sie aßen so viel Sahne, Eier, Butter, Leber und andere cholesterinhaltige Nahrungsmittel, wie sie wollten. Dennoch erklärten die Leute nach kurzer Zeit, daß sie sich besser und viel gesünder fühlten, und viele von ihnen fingen wieder an zu arbeiten. Das Cholesterin in ihrem Blut verminderte sich. Sie hatten seltener Herzanfälle, und es starben weniger von ihnen als bei der Kontrollgruppe, die mit den üblichen Medikamenten, wie Phenobarbital, Digitalis und Nitroglyzerin behandelt wurde.

Als Dr. Morisson ähnlichen Gruppen Cholin, Inositol und ein

Leberkonzentrat, das alle B-Vitamine enthielt, verabreichte, waren die Resultate sogar noch besser. Die Patienten gaben an, daß Atemnot und Herzschmerzen nachgelassen hätten und das Interesse an sexueller Betätigung sowie gute Laune und allgemeines Wohlbefinden wiedergekehrt seien. Viele von Ihnen erklärten, daß sie sich im ganzen Leben noch nie so gut gefühlt hätten. Trotz reichlichem Verzehr von Eiern, Leber und Butter nahm das Blutcholesterin ab. Während der Beobachtungszeit, die sich über ein Jahr erstreckte, starb niemand von dieser Gruppe. Dagegen starben 25 Prozent der Kontrollgruppe, die, wie Dr. Morrison es beschreibt, »eine Behandlung durch Vernachlässigung« erhielt.

Bei einer richtig zusammengesetzten Ernährung produziert die Leber jeden Tag eine Reihe wachsähnlicher Substanzen, die man unter dem Sammelbegriff Lecithin zusammenfaßt, wissenschaftlich aber als »Phospholipide« bezeichnet. Lecithin zerkleinert das Cholesterin zu winzigen Partikeln, die leicht in die Gewebe eindringen. Nur wenn zuwenig Lecithin produziert wird, nehmen die Cholesterinteilchen an Größe zu und bleiben im Blut und an den Arterienwänden hängen.

Lecithin besteht aus Fett, Cholin, Inositol und essentiellen ungesättigten Fettsäuren. Es kann nicht ohne Hilfe anderer Enzyme, die Vitamin B_6 und Magnesium enthalten, produziert werden. Liegt einer dieser fünf Nährstoffe nicht in ausreichender Menge vor, kann kein Lecithin gebildet werden und das Blutcholesterin steigt an. Jeder einzelne dieser fünf Stoffe jedoch bewirkt bei separater Verabreichung ein Absinken. Es ist jetzt zwar bekannt, daß pflanzliche Öle als Quellen von Linolsäure nötig sind, um den Blutcholesteringehalt niedrig zu halten, doch die gleichfalls lebenswichtigen Substanzen Cholin, Inositol, Vitamin B_6 und Magnesium läßt man noch größtenteils unbeachtet. Wenn jemand eine in bezug auf diese Stoffe vollwertige Ernährung einhält, kann sein Körper alles Lecithin, das er braucht, herstellen.

Bei Patienten mit einem über lange Zeit erhöhten Blutcholesterinspiegel und Herzanfällen kam es nach Verabreichung von zwei Eßlöffel Lecithin pro Mahlzeit innerhalb von drei Monaten zu einem deutlichen Absinken, obwohl sonst nichts verändert worden war. Bei vielen dieser Patienten hatten die Medikamente, die sie zehn Jahre lang eingenommen hatten, um ihren Cholesteringehalt zu senken, nicht geholfen. In einigen Fällen genügte sogar ein Eßlöffel Lecithin pro Tag, um den Cholesterinspiegel günstig zu beeinflussen. Lecithinkapseln freilich enthalten zuwenig Lecithin und sind daher wertlos. Jeder Arzt weiß, daß eine Arteriosklerose[24] experimentell schon dadurch hervorgerufen werden kann, daß man Tieren reines Cholesterin und eine mangelhafte Nahrung mit vielen gesättigten Fetten gibt. Doch ist er sich über die Hintergründe dieser Beobachtungen gewöhnlich nicht im klaren. Erstens wird übersehen, daß eine derartige Diät auch einen Mangel an Magnesium aufweisen muß, zweitens richtet sich der Bedarf an Cholin nach der Zufuhr gesättigter Fette, daher steigt der Cholinhunger der Tiere gewaltig an, ohne daß die Nahrung ein Mehrangebot an diesem Vitamin zur Verfügung stellt; ohne ein solches ist jedoch die Lecithinproduktion eingeschränkt. Weiterhin wissen viele Ärzte nicht, daß die experimentelle Erzeugung eines hohen Blutcholesterinspiegels durch Verfütterung von Cholesterin und gesättigten Fetten bereits nicht mehr gelingt, wenn auch nur eine kleine Menge Lecithin in der Nahrung enthalten ist. Wenn man hingegen reichlich Lecithin verfüttert, dann kommt es nie zur Arteriosklerose, wieviel Cholesterin und gesättigte Fette man auch geben mag. Weil man noch nicht versteht, wie enorm wichtig Lecithin ist, hat es viel Verwirrung gegeben.

Die medizinische Behandlung der Arteriosklerose ist gleichsam eine Tonleiter von Diäten geworden, beginnend mit dem Verbot von Eiern, Leber, Fett und Cholesterin über solche, bei denen nur pflanzliche Öle[25] als Kalorienspender gestattet sind (die so abscheulich schmecken, daß man sie mit dem Magenschlauch verabreichen muß), bis zu Diäten mit reichlich Leber, Eiern und sogar Cholesterin.

Der verstorbene Dr. Laurance Kinsell gab verschiedenen Gruppen von Leuten mit hohem Blutcholesterin täglich 10 Eier oder 16 Eidotter oder das Fett von 32 Eidottern oder sogar 60 Gramm, etwa 4 Eßlöffel, reines Cholesterin. Kein einziges Mal vermehrte sich dabei das Blutcholesterin, vorausgesetzt, daß alle Nährstoffe, die für die Lecithinproduktion notwendig sind, in der Diät enthalten waren. Dr. Kinsell war auch der Meinung, daß Lecithin an sich Cholesterin sehr vermindere. Nur bei unvollkommener Ernährung können Butterfett, Eier und andere cholesterinhaltige Nahrungsmittel den Blutcholesterinspiegel erhöhen.

Es ist gut, wenn Ärzte ihren Patienten mit zu hohem Blutcholesterinspiegel raten, mehr pflanzliches Öl zu verwenden, hydrierte Fette zu meiden und den Verbrauch von harten tierischen Fetten einzuschränken, indem sie Schweinefleisch und fette Soßen meiden. Viele Ärzte verlangen auch, daß man Rind- oder Hammelfleisch nicht öfter als dreimal pro Woche essen soll. Doch darf man täglich gedämpften oder gebratenen Fisch oder Geflügel essen; Fischöle sind ungesättigt und das Geflügelfett ist nur zum Teil gesättigt. Allerdings kann die Zugabe von Öl zur Nahrung ohne gleichzeitige Erhöhung der Zufuhr von Vitamin E zur Ursache von Herzanfällen werden. Leider geschieht es oft, daß Ärzte ihren Patienten so ausgezeichnete Nahrungsmittel wie Eier, Leber, Nieren, Gehirn, Schalentiere, Sahne, Butter und Milch verbieten. Diese Nahrungsmittel, vor allem aber Leber, versorgen den Körper mit denjenigen Stoffen, die er braucht, um den Cholesteringehalt niedrig zu halten. Im übrigen wird bei cholesterinfreier Diät im Körper viel schneller Cholesterin produziert als dann, wenn es in der Nahrung, sogar in reichlichen Mengen, enthalten ist.

Obgleich in Nahrungsmitteln pflanzlichen Ursprungs kein Cholesterin vorkommt, sind viele Pflanzenfette entweder von Natur aus oder durch Hydrierung stärker gesättigt als harte tierische Fette. Diese gesättigten Pflanzenfette vermehren den Blutcholesteringehalt, weil sie den Bedarf an Cholin vergrößern. Kokosöl, das bei der Herstellung von sogenannter »angereicherter« Milch, künstlicher Milch und künstlicher, süßer oder saurer Sahne, sei es in Pulverform oder flüssig, Verwendung findet, ist die Fettsorte, die den größten Schaden verursacht. Auch Palmöl ist ein gesättigtes Fett. Harte Fette jeder Art vermehren immer den Blutcholesteringehalt, flüssige Fette, wie z. B. Fischöle dagegen nicht. Sogar das Fett, das im Körper aus nicht benötigten Kalorien gebildet wird, ist ein gesättigtes Fett, kann somit den Bedarf nach Cholin vergrößern und die Ursache für ein Ansteigen des Blutcholesterinspiegels sein. Die meisten Leute mit lange bestehendem Übergewicht leiden an Arteriosklerose.

In der Schweiz, in Finnland und in Dänemark, wo man sehr viel Molkereiprodukte konsumiert, sterben relativ wenig Menschen an Herzkrankheiten. Man hat festgestellt, daß verschiedene Stämme in Kenya, die von Viehzucht und Molkereiprodukten leben und auch bis zwölf Liter Vollmilch pro Tag trinken, auffallend niedrige Blutcholesterinwerte aufweisen; 60 Prozent des Fettkonsums dieser Menschen bestehen aus Butterfett. Ihre Kost ist vollwertig in bezug auf eben jene Nährstoffe, aus denen Lecithin hergestellt wird. Der verstorbene Dr. Francis M. Pottenger jr., damals Professor der Medizin an der Universität von Südkalifornien, erzählte mir, daß es in seinem Sanatorium für Tuberkulose keine Patienten mit hohem Blutcholesteringehalt gab, obwohl sie große Mengen Eier, Leber, Butter und Vollmilch erhielten. Ihre Ernährung war eben vollwertig.

So wie ich es sehe, kann man erwarten, daß die Cholesterinablagerungen und die Probleme, die sie mit sich bringen, jedes Jahr schlimmer werden. So versuchen z. B. viele Leute, ihr Übergewicht zu reduzieren, indem sie eine Mahlzeit überschlagen. Der Körper verbraucht aber bei seiner kontinuierlichen Verdauungsarbeit nur relativ wenig von der Nahrung und kann sie schlecht verarbeiten, wenn die gesamte Tagesmenge auf einmal geliefert wird. Bei Menschen und auch bei Tieren schnellt der Blutcholesterinspiegel hinauf, wenn täglich nur eine oder zwei Mahlzeiten eingehalten werden, und sinkt bei der Einnahme häufiger kleiner Mahlzeiten ab. Außerdem sind eine Reihe neuer Nahrungsmittel auf dem Markt erschienen, die Kokosöl enthalten; auf dem Etikett jedoch steht, daß das Produkt nur Pflanzenfett enthält. Kokosbutter ist ein hochgesättigtes Fett, das den Blutcholesterinspiegel genau so schnell in die Höhe treibt wie die meisten tierischen Fette.

Leider empfehlen sogar Kinderärzte, wenn sie nichts von Ernährungslehre verstehen, Säuglingsnährmittel, die Kokosöl enthalten. Andere geben Kindern Magermilch, in der die Linolsäure, die für die Herstellung von Lecithin notwendig ist, vollständig fehlt.

Auch wenn der Blutcholesterinspiegel sogar für längere Zeit auf 180 Milligramm oder darunter bleibt, ist noch keine Garantie dafür gegeben, daß alle Cholesterinablagerungen, die sich vielleicht während eines halben Jahrhunderts angehäuft haben, schon verschwunden sind. Es kann sehr lange dauern, bis abgelagertes Cholesterin abgebaut ist. Deswegen sollte eine gute, cholesterinvermindernde Ernährung über Jahre hinaus eingehalten werden.

Hier haben wir also wieder einen Fall, bei dem die Bearbeitung der Nahrungsmittel, hauptsächlich das Raffinieren des Getreides, der Gesundheit unseres ganzen Volkes geschadet hat. Als in Dänemark während des ersten Weltkrieges und in England während des zweiten Weltkrieges die Bevölkerung mehr B-Vitamine erhielt, weil in allen Getreidearten die Keime mit vermahlen wurden, besserte sich die Volksgesundheit in mannigfacher Hinsicht, und die Todesfälle durch Herzerkrankungen nahmen deutlich ab.

Wie lange werden wir es noch zulassen, daß die Habsucht von wenigen zum Verhängnis für die Gesundheit von vielen wird?

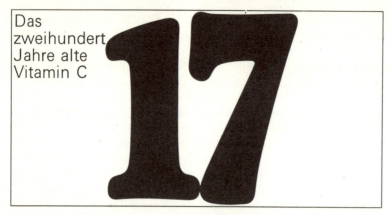

Das zweihundert Jahre alte Vitamin C

17

Das Wort »Vitamin« wurde erst in diesem Jahrhundert geprägt, doch kannte man Vitamin C schon seit mehr als 200 Jahren. Die Mangelkrankheit Skorbut hat eine wichtige Rolle in der Geschichte gespielt. Im Jahre 1754 schrieb James Lind eine Abhandlung über Skorbut und empfahl Zitronensaft, um diese Krankheit zu verhüten oder zu heilen.

Obgleich wir in einem Lande des Überflusses leben und unser Bedarf an diesem Vitamin keineswegs eine Neuigkeit ist, haben statistische Erhebungen ergeben, daß dreiviertel unserer Bevölkerung weniger als die vom Nationalen Forschungsrat empfohlene minimale Tagesmenge zu sich nimmt.

Alle frischen Früchte enthalten Vitamin C oder Ascorbinsäure. Die reichsten und besten Quellen sind Zitrusfrüchte, Guajavabirnen, reife Paprika und Pfefferschoten, ebenso die Früchte der wilden Rose, die man Hagebutten nennt, und Sanddorn. Während des zweiten Weltkrieges stellten die Engländer Vitamin C aus Hagebutten her, und da sie gleichzeitig Vitamin B aus Hopfen gewannen, entstand das hübsche Witzwort, England habe dank »Hips and Hops« (Hagebutten und Hopfen) seine bewunderungswürdige Kraft bewahrt. Weitere bewährte Vitamin-C-Spender sind Tomatensaft, Kohl und frische Erdbeeren. Früher erkrankten die Leute immer an Skorbut, wenn es keine frischen Früchte gab.

Vitamin C hilft dem Körper beim Aufbau und Unterhalt einer mörtelartigen Masse, die man Collagen (Knorpelleim) nennt. Diese Collagene halten alle Zellen des Körpers zusammen. Bei der Herstellung des Collagens wird etwa ein Drittel aller Körperproteine verbraucht. Collagen dient ungefähr dem gleichen Zweck wie Mörtel bei einem Ziegelbau, mit dem Unterschied, daß die Masse in einem gesunden Körper ein steifes Gelee, ähnlich wie Knorpel oder zähe Gelatine, ist. So ruht gleichsam jede Zelle des Körpers in einem beschützenden Bett aus Gelatine.

Die Stützsubstanz ist besonders reichlich vertreten in Knorpelgeweben, Sehnen, Gefäßwänden, der Knochengrundsubstanz und in wachsenden Zähnen. Sie verleiht diesen Strukturen ihre Festigkeit und Elastizität. Neben Vitamin C, das für den Aufbau dieser zähen Gelatine unentbehrlich ist, muß aber auch genügend Kalzium[26] vorhanden sein, bevor das »Gelee« erstarren kann. Kalzium ist jedoch in der Stützsubstanz selbst nicht enthalten. Es hat lediglich eine festigende Wirkung, ähnlich derjenigen des Pektins. Pektin hat in der Pflanzenwelt die gleiche Aufgabe wie das Collagen im tierischen und menschlichen Körper. Beide benötigen Vitamin C zu ihrem Aufbau und sind ohne Kalzium nicht funktionsfähig.

Diese Zwischensubstanz spielt eine viel wichtigere Rolle, als man bisher glaubte. Die Zellwände bestehen nur aus wenigen Lagen von Molekülen. Fast jeder schädliche Eindringling kann sie durchbrechen, seien es nun Viren, Gifte, Toxine, gefährliche Chemikalien, Allergie erzeugende Substanzen oder andere Fremdstoffe, die häufig in den Körper gelangen. Eine widerstandsfähige Kittsubstanz kann jedoch nicht so leicht durchbrochen werden. Auf diese Weise haben die Zellen selbst einen gewissen Schutz. Wird jedoch bei einem Mangel an Vitamin C und Kalzium die Stützsubstanz gleichsam morsch, öffnen sich die schützenden Tore weit und die Eindringlinge haben freie Bahn.

Die Wände der Blutgefäße müssen in der Lage sein, sich auszudehnen und zusammenzuziehen, je nachdem wieviel Blut in jedem Augenblick an diesen oder jenen Ort transportiert werden muß. Deswegen sind Elastizität und Widerstandsfähigkeit dieser Gewebe von entscheidender Wichtigkeit. Normale Blutgefäße sind erstaunlich elastisch, etwa so wie Gummibänder. Bei Vitamin-C-Mangel jedoch kommt es zu Verfallserscheinungen der Gefäßwände, wobei die kleineren Blutgefäße, die aus einzelnen Zellen und kleinen Mengen von Stützsubstanz bestehen, am stärksten gefährdet sind. Deswegen werden bei einem Mangelzustand die Wände der Haargefäße (Kapillaren) am schnellsten brüchig, und es kommt zu Hämatomen (Blutansammlungen im Gewebe). Solche kleinen Blutungen entstehen zuerst in den Darmwänden, im Knochenmark und in den Gelenken, wo sie manchmal »rheumatische« Schmerzen verursachen. Wenn die kleinen Hautgefäße brüchig werden, entstehen durch die Verfärbung des ausgetretenen Blutes blaue Flecken. Häufiges Erscheinen solcher blauer Flecken ohne entsprechende heftige Verletzung ist ein untrügliches Zeichen für Schwäche und Elastizitätsverlust im Bereich dieser kleinen Hautgefäße. Oft ist dies der erste Hinweis auf einen Vitamin-C-Mangel, besonders bei Frauen und Kindern.

Bei Männern dürfte das erste Symptom die »rosa Zahnbürste« sein, da sie infolge ihrer härteren Muskulatur nicht im gleichen Maße zu blauen Flecken neigen. Blaue Flecken und blutendes Zahnfleisch sind beides ernste Warnsignale. Fügt man nämlich jetzt der Kost genügend Vitamin C zu, erholen sich die Gefäßwände innerhalb von 24 Stunden.

Schon ein geringfügiger Vitamin-C-Mangel bewirkt tiefgreifende Schäden an den wachsenden Zähnen; bei Kindern wird das Zahnwachstum verlangsamt oder sogar zeitweilig völlig unterbrochen. Das während eines Vitamin-C-Mangels gebildete Zahnbein ist porös und weich, so daß kariöse Prozesse nach Durchdringen des Zahnschmelzes wenig Widerstand finden. Ferner kommt es häufig zu Zahnfleischinfektionen und zum Absterben und Verlust der Zähne. Versuche mit radioaktiv markierten Mineralien haben gezeigt, daß bei einem unter Vitamin-C-Mangel stehendem Kind die Verabreichung des Vitamins innerhalb weniger Stunden die normale Zahnbeinproduktion wieder in Gang brachte.

Ebenso wird bei Vitamin-C-Mangel die Knochengrundsubstanz angegriffen. Es kommt zu Entmineralisierung, die Knochen werden dünn und brüchig und verlieren Haltbarkeit und Elastizität; die Folge davon sind häufige Knochenbrüche. Kalzium und Phosphor, die Ausgangsstoffe für die knochenbildenden Mineralien, können, selbst wenn sie reichlich zur Verfügung stehen, nicht in die Knochen eingehen, weil das Collagen der Knochengrundsubstanz zu schwach ist, um sie festzuhalten.

Wenn bei einem Vitamin-C-Mangel das Vitamin einer vollwertigen Nahrung großzügig zugefügt wird, kann es zu geradezu dramatischen Veränderungen in den Knochen kommen, und zwar sowohl im Kindesalter wie beim Erwachsenen. Innerhalb von 24 Stunden bildet sich neue Knochengrundsubstanz, und wenn genügend Mineralien zur Verfügung stehen, werden sie unverzüglich eingelagert. Die Knochensubstanz unterliegt also einem ständigen Wechsel. Ein Vitamin-C-Mangel während des Winters, das von einem reichlichen Angebot aus Sommerfrüchten und -gemüsen abgelöst wird, bewirkt wechselweise ein Weicherwerden und Wiedererstarken der Knochen, so daß diese jeweils entweder leichter brechen oder bei Bruchgefahr besser standhalten.

In einem gesunden Mund schließt sich das Zahnfleisch dicht an die Zahnhälse an und blutet auch dann nicht, wenn man es mit einer harten Bürste kräftig reinigt. Bei Vitamin-C-Mangel schwillt das Zahnfleisch an, wird schwammig und blutet leicht. Es sind immer Bakterien anwesend, die von den toten Zellen des Zahnfleisches leben, so daß es häufig zu Infektionen von Zahnfleischtaschen (Alveolarpyorrhoe) kommt. Wenn man diese Zahnfleischtaschen reinigt und gleichzeitig eine vollwertige Nahrung verabreicht, gehen

Schmerzen und Entzündungen oft schon in wenigen Tagen deutlich zurück. Auch ein Mangel an Vitamin A oder Niazin kann die Anfälligkeit gegenüber Zahnfleischinfektionen herbeiführen. Bei Parodontose kommt es jedoch nicht nur zu häufigen Blutungen und Infektionen am Zahnfleisch, sondern auch der knöcherne Halteapparat der Zähne gerät in Verfall, so daß diese sich lockern. Erzeugt man bei Meerschweinchen (die man für Experimente verwendet, da die meisten anderen Tierarten selbst Vitamin C erzeugen können) nur einen leichten Vitamin-C-Mangel, entwickelt sich bei ihnen innerhalb von neun Monaten (eine Zeit, die 40 Lebensjahren eines Menschen entspricht) ein Zustand, der der Parodontose auffallend ähnlich ist. Es gilt als wahrscheinlich, daß ein geringer, aber über Jahre bestehender Vitamin-C-Mangel eine ausschlaggebende Rolle bei der Entstehung der Parodontose spielt.

Schlecht ernährte Kinder und Heranwachsende haben oft eine typische Parodontose. Falls die Infektion noch nicht allzu weit fortgeschritten ist, kann eine vollwertige Ernährung mit reichlich Vitamin C die Gesundheit der Zähne wiederherstellen.

Das Narbengewebe, das sich bei heilenden Wunden bildet, ist ein sogenanntes collagenes Bindegewebe, dessen Haltbarkeit vom Angebot an Vitamin C und Kalzium abhängt. Während des ersten Weltkrieges beobachtete man, daß die Wundheilung verzögert oder überhaupt nicht in Gang kam, wenn frische Früchte fehlten. Experimente haben bewiesen, daß die Dauer der Heilung und die Stärke der Narbengewebe in einem direkten Verhältnis zu der Einnahme von Vitamin C stehen. Bei Patienten mit Vitamin-C-Mangel heilen die Operationswunden nicht nur besonders langsam, sondern neigen auch dazu, sich immer wieder zu öffnen. Werden solchen Patienten täglich 4000 Milligramm Vitamin C oder mehr verabreicht, heilen die Wunden oft erstaunlich schnell. In vielen medizinischen Zeitschriften wird den Ärzten nahegelegt, vor und nach Operationen große Mengen dieses Vitamins zu geben.

Vitamin C ist besonders wichtig bei der Heilung gebrochener Knochen. Da die Bildung der Knochengrundsubstanz bei Vitamin-C-Mangel gestört ist, können die Bruchfragmente sich nicht zusammenfügen. Gestörte Knochenheilung dieser Art findet man oft bei älteren Leuten, deren Kost einen notorischen Mangel an vielen Nährstoffen hat. Knochen können in jedem Alter leicht heilen, vorausgesetzt, daß die Ernährung vollwertig ist und normal absorbiert wird. Proteine, Kalzium, Vitamin D und andere Nährstoffe sind jedoch ebenso wichtig wie große Mengen Vitamin C.

Man weiß zwar noch nicht viel darüber, aber es hat den Anschein, als spiele Vitamin C auch bei der normalen Sehfunktion eine Rolle. Bei gesunden Augen ist dieses Vitamin in der Linse konzentriert, bei Kranken mit gewissen Formen von Linsentrübung dagegen findet es sich nicht oder nur in geringen Mengen.

Im Experiment hat man nach Drosselung der Vitamin-C-Aufnahme Linsentrübungen entstehen sehen. Andererseits kommt es bei Infektionen und Entzündungen am Auge nach Behandlung mit Vitamin C in großen Dosen zu deutlichen Besserungen.

Vitamin C kann nicht im Körper gespeichert werden. Doch es sieht so aus, als ob die Gewebe sich damit so wie ein Schwamm mit Wasser gleichsam vollsaugen können. Der Sättigungsgrad, bei dem jede Zelle von diesem Vitamin so viel enthält, wie sie verbrauchen kann, dürfte als optimal für die Gesunderhaltung gelten. Sobald die Zellen gesättigt sind, wird überschüssiges Vitamin C im Urin ausgeschieden. Es ist nicht schwer zu messen, wieviel Vitamin C in der Nahrung, im Blut oder im Urin enthalten ist. Die Gewebe von anscheinend gesunden Menschen, deren Kost nicht vollwertig ist, können bis zu 4000 Milligramm dieses Vitamins aufsaugen, bevor etwas davon ausgeschieden wird. Diese Menge entspricht 40 Gläsern Saft aus frischen Zitrusfrüchten. Nach der Absättigung der Zellen ergibt die Differenz zwischen aufgenommener und ausgeschiedener Vitaminmenge den Tagesbedarf; eine Methode, mit der man bei verschiedenen Versuchspersonen und unter verschiedenen Bedingungen den Bedarf an Vitamin C studiert hat.

Ein wirklich gesunder Erwachsener benötigt als Skorbut verhütende Dosis täglich ungefähr 50 Milligramm Vitamin C, vorausgesetzt, daß seine Gewebe mit dem Vitamin ausreichend gesättigt sind. Der Nationale Forschungsrat gibt 60 bis 80 Milligramm als minimales Quantum an; eine Menge, die in einem Glas frischen Orangen- oder Grapefruitsaft enthalten ist. Mit zunehmendem Alter scheint sich die Skorbut verhütende Dosis zu erhöhen, wahrscheinlich, weil die Absorption gestört ist und ein Teil der Vitaminmenge infolge unzureichender Magensäureproduktion schon im Darm abgebaut wird.

Eine besonders ausgeprägte Neigung zu Vitamin-C-Mangel besteht, wie aus Untersuchungen ersichtlich ist, bei alten Menschen. Dr. Walter H. Eddy von der Columbia-Universität hat schon vor Jahren darauf hingewiesen, daß viele Zeichen, die wir als Alterserscheinungen ansehen, in Wirklichkeit Skorbutsymptome sind: Runzeln oder verminderte Elastizität der Haut, das Lockerwerden der Zähne und Brüchigkeit der Knochen. Wenn man jung bleiben will, sollte man also ernstlich bemüht sein, den Bedarf an Ascorbinsäure ausreichend zu decken.

Alle Pflanzen bilden Vitamin C mit Hilfe von Enzymen, und zwar unter einem Verhältnis von Wärme und Feuchtigkeit, das für das Wachstum der Pflanze am günstigsten ist. Leider können Enzyme auch das Gegenteil tun: Sie können das, was sie hergestellt haben, leicht wieder zerstören. Wenn man Nahrungsmittel geerntet hat, kann es sehr schnell zur Vernichtung des Vitamins kommen, und zwar wiederum unter den für die wachsende Pflanze optimalen Bedingungen, zum Beispiel bei warmem Wetter auf einem Markt oder in einem warmen Zimmer. Ferner zerstören die Enzyme dieses Vitamin durch Sauerstoffvermittlung. Wenn also ein Gemüse geschält oder zerhackt wird, geht Vitamin C durch die Verbindung mit dem Luftsauerstoff sehr schnell zugrunde. Bei Kälte stellen die Enzyme ihre Aktivität ein, durch Hitze von ungefähr 60°C werden sie vernichtet. Da dieses Vitamin in Wasser löslich ist, geht ein Teil oder alles verloren, wenn die Nahrung lange gewaschen, eingeweicht oder gekocht wird. Die Durchschnittshausfrau, die nichts von Ernährungslehre versteht, vernichtet auf diese Weise das Vitamin C schon, bevor man das Essen verzehren kann. – Für den praktischen Gebrauch sind die besten Quellen dieses Vitamins Zitrusfrüchte und deren Säfte. Ein gewöhnliches Glas mit frischem Orangensaft (ungefähr 200 cm³ enthält 130 Milligramm Vitamin C. Grapefruitsaft, Zitronensaft und Orangensaft aus der Büchse enthalten etwa 100 Milligramm. Tiefgefrorener Orangensaft kann ebenso viel von diesem Vitamin enthalten wie frischer Orangensaft oder auch fast gar nichts. Dies hängt ab von der Orangensorte, von der Herstellungsart und von der Dauer der Lagerung. Oft macht man Saft aus Resten, die wenig Vitamin C enthalten.

Im allgemeinen haben süße Orangen, zu denen man keinen Zucker hinzufügen muß, den höchsten Vitamin-C-Gehalt. Andere Fruchtsäfte dagegen wie Apfel-, Ananas- oder Traubensaft sind keine guten Vitamin-C-Spender, mögen sie nun aus Büchsen kommen, tiefgefroren oder sogar frisch sein. Schwarzer Johannisbeersaft ist jedoch sehr wertvoll. Ein Glas Tomatensaft kann 30 Milligramm Vitamin C oder gar nichts enthalten. Eine reife Paprika- oder Pfefferschote oder eine kalifornische Dattelpflaume enthält oft 300 Milligramm Vitamin C, eine halbe Tasse Guajava sogar bis zu 1000 Milligramm. Frische oder Büchsentomaten, alle grünen Salate, frische Erdbeeren und rohe Kohlsorten geben 30 bis 50 Milligramm pro Portion. Grüne Gemüse wie Spinat, Endivien und Broccoli könnten gute Quellen sein, doch 50 bis 90 Prozent Vitamin C geht oft im Kochwasser verloren. Äpfel, Bananen, grüner Salat, Kartoffeln und Erbsen liefern nur 20 bis 30 Milligramm pro Portion, doch sind es gute Quellen, weil man viel davon ißt. Nahrungsmittel wie Butter, Käse, Eier, alle Brotsorten und getrocknete Bohnen enthalten keine Ascorbinsäure, ebensowenig Milch und gekochtes Fleisch, ausgenommen Leber.

Das Klima, die Bodenbeschaffenheit, der Reifegrad, die Lagerung, Temperaturen und Behandlungsmethoden, Kochen, Konservieren oder Einfrieren, all das beeinflußt den Vitamin-C-Gehalt der Nahrung. Beim Tiefgefrieren von Nahrungsmitteln wird wenig Vitamin C vernichtet, nach dem Auftauen aber bis zu 90 Prozent innerhalb einer Stunde. Viel Vitamin C geht verloren, wenn die Nahrungsmittel bei Zimmertemperatur aufbewahrt werden, oder wenn man z. B. Gemüse längere Zeit einweicht oder kocht und dann das Wasser abgießt.

Die zuverlässigsten Quellen für Vitamin C sind Zitrusfrüchte. Täglich sollte jedes Kind und jeder Erwachsene eine oder mehrere Grapefruits oder Orangen essen und ein Glas mit ungesiebtem Saft davon trinken. Es wäre klug, bei jedem Mittag- oder Abendessen einen frischen Salat zu servieren und auch öfters auf der Speisekarte eine Vorspeise aus frischem Obst zu haben. Obwohl heutzutage das ganze Jahr über zahlreiche tiefgefrorene Produkte zur Verfügung stehen, sind immer noch Vitamin-C-Mangelzustände im Sommer und Herbst, wenn es frisches Obst gibt, seltener als im Winter und Frühling. Der Vitamin-C-Mangel ist bei armen Leuten aller Altersgruppen und bei alten Menschen aller sozialer Schichten am stärksten verbreitet. Kauft man Nahrungsmittel mit Überlegung ein und bereitet man Mahlzeiten sorgfältig geplant zu, kann man sich reichlich Vitamin C sogar bei geringem Einkommen beschaffen.

Eine Gruppe Substanzen, die man Bioflavonoide (oder auch »Vitamin P«) nennt, findet sich im Fruchtfleisch, vorwiegend im weißen Teil der Schale, nicht aber im Saft von Zitrusfrüchten. Experimente lassen die Annahme zu, daß diese Bioflavonoide den Bedarf an Vitamin C herabsetzen und gleichzeitig dessen Wirksamkeit steigern, d. h. sie erhöhen die Widerstandsfähigkeit der Kapillarwände, wirken entzündungshemmend und vermindern das Austreten von Blutzellen und Blutplasma in die Gewebe. Bei Sportlern beschleunigen die Bioflavonoide die Heilung von Muskelzerrungen, Hautabschürfungen und Gelenkverletzungen. Manche Forscher glauben jedoch, daß nicht die Bioflavonoide selbst die Ursache dieser Heilwirkungen sind, sondern ein bisher unbekannter, aber mit ihnen in Verbindung stehender Wirkstoff. Bis man mehr davon weiß, erscheint es mir klug, diese Bioflavonoide in die Ernährung einzubeziehen.

Weil die Veränderungen, die sich beim Zerfall der collagenen Substanz abspielen, so gefährlich sind, dabei aber wenig auffällig und im Verborgenen ablaufen können, sollten blaue Flecken immer als Gefahrensignal betrachtet werden, das dazu ermahnt, schleunigst die Vitamin-C-Zufuhr zu erhöhen.

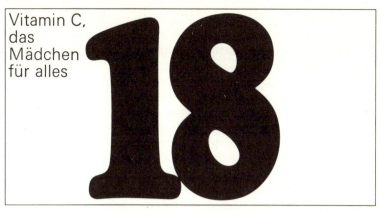

Vitamin C, das Mädchen für alles

18

Man weiß zwar bereits seit Jahrhunderten, daß ein schon dem Tode naher Skorbutkranker auf überraschende und dramatische Weise genesen kann, wenn man ihm frisches Obst oder Gemüse gibt; daß aber Vitamin C auch noch andere überraschende und ebenso dramatische Heilungen zuwege bringt, ist erst kürzlich entdeckt worden. Viele der Untersuchungen, die das bezeugen, sind noch nicht publiziert.
Abgesehen davon, daß dieses Vitamin beim Aufbau der collagenen Zwischenzellsubstanz mitwirkt, ist es offenbar eine Art »Mädchen für alles« und mischt überall mit. Falls giftige Substanzen in den Körper eindringen, entgiftet Vitamin C diese Stoffe und macht sie unschädlich. Anscheinend verbindet sich Vitamin C mit der toxischen Substanz, und beide zusammen werden im Urin ausgeschieden. Diese Kombination nennt man jetzt »Ascorbigen«.
Man weiß schon lange, daß bei Infektionen und Krankheiten Vitamin C aus Blut und Urin verschwindet, ein Mensch um so seltener krank und um so schneller wieder gesund ist, je mehr Vitamin C er zu sich nimmt, und man während einer Krankheit 20- bis 40mal mehr Vitamin C geben muß als sonst, um die Gewebe damit zu sättigen. Weiterhin sind die Antikörper nicht in der Lage, Bakterien unschädlich zu machen, wenn nicht genügend Vitamin C zur Verfügung steht. Den Antikörpern muß durch eine ergänzende Substanz gleichsam »geholfen« werden, und diese fehlt, wenn kein Vitamin C verfügbar ist. Vitamin C scheint sowohl bei Krankheiten, die durch Viren oder Bakterien hervorgerufen werden, wie auch bei nichtinfektiösen wie Gicht, Gelenkrheumatismus und Magen- bzw. Zwölffingerdarmgeschwüren gleichermaßen wirksam zu sein. Man hat unzählige Infektionen und sonstige Krankheiten studiert, angefangen bei der banalen Erkältung über Lungenentzündung, Hirnhautentzündung, fieberhaften Gelenkrheumatismus bis zur Tuberkulose und Diphtherie, ferner Infektionen der Vorsteherdrüse, der

Ohren, Augen, Nebenhöhlen und Mandeln, schließlich auch die typischen Kinderkrankheiten und viele andere: Immer ist offensichtlich Vitamin C der barmherzige Samariter, der in der Lage ist, Schmerzen zu lindern.
Es hat sich herausgestellt, daß Vitamin C Vergiftungen durch Chemikalien verhindern oder heilen kann. Es ist wertvoll bei Vergiftungserscheinungen durch Blei, Brom, Arsenik, Benzin und vielen anderen Substanzen, mit denen der Körper in Berührung kommt, was hauptsächlich bei Industriearbeitern der Fall ist.
Aus Experimenten ergibt sich ferner, daß Vitamin C Allergiestoffe vernichten hilft. In ausreichender Dosis gegeben, entgiftet es die Allergie erzeugenden Substanzen, die in das Blut gelangen, und zwar sowohl Pollen-, Hausstaub, Hautschuppen und auch Nahrungsmittel.
Auch bei der Behandlung verschiedener Allergien, ob es sich nun um einen allergisch bedingten Schnupfen, um echtes Heufieber, Asthma, Ekzem oder Nesselfieber handelt, ist Vitamin C nützlich. Bei Verwendung großer Mengen von Vitamin C sieht man oft überraschende Besserungen. Sogar bei Vergiftungen durch Gifteiche und Giftefeu, bei Schlangenbissen und Stichen der »Schwarzen Witwe« (Spinne), schließlich auch bei Kohlenmonoxydvergiftungen hat man mit großen Mengen Vitamin C Heilungen erzielt.
Jede fremde Substanz, die in das Blut eindringt, wirkt mehr oder weniger toxisch. Durch Vitamin C kann man den Schaden verhüten, das Vitamin selbst wird jedoch bei diesem Prozeß zerstört. Jedes Medikament vernichtet Vitamin C im Körper. Ist das Arzneimittel lebensrettend, muß die Zerstörung des Vitamins in Kauf genommen werden. Nimmt man aber willkürlich und ohne ärztliche Verordnung ein Medikament ein, ist dieses möglicherweise ebenso unnötig wie der Vitaminverlust. Es hat sich gezeigt, daß eine einzige Tablette von verschiedenen vielgebrauchten und als unschädlich angesehenen Medikamenten Vitamin C über drei Wochen nach der Einnahme oder sogar noch länger im Körper zerstören kann. Ein Leitartikel[27] im »Journal of the American Medical Association« beschäftigte sich mit der Frage: »Ist Aspirin ein gefährliches Medikament?« Dieser Artikel wies darauf hin, daß Aspirin, häufig die Ursache für innere Blutungen, gefährlich sein kann, es sei denn, die Nahrung enthält genügend Vitamin C.
Bei der Energieerzeugung scheint dieses Vitamin keine Rolle zu spielen, und doch wirkt es mit, Müdigkeit zu verhüten. Man gab einer Gruppe Soldaten Vitamin C bis zur Sättigung der Gewebe. Die Leistungen dieser Gruppe wurden mit denjenigen einer anderen Gruppe, die kein Vitamin bekommen hatte, verglichen. Nach dem Manöver, in dem sie eine schwere Ausrüstung tragen, viele

Kilometer laufen und Berge besteigen mußten, zeigten die Soldaten, die Vitamin C bekommen hatten, nur geringe Ermüdung, erholten sich bald und hatten keine Beinkrämpfe. Dagegen litten die anderen sehr unter Krämpfen und Müdigkeit, und es dauerte viele Tage, bis sie sich wieder erholt hatten. Die schädliche »Asche«, die übrigbleibt, wenn Fette unvollständig verbrannt werden und sich auch bei niedrigem Blutzucker als sogenannte Azetonkörper in den Geweben anhäuft, ist eine der häufigsten Ursachen der Müdigkeit. Diese Azetonkörper werden durch Vitamin C entgiftet.

Diese wahrhaft universelle Wirksamkeit von Vitamin C beruht wahrscheinlich darauf, daß es von schädlichen Stoffen aller Art zerstört wird. Für einen Ernährungsberater wird die Situation in bezug auf Vitamin C immer komplizierter. Heute läuft niemand mehr Gefahr, an Skorbut zu erkranken, doch fast jeder Mensch hat irgendwelche Beschwerden, von denen man weiß, daß Vitamin C sie beheben kann. Will er gute Arbeit leisten, muß der Ernährungsspezialist sich offenbar mit der Tatsache abfinden, daß die Leute ihn für einen sonderbaren Kauz halten, der nur Leber, Hefe, Orangensaft und Vitamin-C-Tabletten im Kopfe hat. Aber es sind eben immer wieder die gleichen, für alle Menschen lebenswichtigen 40 Nährstoffe.

Wieviel Vitamin C notwendig ist, um eine Fremdsubstanz zu entgiften, hängt davon ab, wieviel von dieser Substanz in den Körper eingedrungen ist.

Um bei gesunden Personen Schäden zu verhüten, werden relativ kleine Mengen Vitamin C gebraucht, besonders wenn genügend Kalzium absorbiert wird. Doch kann es vorkommen, daß viele toxisch wirkende Substanzen gleichzeitig in den Körper eindringen. Ein Mensch z. B., der an einer Allergie leidet und zudem als Industriearbeiter ständig giftigen Chemikalien ausgesetzt ist, erkrankt an einer schweren Infektion, derentwegen er nichts essen kann, aber eine Reihe von Medikamenten schlucken muß. Dieser Mensch muß in solch einer Situation einen geradezu enormen Bedarf an Vitamin C haben. Zum Glück sind selbst große Dosen dieses Vitamins wahrscheinlich nicht schädlich. Jeder Überschuß, der nicht benötigt wird, geht mit dem Urin ab. Die höchsten, bisher bekannten Dosierungen dieses Vitamins hat meines Wissens Dr. Fred Klenner[28], Direktor des Memorial Hospital in Reidsville, N. C., intravenös bei Patienten, die zu krank waren, um schlucken zu können, gewagt.

Vor einigen Jahren hatte ich das Glück, Dr. Klenner besuchen zu können und seine Vorlesungen zu hören. Er zeigte Krankengeschichten und Fieberkurven und berichtete über zahlreiche Fälle von Hirnhautentzündung, Gehirnentzündung, Lungenentzündungen durch Virusinfektionen und schweren Komplikationen nach Scharlach und anderen Krankheiten, die er mit großen Mengen von Vitamin C behandelt hatte. Viele Patienten waren schon aufgegeben worden, andere hatten ohne Erfolg Antibiotika in hohen Dosen erhalten. Die meisten Patienten hatten Temperaturen um 40°C.

Einige Minuten nachdem man das Vitamin injiziert hatte, fiel das Fieber und die Temperatur erreichte oft innerhalb weniger Stunden das normale Niveau. Gewöhnlich aß der Patient bereits die nächste Mahlzeit mit Appetit und konnte in zwei bis drei Tagen aus dem Krankenhaus entlassen werden. Wieviel Vitamin C gegeben wurde, hing von der Schwere der Krankheit ab. Meistens fing man mit 2000 bis 6000 Milligramm an (2 bis 6 Gramm) und gab vier bis acht Stunden später eine zweite und dritte Injektion von 2000 bis 4000 Milligramm, falls die Temperatur nicht normal blieb; wenn nötig, wurden die Injektionen rund um die Uhr fortgesetzt.

Dr. Klenner erzählte uns von einem 18 Monate alten Mädchen, das an spinaler Kinderlähmung erkrankt war. Die Mutter berichtete, daß bei dem Kind die Lähmung nach einem Krampfanfall aufgetreten und bald danach das Bewußtsein geschwunden sei. Als Dr. Klenner dieses Kind zum erstenmal sah, war der kleine Körper blau, steif und kalt, der Herzschlag nicht zu hören und der Puls nicht fühlbar. Die rektale Temperatur betrug 37,8° C. Das einzige Lebenszeichen war ein schwacher, feuchter Beschlag auf einem vor den Mund gehaltenen Spiegel. Die Mutter war davon überzeugt, daß ihr Kind bereits tot sei. Dr. Klenner spritzte 6000 Milligramm Vitamin C intravenös. Vier Stunden später war das Kind fröhlich und munter, es hielt eine Flasche mit seiner rechten Hand fest, die linke Körperseite war noch gelähmt. Nach einer zweiten Injektion lachte das Kind und hielt seine Flasche in beiden Händen, und alle Zeichen einer Lähmung waren verschwunden. Man kann verstehen, warum Dr. Klenner dieses Vitamin ein »Wunderantibiotikum« nennt. Ein Arzt, der später im Kreiskrankenhaus von Los Angeles überzeugende Resultate bei der Behandlung schwerer Infektionen mit Vitamin C erzielte, war genauso begeistert wie Dr. Klenner und sagte: »Wenn man irgend etwas eine Wunderdroge nennen könnte, dann Vitamin C«.

Bei seinen schwerkranken Patienten sah Dr. Klenner, daß nur wenige Minuten, nachdem er große Dosen Vitamin C gespritzt hatte, im Blut der Kranken keine Spur mehr davon nachzuweisen war. Auch im Urin war kein Vitamin C enthalten. Er glaubt, daß dieses Vitamin sich mit Toxinen (Giften) und/oder Viren verbindet und dadurch das Fieber sinkt. Falls das Fieber später wieder ansteigt, glaubt er, daß man beim ersten Mal zuwenig Vitamin C gegeben hat und ein Virus, das nicht vernichtet wurde, sich wieder vermehrt und einen erneuten Temperaturanstieg veranlaßt hat. Seiner Meinung nach muß man hohe Anfangsdosen geben, später sind dann keine großen Mengen mehr nötig.

Viele andere Forscher haben mit Vitamin C in großen Dosen ausgezeichnete Resultate bei der Behandlung von Pfeifferschem Drüsenfieber, Venenentzündung, Discushernien, Schleimbeutelentzündungen und vielen anderen Erkrankungen erzielt. Um eine möglichst vollständige Sättigung der Gewebe zu erreichen, empfahlen manche Ärzte bei Patienten mit Gelenkentzündung, Gicht, fast allen infektiösen Erkrankungen, bakteriellen Infektionen und Allergien nicht weniger als 1000 Milligramm stündlich ein bis drei Tage lang und die Wiederholung desselben Schemas bei jedem folgenden akuten Anfall. Sie empfehlen auch, dieselben Mengen bei beginnenden Erkältungen oder Infektionen zu nehmen und die Dosis nicht herabzusetzen, bevor nicht alle Symptome verschwunden sind.

Andererseits hat man bei einer leichten Allergie und auch bei Bleivergiftung mit nur 300 Milligramm pro Tag Erfolge erzielt. Doch das sind medizinische Probleme. Unser Problem dagegen ist die Verhütung. Ärzte haben darauf aufmerksam gemacht, daß an Hepatitis oder Pfeifferschem Drüsenfieber erkrankte Patienten oft schon einige Tage krank sind, bevor ein Arzt gerufen und die Diagnose gestellt wird. Wenn es soweit ist, daß die Patienten ins Krankenhaus eingeliefert werden, sind sie gewöhnlich schon in einem schlimmen Zustand.

Wie sich gezeigt hat, ist Vitamin C am wirksamsten, wenn es ganz zu Beginn einer Infektion gegeben wird, zu einem Zeitpunkt, zu dem der Patient meist noch nicht den Arzt gerufen hat. Im Anfangsstadium einer Krankheit kommt man mit relativ kleinen Mengen des Vitamins aus als später, wenn die Krankheit schon fortgeschritten ist. Wird in diesem Moment genügend Vitamin C verabreicht, und zwar zwei- bis dreimal stündlich, am besten zusammen mit Pantothensäure und angereicherter Milch rund um die Uhr, kann eine ernste Krankheit oftmals verhütet werden. Deswegen ist es wünschenswert zu wissen, wann große Mengen Vitamin C benötigt werden und wieviel davon zu nehmen ist. Solches Wissen kann sehr beruhigend sein.

Ich fragte viele Ärzte, die die Ernährungslehre bejahen, ob sie es für empfehlenswert hielten, daß Familien in ihrem Medizinschrank Vitamin-C-Tabletten oder Ascorbinsäure vorrätig hätten, um sie bei beginnender Krankheit anzuwenden. Die Antwort war meistens: »Das ist bestimmt weniger gefährlich als Aspirin!« Verschiedene Ärzte antworten: »Sagen Sie den Leuten, sie könnten Vitamin

C nehmen, wenn sie es brauchen; aber sonst sollten sie sich an Orangensaft und andere natürlich Quellen halten.« Andere wieder legten besonderen Wert auf die Feststellung, daß große Anfangsdosen ratsamer seien als häufige kleinere. Bei diesen sei die Gesamtmenge nämlich am Ende größer als die ursprünglich hoch genug angesetzte Dosis.

Ist jemand zu krank, um zu essen oder das Essen bei sich zu behalten, wie es bei vielen Patienten von Dr. Klenner der Fall war, hat man mit Injektionen gute Erfolge. Nimmt man gleich am Anfang einer Krankheit Vitamin C, gibt es jedoch selten solche Probleme. Ab und zu findet man vielleicht unaufgelöste Tabletten im Stuhl, vor allem bei Durchfall. Sollte das der Fall und etwa ein Kind noch zu klein sein, um Tabletten zu schlucken, rate ich den Leuten, 50 Tabletten Vitamin C zu je 500 Milligramm mit einer Tasse heißem Wasser im Mixer gut zu zerkleinern, nach Geschmack mit Honig zu süßen und die Mischung in einem Glasgefäß im Kühlschrank aufzubewahren. Wenn man keinen Mixer hat, kann man die Tabletten auch zerdrücken und in einer Tasse heißem Wasser auflösen. Jeder Teelöffel dieser Lösung enthält 500 Milligramm. Löst man 100 Tabletten zu je 500 Milligramm in einer Tasse Wasser auf, kommen auf jeden Teelöffel 1000 Milligramm (= 1 Gramm) des Vitamins; dementsprechend geben 200 Tabletten pro Tasse Wasser eine Lösung von 2000 Milligramm Vitamin C pro Teelöffel usw. Diese Lösungen sind durchaus wohlschmeckend. Man kann auch Vitamin-C-Kautabletten bekommen, die Kinder gerne essen, und Vitamin C in Pulverform (Ascorbinsäure), das man gekochten oder konservierten Früchten oder Obstsäften beifügen kann. Da das synthetische Vitamin nicht die Enzyme enthält, die man in der natürlichen Nahrung findet, verträgt es Hitze und Lagerung recht gut. Falls man es mit ungekochten Früchten oder Säften zusammengibt, kann es schnell durch Enzyme zerstört werden.

Obwohl ich noch nie in der Nacht bei einem kranken Kinde gewacht habe, so ist mir doch eines klar: Ein bis zwei Stunden ein Teelöffel oder mehr Vitamin C kann bei einem fiebernden Kind eine Gottesgabe sein, besonders dann, wenn der Arzt nicht zu erreichen ist. Das Wissen darum, daß dieses Vitamin als Nothelfer bereitsteht, hat mir als Mutter das Leben sehr erleichtert, und ich bin sicher, daß andere Mütter mir zustimmen. Als erläuterndes Beispiel nur diese kleine Geschichte: Der kleine Junge einer Freundin von mir, damals das einzige Kind, starb an Hirnhautentzündung. Drei weitere Kinder wurden erst später geboren. Die Angst dieser Mutter, daß einem der Kinder gleichfalls etwas geschehen könne, vergiftete nun ihr ganzes Leben und auch das der Kinder. Die Kinder durften kein öffentliches Schwimmbad besuchen und mußten größere Ansammlungen von Menschen meiden. Die Mutter sammelte Zeitungs- und Zeitschriftenartikel, die über Krankheiten handelten. Sie achtete übertrieben auf Hygiene und lebte in ständiger Angst. Vor kurzem sah ich sie nach vielen Jahren wieder. Die Kinder waren in einem Park beim Schwimmen. Ich machte eine Bemerkung über die Änderung ihrer Haltung. »Ich habe der Kinder wegen nie mehr Angst«, sagte sie, »beim ersten Zeichen einer Erkältung gebe ich ihnen zusätzlich Vitamin C. Die Kinder waren schon seit Jahren keinen Tag mehr krank.«

Meine erste persönliche Erfahrung mit großen Mengen Vitamin C machte ich, als unser Sohn, damals fünf Jahre alt, Mumps (Ziegenpeter) bekam. Eines Morgens beim Erwachen war der Anblick unmißverständlich.

Ab 7 Uhr morgens gab ich ihm, solange er wach war, jede Stunde 1000 Milligramm aufgelöstes Vitamin C. Im ganzen gab ich ihm an diesem Tag 10 000 Milligramm. Abends waren alle Anschwellungen verschwunden und man bemerkte nichts mehr von der Krankheit. Innerhalb der nächsten zwei Monate hatte jeder in unserer Familie diesen »Eintagsziegenpeter«. Die Kinder überstanden alle Kinderkrankheiten auf die gleiche, angenehme Weise. Sie waren weder schlechter Laune, noch fühlten sie sich unwohl oder mußten erbrechen. Sie ließen keine Mahlzeit aus und hatten kein Fieber mehr, nachdem ich ihnen Vitamin C gegeben hatte.

Wieviel Vitamin C nötig ist, hängt von der Art und dem Schweregrad der Krankheit ab, auch davon, ob es sich um eine akute oder chronische Erkrankung handelt. Gewöhnlich muß man zuerst die Gewebe mit großen Mengen Vitamin C sättigen, später kann man dann weniger nehmen. Leute, die an Arthritis, Asthma oder unter anderen chronischen Krankheiten leiden, haben oft monate- oder sogar jahrelang Medikamente eingenommen. Diese Substanzen müssen offenbar zuerst entgiftet sein, bevor Vitamin C die Gewebe erreichen kann. Es ist beinahe unvorstellbar, wieviel Vitamin C durch Arzneimittel vernichtet werden kann. Man weiß schon seit sehr langer Zeit, daß kein Vitamin C ausgeschieden wird, bevor nicht alle Körpergewebe gesättigt sind, Überschüssiges aber mit dem Urin abgeht. Schon mit 200 Milligramm oder weniger Vitamin C pro Tag können die Gewebe eines gesunden Menschen gesättigt sein. Doch fand ich eine Arbeit über den Vitamin-C-Bedarf von Leuten, die gewisse Beruhigungsmittel, sogenannte »Tranquilizer«, nehmen. Bei manchen dieser Personen fand man erst bei einer täglichen Dosis von 15 Gramm (15 000 Milligramm) Vitamin C im Urin.

Wenn ich Ernährungsvorschläge zusammenstelle, gebe ich meistens den Rat, jedesmal, wenn man ein Medikament einnimmt, 500 Milligramm Vitamin C dazuzunehmen und beim etwaigen Auftreten blauer Flecken die Dosis noch zu erhöhen, bis der Arzt die Einnahme von Medikamenten nicht mehr vorschreibt. Es ist bekannt, daß Vitamin C die Wirkung jedes Medikaments erhöht und gleichzeitig deren giftige Wirkung herabsetzt.

Wieviel Vitamin C verschiedene Menschen unter verschiedenen Umständen brauchen, wird man mit absoluter Sicherheit wohl nie wissen. Täglich ändert sich der Bedarf. Fast jeder ist heutzutage gefährdet, sei es durch chemische Stoffe, die bei der Wasseraufbereitung verwendet werden, durch die Luftverschmutzung oder durch Tabakrauch, oder sei es durch Arsenverbindungen, DDT und andere Schädlingsbekämpfungsmittel, deren Spuren sich in Obst, Gemüse, Fleisch oder Milch finden. Viele Leute nehmen ab und zu Medikamente und fast alle werden Jahr für Jahr durch eine oder mehrere Infektionen bedroht. Jeder Mensch muß entsprechend den Symptomen und der schädlichen Einflüsse, denen er unterliegt, selbst herausfinden, wieviel er braucht.

Wollen Sie große Mengen Vitamin C zu sich nehmen, müssen Sie zuerst sicher sein, daß Ihre Ernährung in jeder Hinsicht vollwertig ist. Unter normalen Umständen sollten Sie sich zunächst an die natürlichen Quellen halten: täglich als Nachspeise oder Zwischenmahlzeit ein oder zwei Orangen, ein Glas Orangensaft, Salate und frisches Obst. Achten Sie auf blaue Flecken, denn dann wissen Sie, ob Sie genügend Vitamin C erhalten. Gegebenenfalls können Sie zusätzlich Vitamin C in Tablettenform, als Lösung oder Pulver nehmen.

Große Mengen Vitamin C sind offensichtlich nie schädlich. Gelegentlich bekommt jemand, der Vitamin-C-Tabletten in großen Mengen nimmt, einen Hautausschlag. Doch wird dieser wahrscheinlich nicht durch das Vitamin, sondern durch die Füllsubstanz, die die Tabletten zusammenhält, bewirkt. Dieses Problem ist leicht zu lösen, indem man ein anderes Fabrikat kauft oder auf Pulver umstellt. Wenn die Zufuhr an Vitamin C den Bedarf weit übersteigt, kann es gelegentlich zu Durchfällen kommen. In diesem Falle sollte man weniger Vitamin nehmen oder eine Zeitlang ganz aussetzen. Große Mengen Vitamin C können auch harntreibend wirken, was durchaus erwünscht sein kann, wenn die Gewebe zuviel Wasser enthalten. Da jede Entwässerung von Durst begleitet ist, werden übermäßige Wasserverluste jedoch wieder ausgeglichen.

Bei einem Telefongespräch sagte Dr. Klenner mir vor kurzem, daß er jetzt bei Schwerkranken 50 bis 100 Gramm Vitamin C (50 000 bis 100 000 Milligramm) mit 5prozentiger Traubenzuckerlösung in die Vene spritzt. Sobald sie dazu in der Lage sind, läßt er die Kranken so viel Vitamin C schlucken, wie sie ohne Durchfälle vertragen. Ein Problem, das sich bei intravenöser Verabreichung nicht stellt.

Er sagte ferner, daß hochbetagte Leute, vor allem anscheinend hoffnungslos Kranke mit schweren Lungenentzündungen sich oft schon nach einer einzigen Vitamin-C-Injektion erstaunlich erholten. Manchmal allerdings mußte am zweiten Tag noch eine weitere Injektion von 30 Gramm gegeben werden.

Auch die Behandlung schwerer Verbrennungen mit großen Dosen Vitamin C ist nach Dr. Klenners Ansicht außerordentlich lohnend. Die Schmerzen verschwänden so schnell, daß schmerzstillende Medikamente oft nicht nötig seien, die Wundheilung verliefe rasch und sauber und man könne oft von Hauttransplantationen absehen. Sogar offene Brandwunden heilten schneller, wenn sie in Intervallen von wenigen Stunden mit einer 3prozentigen Lösung von Vitamin C besprüht oder mit Tüchern, die mit dieser Lösung getränkt waren, abgedeckt wurden. Die Patienten empfanden dies als besonders lindernd. Eine solche Lösung kann man mit 12 Tabletten Vitamin C zu 500 Milligramm und einer Tasse Wasser zubereiten.

»Wir nehmen arthritische Krüppel auf und schicken sie wieder zurück an die Arbeit«, sagte Dr. Klenner begeistert. »Sogar die schlimmsten Fälle sind in 6 Monaten wiederhergestellt.« Jeder dieser Kranken, so fügte er hinzu, müsse täglich 10 Gramm (10 000 Milligramm) schlucken. Diese außerordentlich große Menge würde gut und ohne Durchfall vertragen, wenn die Patienten mit nur einer Tablette (500 Milligramm) zu jeder Mahlzeit und vor dem Schlafengehen begännen und nach einem oder zwei Tagen die Dosis um 1000 Milligramm täglich erhöhten, bis sie viermal pro Tag 5 Tabletten oder 2500 Milligramm nähmen. Die Menge von 10 Gramm pro Tag wird auch nach vollständiger Genesung beibehalten. Als ich fragte, wieviel Vitamin C unter diesen Bedingungen im Urin ausgeschieden würde, gab er zur Antwort, daß das erstaunlich wenig sei. Er wiederholte noch einmal mit Nachdruck, daß Vitamin C die Wirkung aller Medikamente erhöhe, obwohl ein großer Teil des Vitamins selbst durch das Arzneimittel vernichtet werde.

Dr. Klenner ist noch immer begeistert von der Wirksamkeit des Vitamins in großen Dosen bei der Behandlung aller Arten von Infektionen, Allergien, Schlangenbissen und Insektenstichen und jener Vielzahl von Erkrankungen, die als Streßfolgen bezeichnet werden können. Nach 25 Jahren klinischer Untersuchungen ist dieser wunderbare Arzt davon überzeugt, daß Vitamin C erheblich weniger gefährlich, dafür aber wesentlich wertvoller als die meisten Medikamente ist. Seiner Meinung nach ist es *das* Antibiotikum überhaupt.

Die nettesten Leute, die ich kenne

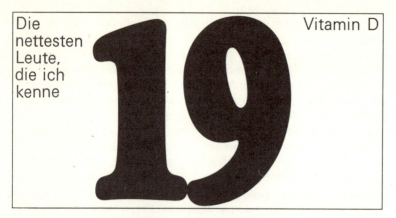

Vitamin D

Man ist sich darüber einig, daß Vitamin D dabei mitwirkt, Kalzium aufzunehmen, festzuhalten und zweckdienlich zu verarbeiten. Es steht außer Frage, daß Erwachsene Kalzium benötigen. Dieses Mineral spielt eine Rolle bei der Entspannung der Nerven, sorgt für guten Schlaf und setzt die Schmerzempfindlichkeit herab. Der Nationale Forschungsrat meint, daß Vitamin D in kleinen Mengen von Nutzen sei für Nachtarbeiter sowie für Personen, deren Kleidung das Sonnenlicht weitgehend abschirmt. »Gesunde Menschen« jedoch, die ein »normales Leben« führen, scheinen nach Ansicht des Forschungsrates kein zusätzliches Vitamin D zu benötigen. Was muß jemand tun, der nicht ganz so gesund und dessen Leben nicht ganz so normal ist? Es hat den Anschein, als ob die so wissenschaftlichen Wissenschaftler hier in recht unwissenschaftlicher Weise doppelzüngig reden.

Vitamin D ist in unseren Lebensmitteln nur spärlich vertreten. Eidotter enthält etwas, doch nur dann, wenn die Hennen in der Sonne gesessen und ihre Federn gut geputzt haben. Würde man moderne Hennen nicht zwingen, in dunklen Käfigen zu sitzen, könnten 50 bis 200 Eier täglich für Ihren Bedarf an Vitamin D ausreichen. Kaviar liefert etwas Vitamin D, ferner auch die Milch von Kühen, die auf hohen Bergwiesen geweidet haben. Die mit Vitamin D angereicherte Milch ist ausgezeichnet, doch wird in den letzten Jahren nur noch relativ wenig davon verkauft. Fischlebertran ist die einzige natürliche Quelle, die genügend Vitamin D liefert, um die Gesunderhaltung zu gewährleisten.

Vitamin D wird erzeugt, indem man Lebensmittel oder Öle dem ultravioletten Licht aussetzt. Das im Handel befindliche Konzentrat Viosterol wird auf diese Weise hergestellt. Es bildet sich ferner in der Fettschicht der Hautoberfläche durch das ultraviolette Licht der Sonne, vorausgesetzt, daß genügend Fett auf der Haut ist und die kürzesten Strahlen des Sonnenspektrums die Erde wirklich erreichen. Im Winter können diese Strahlen die Atmosphäre nicht durchdringen. Im Sommer erreichen sie zwar die Spitze des Empire State Buildings, doch meistens nicht die Straße, die darunter liegt. Der Sonnenschein könnte eine ausgezeichnete Quelle dieses Vitamins sein, müßte man nicht in verschmutzter Luft leben, Kleider tragen, in Häusern wohnen und in heißem Wasser baden.

In den meisten medizinischen Lehrbüchern steht, daß Vitamin D durch Sonnenlicht *im* Fett der Haut gebildet wird, obwohl man vor Jahren schon bewiesen hat[29], daß dazu erst eine Fettschicht *auf* der Haut bestehen muß, die der Ultraviolettbestrahlung ausgesetzt ist und von der es später vom Körper absorbiert wird. Nimmt man ein Bad, bevor man sich sonnt, wird dieses Fett abgewaschen, und es kann kein Vitamin D entstehen. Badet man gleich nach dem Sonnenbad, wird das Fett entfernt, bevor der Körper Zeit hat, es zu absorbieren. Das Fett wird vermutlich durch kaltes Wasser größtenteils, in noch größerem Maße durch warmes Wasser abgewaschen. Warmes Seifenwasser jedoch tut diese Arbeit am gründlichsten.

In früheren Zeiten war es noch schwierig, Holz zu spalten, Wasser herbeizutragen und Seife herzustellen (und diese roch überdies so schlecht, daß man sie nicht allzu gern benutzte). Das Bad am Samstagabend war damals ein Familienritual, den Rest der Woche über blieb das Fett auf der Haut und absorbierte alle auftretenden ultravioletten Strahlen. Die ersten Kolonisten beschrieben die Indianer als großgewachsene Leute mit Zähnen, »so regelmäßig wie Klaviertasten«. Sie hatten eben den Vorteil, weder Heißwasserspender noch Seife zu besitzen. Wir dagegen sind eine Nation glücklicher Besitzer von Badezimmer und Seife. Ich halte das dennoch für einen Fortschritt.

In jeder medizinischen Bibliothek findet man viele Bücher und Tausende von Artikeln, in denen vom Vitamin-D-Bedarf der Kinder die Rede ist. Sehr wenig wird, mit Ausnahme von ein paar Artikeln und kurzen Mitteilungen über Krankheiten, die man Osteomalazie (wörtlich »Knochenerweichung«) und Osteoporose (Knochenschwund) nennt, darüber geschrieben, daß auch Erwachsene Vitamin D brauchen. Bei beiden Krankheiten handelt es sich um die Entkalkung der Knochen. Es kann zu Schmerzen kommen, die oft als »rheumatisch« mißdeutet werden (bei Osteomalazie allerdings in sehr viel stärkerem Maße als bei Osteoporose). Ferner besteht die Neigung zu »Spontanfrakturen«, das heißt Knochenbrüchchen ohne entsprechenden Anlaß. Die Knochenerweichung kommt in China und Indien häufig, hauptsächlich bei schwangeren Frauen, deren Mineralbedarf erhöht ist, vor. Der mitleiderregende Eindruck, den diese Krankheit hervorruft, steigert sich mit jedem weiteren Kind, erst recht dann, wenn die Kranke »ihr Kind in der trügerischen Hoffnung stillt, dadurch vor weiteren Folgen ihrer tragischen Fruchtbarkeit bewahrt zu bleiben«.

Knochenreste weisen darauf hin, daß die von Erik dem Roten gegründete Wikingerkolonie in Grönland allmählich ausstarb, weil die Beckenveränderungen der an Osteomalazie leidenden Frauen diese gebärunfähig machten. Man nimmt an, daß die Siedler nicht die landesübliche Nahrung aus Fischen und Fischleber übernommen haben, und die arktische Sonne lieferte ihnen nicht genügend Vitamin D. Auch während und nach Kriegen kann es infolge von Hungersnot oder einseitiger Ernährung zu gehäuftem Vorkommen von Osteomalazie kommen. Man findet sie weiterhin in amerikanischen und englischen Städten bei einsamen, alten Leuten, die lieber in stolzer, selbstbewußter Armut leben, als um Unterstützung zu bitten. Diese Krankheit kann nur durch Vitamin D geheilt werden, doch gibt man, um die Heilung zu beschleunigen, gewöhnlich Kalzium und Phosphor zu.

Sir Robert McCarrison, der berühmte englische Arzt, berichtet von Osteomalazie-Erkrankungen in Indien bei mohammedanischen Frauen, die noch Schleier trugen. Diese Frauen verschleiern ihre Gesichter und gehen selten aus dem Hause, wenn sie erwachsen sind. Milch oder andere kalziumreiche Nahrung werden nicht verwendet. Erhalten sie Vitamin D, sei es durch Sonnenstrahlen oder durch Einnehmen von Lebertran, bessern sich Absorption und Verwertung des spärlichen Kalziums aus ihrer Kost in einem solchen Maße, daß eine Heilung eintritt. Damit haben wir endlich den Beweis dafür, daß Vitamin D allein, ohne zusätzliche Verabreichung von Kalzium oder Phosphor, sowohl bei Erwachsenen wie auch bei schnellwachsenden Kindern wirksam ist.

Die meisten Menschen brauchen eine Erkrankung an Osteomalazie ebensowenig zu fürchten wie an Skorbut. Gleichwohl erhalten 60 oder mehr Prozent unserer Bevölkerung in ihrer Kost zu wenig Kalzium. Ein beträchtlicher Teil dieses Kalziums gelangt noch nicht einmal ins Blut. Kalzium ist insofern ein Stoff von besonderer Art, weil er schwerlöslich ist. Zähne und Knochen, obwohl ständig von Speichel oder Gewebsflüssigkeit umspült, lösen sich nicht auf. Wenn sich das mit der Nahrung aufgenommene Kalzium nicht löst, bleibt es im Darm und wird mit dem Stuhl ausgeschieden. Die Versorgung der Gewebe mit Kalzium kann jedoch verbessert werden, indem man entweder mehr kalziumreiche Nahrungsmittel oder reichlich Vitamin D zu sich nimmt. Von Nutzen ist beides.

Ein Überangebot an Vitamin D kann toxisch sein und Symptome wie Schwäche, Müdigkeit, Gewichtsverlust, Übelkeit, Erbrechen, Durchfall, Bauchkrämpfe, Kopfweh, Schwindel und Entmineralisierung der Knochen hervorrufen. Der Kalziumgehalt des Blutes erhöht sich beträchtlich, der Blutdruck steigt, und es kommt zu Kalziumablagerungen in den weichen Geweben. Bei Säuglingen können bereits 1800 Einheiten Vitamin D toxisch wirken, bei Erwachsenen 25 000 Einheiten, sofern diese über längere Dauer täglich genommen werden. Eine Zeitlang fügten die Engländer der Säuglingsnahrung so viel Vitamin D zu, daß die Tagesdosis oft 400 Einheiten oder mehr betrug. Viele der so ernährten Säuglinge starben an Vitamin-D-Vergiftung.

Als man später Studien bei den Kindern, die überlebt hatten, machte, zeigte sich, daß die Symptome in einigen Wochen verschwunden waren, nachdem man das Vitamin abgesetzt hatte. Auch war kein Dauerschaden eingetreten.

Mittels großer Mengen Vitamin C, E oder Cholin kann man einen Vitamin-D-Schaden größtenteils verhüten. Besteht jedoch ein Mangel an Vitamin E oder Magnesium, kann die toxische Wirkung des Vitamins D noch viel verhängnisvoller in Erscheinung treten. Mangel an nur einer der beiden Substanzen kann zu massiven Kalziumablagerungen in den weichen Geweben führen.[30] Leider fehlt es bei Säuglings- und Kindernährpräparaten häufig an Vitamin E und Magnesium.

Zu toxischen Erscheinungen kommt es fast ausschließlich bei Einnahme des künstlichen Vitamins D (Viosterol), das durch Bestrahlung und nicht aus den natürlichen Fischlebertranen oder Fischlebertrankonzentraten gewonnen wird. Gleichwohl hat die Angst vor der toxischen Wirkung den Nationalen Forschungsrat dazu bewogen, für Personen jeden Alters täglich nur 400 Einheiten zu empfehlen, gleichgültig, aus welcher Quelle das Vitamin D kommt, und ohne Berücksichtigung etwaiger Unterschiede im individuellen Bedarf. Vor einigen Jahren sah ich einen kleinen Jungen von zwei Jahren, der die klassischen Symptome der Rachitis oder »Englischen Krankheit«, die man als typische Vitamin-D-Mangelkrankheit kennt, zeigte: Die Stirn war übermäßig groß und vorgewölbt, der Brustkorb im oberen Teil eingefallen, während die unteren Rippen nach außen vorsprangen, die Knie rieben gegeneinander und die Unterschenkel waren stark verkrümmt. Dabei hatte dieses Kind, das eine sehr gewissenhafte Mutter hatte, jeden Tag 400 Einheiten Vitamin D bekommen. Der Junge wuchs jedoch ungewöhnlich schnell, und man sah, daß er seinem Vater, einem besonders groß gewachsenen Mann, nachschlagen würde. Wahrscheinlich war sein Bedarf an Vitamin D zwei- bis dreimal größer als derjenige eines langsamwachsenden Kindes. Nun gab man diesem Kind ein Jahr lang täglich 2 Teelöffel Lebertran und später einen Teelöffel pro Tag. Mittlerweile ist er ein gut gebauter, hübscher Junge geworden.

Dasjenige Symptom der Rachitis bzw. des Vitamin-D-Mangels, das ich bei Säuglingen im Alter von 3 bis 15 Monaten am häufigsten sehe, ist die vorgewölbte Stirn. Bei normaler Knochenentwicklung bildet die Stirn, im Profil betrachtet, eine senkrechte Linie über den Augen. Die vorgewölbte Stirn, die typisch für die Rachitis ist, kommt zum größten Teil durch übermäßiges Knorpelwachstum zustande, das dann einsetzt, wenn normaler, das Gehirn schützender Knochen nicht gebildet werden kann.

Darüber hinaus kann schon ein leichterer Vitamin-D-Mangel zahlreiche Spielarten der Häßlichkeit entstehen lassen: Gesicht und Brustkorb eng und schlecht entwickelt, Zähne vorstehend, unregelmäßig und schief gewachsen, Kinn und/oder Stirn eingefallen oder vorgewölbt, Augen, die so tief liegen, daß man ein typisches Verbrechergesicht vor sich zu haben glaubt, und viele weitere Varianten.

Man sagt oft, daß diese Abnormalitäten erblich seien, und vielfach scheint es sich auch wirklich so zu verhalten. Eltern, die ihrer schlechten Ernährung wegen deformierte Gesichter haben, dürften ihren Kindern dieselbe unzulängliche Kost geben, so daß deren Gesichter gleichfalls deformiert sind. Die gutgewölbte Brust und das runde Gesicht eines gesunden Neugeborenen geben Aufschluß über seine Erbanlagen. Erhält das Kind eine auf seine Bedürfnisse abgestimmte Ernährung, kann es sein ganzes Leben hindurch wohlgestaltet bleiben. Ein zehnjähriges Kind dagegen, dessen Gesicht Assoziationen an eine Birne oder Banane erweckt, hat mit Sicherheit zuwenig Vitamin D und Kalzium bekommen.

Vitamin D kann nur in Verbindung mit genügend Fett vom Blut aufgenommen werden. Ein beträchtlicher Anstieg der Rachitis wurde sowohl in den USA wie in Kanada beobachtet, als einige in der Ernährungslehre unerfahrene Ärzte für Säuglinge und Kleinkinder das Trinken von Magermilch empfahlen. Sogar Vitamin D in Kapseln wird von Kindern in der ersten Wachstumsphase, etwa bis sie 12 Jahre alt sind, nur schwer absorbiert. Solche Kapseln enthalten zuwenig Öl, um die Absorption sicherzustellen. Weil man oft badet und zuwenig an der frischen Luft ist, genügt das Sonnenlicht als Vitaminquelle nicht. Man hat zum Beispiel in sonnigen Ländern wie Griechenland und Israel ein überraschend hohes Rachitisvorkommen ermittelt.

Persönlich glaube ich, daß es Kindern am besten bekommt, wenn man ihnen den altmodischen Lebertran gibt. Voraussetzung ist, daß er stets im Kühlschrank aufbewahrt und nach dem Essen zusammen mit Vitamin E verabreicht wird. Dieses Verfahren sollte während der gesamten Wachstumsperiode beibehalten werden. Meistens genügt für einen Säugling im ersten Lebensjahr ein halber Teelöffel oder weniger, zumal wenn Vitamin-D-Milch gegeben wird. Wächst ein Kind jedoch besonders schnell, braucht es mehr. Lesen Sie sorgfältig das Etikett auf der Packung und geben Sie nie mehr als 1000 Einheiten Vitamin D pro Tag. Erhöhen Sie die Dosis allmählich bis auf 1500 Einheiten für ein achtjähriges Kind, das heißt einen Teelöffel täglich, und geben Sie später 2 Teelöffel oder mehr, und das solange wie möglich. Meine Kinder bekamen jeden Tag Lebertran, bis sie 12 Jahre alt waren, danach durften sie Vitamin-A- und -D-Kapseln nehmen.

Viele Kinder mögen Lebertran mit Pfefferminzgeschmack ganz gern. Falls Lebertran nicht vertragen wird, sollte man die Vitamine A, D und E, die man jetzt in Reformhäusern als Öl kaufen kann, dem Kinde gleich nach einer Mahlzeit, die das meiste Fett enthält, als Tropfen direkt auf die Zunge geben. Die Tropfen dürfen nicht in die Babyflasche gegeben werden, da das Fett an der Flaschenwand hängenbleiben würde. Bei Kindern, die Vitamin A und D als Emulsion zusammen mit ihrer Nahrung erhielten, habe ich nur selten eine gute Knochenentwicklung gesehen. Wenn man will, daß aus dem Kind ein gutgebauter Erwachsener werden soll, muß man ihm täglich während der gesamten Wachstumsperiode Vitamin D aus einer zuverlässigen Quelle geben.

Man weiß noch so gut wie gar nichts darüber, wieviel Vitamin D für einen Erwachsenen am besten ist. Dr. Johnston[31] vom Henry-Ford-Krankenhaus in Detroit untersuchte den Bedarf bei jungen Mädchen, von denen einige bereits das Ende der Wachstumsperioder erreicht hatten. Er stellte fest, daß bei Verabreichung einer sehr kalziumreichen Kost ohne Zugabe von Vitamin D die Ausscheidung von Kalzium größer war als die Aufnahme. Mit Vitamin D jedoch stand die Menge des ins Blut übertretenden Kalziums parallel zum Verhältnis der eingenommenen Vitamindosis.

Die Studien von Dr. Johnston zeigten, daß es jungen Leuten und wahrscheinlich auch Erwachsenen guttun würde, wenn sie täglich ungefähr 4000 Einheiten Vitamin D erhielten.

Man glaubte früher, daß jeder, ausgenommen natürlich Säuglinge, durch die Sonnenbestrahlung genügend Vitamin D bekäme. Es hat sich jedoch gezeigt, daß zum Beispiel Krankenschwestern in Michigan, die den ganzen Sommer über in geschlossenen Räumen arbeiten, fast gar kein Vitamin D in ihrem Blut hatten. Nicht weniger als täglich 5000 Einheiten waren nötig, um bei ihnen den Vitamin-D-Gehalt im Blut auf dieselbe Höhe zu bringen wie bei gesunden Frauen, die in den Subtropen leben und durch Sonnenbestrahlung genug Vitamin D bekommen. Deswegen bin ich überzeugt davon, daß Erwachsene täglich 4000 oder 5000 Einheiten Vitamin D nehmen sollten, vor allem während der Schwangerschaft, der Stillperiode und der Menopause. Gerade während der Menopause, wo die Kalziumaufnahme gewöhnlich extrem niedrig ist, kommt diesem Vitamin besondere Bedeutung bei. Man kann Hitzewallungen, nächtliche Schweißausbrüche, Beinkrämpfe, Gereiztheit, Nervosität und Depressionen, wie sie in dieser Periode häufig sind, an einem einzigen Tag überwinden, indem man Kalzium und Vitamin D nimmt. Hat die Kalziumabsorption schon die erforderliche Höhe erreicht, genügt Vitamin D, um die Symptome zu beheben. Ausreichende Vitamin-D-Zufuhr während des ganzen Lebens bringt für jeden Erwachsenen dieselben Vorteile wie die Aufnahme einer ausreichenden Menge Kalzium. Ich komme darauf in Kapitel 21 zu sprechen.

Vitamin D hilft mit bei der Verhütung des Zahnverfalls. Wahrscheinlich ist die Ursache von Karies die Aufspaltung von Zucker durch bakterielle Enzyme in Milchsäure und Brenztraubensäure. Jede Säure kann mit Kalzium chemische Verbindungen eingehen. Kann der Speichel die Stellen erreichen, wo sich Säuren bilden, und enthält er reichlich gelöstes Kalzium, werden die Säuren durch das Speichelkalzium neutralisiert, und es kommt nicht zur Karies.

Auf die gleiche Weise können anscheinend die Zerstörungsprozesse an der Zahnsubstanz selbst verhütet werden. Obwohl über diese Probleme noch keine Einigkeit besteht, hat man doch immer mehr Beweise dafür, daß sowohl der Schmelz wie auch das Dentin ausgewachsener Zähne wieder aufgebaut werden kann, sofern die Kost in jeder Beziehung hochwertig ist und vor allem genügend Kalzium und Vitamin D[32] enthält. Vitamin D spielt auch zweifellos eine Rolle bei der Verhütung der eitrigen Zahnfleischentzündung, einer Teilerscheinung der Parodontose.

Ist die Ernährung gründlich verbessert und sind alle Infektionsherde saniert, ist auch eine schwere Entzündung noch behandlungsfähig. Bei diesem Teilbereich der Parodontose handelt es sich um eine infektiöse Krankheit, verursacht durch vielfache Nahrungsmängel. Das Lockerwerden der Zähne jedoch beruht auf der Entkalkung der Knochen. Sollten die Gewebe zu wenig Kalzium oder Protein erhalten, werden den Kieferknochen Minerale entnommen. Die Knochen selbst werden kleiner und weichen gleichsam zurück, und das Zahnfleisch kann die Zahnhälse nicht mehr fest umschließen. Am Ende bleibt von der Knochstruktur so wenig übrig, daß diese die Zähne nicht mehr fest an ihrem Platz halten kann. Die Zähne werden, auch wenn sie nicht kariös sind, locker und müssen entfernt werden.

Sogar wenn die Zähne entfernt und die Infektion beseitigt ist, hört der Abbau der Kieferknochen noch nicht auf, bleibt dieser Zerstörungsprozeß ein Problem. Eine Zahnprothese kann nur halten, wenn genügend Knochensubstanz übrigbleibt, damit sie Halt findet. Bei unzulänglicher Ernährung kann schon 6 Monate nach Anpassung eines gutsitzenden Gebisses so viel Knochengewebe zugrunde gegangen sein, daß die Prothese sich verschiebt, wackelt oder nicht mehr halten will. Mit besonderem Vergnügen erinnere ich mich an eine Begebenheit während meiner Kindheit, als ein methodistischer Pfarrer – er dachte wohl, das Evangelium sei wirksamer, wenn man es donnere – als dieser geistliche Herr also seine Oberkieferprothese in die Gemeinde hinabdonnerte. Höchstwahrscheinlich gab dieser gute Christ natürlich seinem Zahnarzt die Schuld dafür. Es ist jedoch keineswegs die Schuld des Zahnarztes, wenn die Ernährung seiner Patienten nicht geeignet ist, eine normale Knochenstruktur aufrechtzuerhalten. Greift die Zerstörung weiter um sich, müssen immer wieder neue Prothesen angefertigt werden. Überdies besteht bei Menschen mit derart rapidem Knochenabbau ein so ausgeprägter Kalziummangel, daß sie das Bild völliger nervöser Zerrüttung erwecken. Oft halten solche Leute es nicht aus, selbst ein gutpassendes Gebiß zu tragen. Eine Zeitlang schickte ein Zahnarzt mir viele Patienten, die sich darüber beklagten, daß die neue Prothese nicht passe. Sobald diese Patienten eine vollwertige Ernährung erhielten und ihre Nerven sich beruhigt hatten, klagten sie nicht mehr.

Die Entkalkung der Kieferknochen, wie sie Röntgenbilder von Zähnen zeigen, ist wahrscheinlich ein Indiz dafür, wie das übrige Knochensystem beschaffen ist. Schwache Knochen brechen leicht. Enthalten Knochen so wenig Kalzium, daß die Zähne durch Parodontose verlorengehen, brauchen die Knochen des ganzen Körpers nur noch geringfügig mehr zu degenerieren, um bei einem gelegentlichen Umknicken oder einem Sturz zu bröckeln oder zu brechen.

Millionen Menschen, darunter tausende ziemlich junger Leute, und fast alle, die 60 Jahre oder älter sind, haben poröse Knochen. Man hat geschätzt, daß ungefähr 6 Millionen ältere Leute in unserem Land infolge der fortgeschrittenen Entmineralisierung der Knochen an Rückenschmerzen leiden. Früher glaubte man, es sei natürlich, daß Knochen mit zunehmendem Alter brüchig werden. Hält man jedoch Versuchstiere unter vollwertiger Kost, werden ihre Knochen um so stärker, je länger sie leben. Daraus ergibt sich, daß kalkarme Knochen eine Folge von Ernährungsfehlern sind. Ältere Leute haben lediglich etliche Jahre länger eine fehlerhafte Kost zu sich genommen als jüngere und sind somit durch die schädlichen Folgen häufiger betroffen.

Wenn Sie glauben, die Knochen würden von selbst gesund bleiben, sollten Sie einmal ein orthopädisches Krankenhaus besuchen und mit Patienten sprechen. Sie wären bald davon überzeugt, daß es der Mühe wert ist, alles zu tun, die Knochen zu kräftigen, um solches Elend zu verhüten. Ich möchte Ihnen über einige Patienten erzählen, die ich persönlich gekannt habe.

Vor nicht langer Zeit kam eine Frau, etwa Ende dreißig, mühsam hinkend in meine Sprechstunde. Nachdem sie ihre Krücken beiseite gelegt hatte, erzählte sie mir folgende Geschichte: Als sie vor einigen Jahren über den Rasen ging, war sie gestolpert und hatte sich dabei den Oberschenkelhals nahe dem Hüftgelenk gebrochen. Viele Monte lang war sie im Krankenhaus, bis sie mit Krücken wieder gehen konnte. Später brauchte sie diese nicht mehr. Dann brach sie eines Tages plötzlich zusammen. Der Knochen war neben der alten Bruchstelle wieder gebrochen. Man machte eine Schenkelkopfplastik, was eine komplizierte und sehr teure Operation erforderte. Auf den Röntgenbildern sah man sehr deutlich die goldene Nadel, die den Kopf fixierte. Wieder lag sie monatelang im Krankenhaus, bis sie soweit war, daß sie mit Krücken gehen konnte, doch hatte sie noch starke Schmerzen im Hüftgelenk. Man hatte ihr gesagt, daß diese Schmerzen wahrscheinlich durch rauhe Kalkauflagerungen auf dem künstlichen Schenkelkopf zustande kämen. Nun kam sie zu mir und wollte eine kalziumfreie Ernährung! Als sie fortging, hatte sie einen Ernährungsplan bei sich, der reichliche Mengen Kalzium und Vitamin D umfaßte und in jeder Beziehung so vollständig wie möglich war. Nur drei Tage später rief sie mich an, um mir zu sagen, daß ihre Schmerzen gänzlich verschwunden seien. Einen Monat später besuchte sie mich wieder: sie trug einen Stock, doch benutzte sie ihn nicht und hinkte auch nicht mehr.

Ein 42jähriger Stukkateur, der von einem Gerüst gefallen war, kam oft auf Krücken, um meine Vorlesungen zu hören. Auch er hatte einen Oberschenkelhalsbruch und Monate waren vergangen, ohne daß eine Heilung eintrat. Die Knochenbruchstücke brachen stets von neuem. In ihrer Verzweiflung legten die Ärzte eine Stahlschiene um den Knochen, um die Enden zusammenzuhalten. Da jedoch die Röntgenstrahlen eine solche Schiene nicht durchdringen können, wußte man nicht, ob die Heilung Forschritte machte. Als man schließlich die Schiene entfernte, war die Bruchstelle noch immer nicht fest geworden. Eine Infektion, die man Osteomyelitis (Knochenmarkentzündung) nennt, kam hinzu, und erforderte immer neue Operationen. Große, tiefe Narben, in Abständen von fast 3 cm und jede fast 30 cm lang, umgaben den gesamten Oberschenkel. Die letzte Operationswunde sonderte noch Eiter ab, die Knochenentzündung war so heftig, daß man eine Amputation erwog. Während all dieser traurigen Jahre hatte man ihm nie Vitamin D gegeben, und an der Sonne war er bestimmt nicht gewesen. Man hatte ihm keine Diät verschrieben, die reich an Kalzium war oder an Eiweiß, die beide zum Aufbau der Knochengrundsubstanz notwendig sind, oder auch an B-Vitaminen, die ja für die Bereitstellung von genügend Salzsäure zu sorgen haben, damit die kleine Portion Kalzium aus der Nahrung wenigstens absorbiert wird. Ebensowenig hatte man ihm Vitamin C oder Pantothensäure gegeben, um Infektionen zu verhüten oder zu bekämpfen.

Nachdem seine Ernährung korrigiert war, trat rasch eine Besserung ein. Jetzt geht er zu Fuß zur Arbeit, er hinkt und wird auch für den Rest seines Lebens hinken. Glauben Sie, daß er Vitamin D für einen Nährstoff hält, der nur für Babys gut ist?

Ich habe vielleicht drei Dutzend ähnliche Fälle erlebt, nicht alle so schwer wie diesen, doch genauso traurig. Ältere Leute, die sich bei einem geringfügigen Sturz, gewöhnlich in der Badewanne, einen Oberschenkelhalsbruch zuziehen, tun mir am meisten leid. Ohne es zu wissen, sind diese Leute meist selbst Schuld an der ungesunden Beschaffenheit ihrer Knochen. Vor kurzem besuchte ich eine Freundin, deren Mutter auf eben diese Weise einen Oberschenkelhalsbruch erlitten hatte. Die Frau sagte mir, daß sie Milch stets gehaßt und nie Kalzium oder Vitamin D eingenommen habe. Ob sie ruhig saß oder lag, sie hatte solche Schmerzen, daß sie lieber mit einem Laufgerät langsam durch das Zimmer lief, und bei jedem Schritt stöhnte. Das ist der Preis für die Gleichgültigkeit gegenüber der Ernährung.

Weil ich nicht will, daß meine späteren Jahre zu einem Alptraum werden, nehme ich täglich 5000 Einheiten Vitamin D zu mir, einen Liter Milch und genügend Tabletten dazu, um noch ein zusätzliches Gramm Kalzium zu bekommen. Gäbe es diese Wirkstoffe nicht, hätte ich große Angst vor der Zukunft.

Als ich einmal sagte, man könne seine Zähne durch Einnahme von Vitamin D retten, machte ein Freund die Bemerkung: »Einige der nettesten Menschen, die ich kenne, tragen eine Prothese«. Natürlich hat er recht. Es gibt in Amerika etwa 32 Millionen nette Leute, die falsche Zähne haben. Doch ich möchte wetten, daß all diese 32 Millionen von netten Leuten wünschten, sie hätten 32 nette Zähne, die fest in ihren eigenen Kieferknochen stecken.

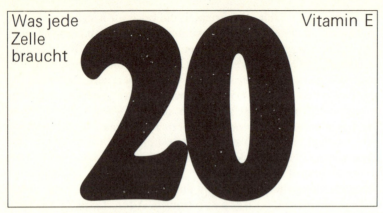

Was jede Zelle braucht

Vitamin E

In medizinischen Bibliotheken gibt es Tausende von wissenschaftlichen Werken, aus denen die außerordentliche Bedeutung des Vitamins E oder d-alpha-Tocopherolacetat hervorgeht; doch nur wenige Ärzte haben vielleicht ein halbes Dutzend davon gelesen. Selten erkennen sie die Vitamin-E-Mangelsymptome, und oft haben mir Leute erzählt, daß ihre Ärzte dagegen waren, den Kindern Vitamin E zu geben, aus Angst, es könne ihre sexuelle Entwicklung beschleunigen.

Eine vor 50 Jahren durchgeführte Versuchsreihe gibt einen Hinweis auf die Wirkung von Vitamin E: Nachdem man an Ratten eine Kost verfüttert hatte, die Eisensalz enthielt, das das damals noch unbekannte Vitamin E total zerstört, wurden die Männchen steril. Die Weibchen wurden zwar auf normale Weise schwanger, doch die Embryos starben frühzeitig oder die Jungen wurden zu früh geboren und hatten oft angeborene Mißbildungen wie eine verzögerte Entwicklung des Herzens, schwere Gehirn-, Lungen- oder Nierenschäden sowei kleine, mißgebildete Augen. Ältere Tiere entwickelten unter Vitamin-E-Mangel ein breites Spektrum von Symptomen: Anämie, eine vergrößerte Vorsteherdrüse, Leber- und Nierenschäden und vorzeitige Alterserscheinungen. Bei allen Tiergattungen finden sich Degenerationserscheinungen im Bereich der Muskulatur, bis zur schwersten Muskeldystrophie. Dieselben Symptome sieht man auch bei Menschen, die wenig oder gar kein Vitamin E im Blut haben.

Man gibt Vitamin E in internationalen Einheiten, doch auch in Milligramm an, wobei beide gleichwertig sind, die Bezeichnungen sind also austauschbar. Die tägliche Zufuhr dieses Vitamins betrug schätzungsweise 150 Einheiten, als man noch nicht mit modernen Ausmahlverfahren die Weizenkeime aus dem Mehl entfernte; heute sind es etwa 7,4 Einheiten pro Tag. Vitamin E erscheint in verschiedenen chemischen Abwandlungen und kommt in großen

Mengen in der Nahrung vor. Man findet diese Tocopherole im Öl aller Getreidearten, ferner im Öl von Nüssen und Körnern aller Art. Mit Ausnahme von Alpha-Tocopherol geht dieses Vitamin bei Luftberührung, durch Erhitzen, Einfrieren und Lagerung jedoch zugrunde. Beim Backen in Öl werden zum Beispiel 98 Prozent der gemischten Tocopherole vernichtet. Bei chemisch behandeltem Öl, bei hoch ausgemahlenem Mehl und in verpackten Getreideprodukten bleibt nicht eine Einheit Vitamin E übrig. Den sogenannten »angereicherten« Produkten wird es nicht zugefügt. Nüsse, frische Weizenkeime, kaltgepreßte Öle, frische Vollkornbrote und Erzeugnisse aus Vollkornmehl sind fast unsere einzigen Quellen für dieses Vitamin. Sogar bei reichlichem Angebot kann dieses Vitamin nur dann absorbiert werden, wenn gleichzeitig Fett und Gallenflüssigkeit im Darm vorhanden sind. Bei Säuglingen zum Beispiel, die eine Nahrung auf Magermilchbasis erhalten, erreicht Vitamin E das Blut überhaupt nicht. Nimmt man es aber mit Vollmilch, so wird doppelt soviel absorbiert wie bei halb entrahmter Milch.

Obwohl Vitamin-E-Mangel eine Vielzahl von Symptomen hervorbringen kann, hat dieses Vitamin wahrscheinlich nur eine Aufgabe: nämlich zu verhindern, daß im Körper ungesättigte Fettsäuren und fettartige Substanzen durch Sauerstoff[33] zerstört werden. Zu diesen Substanzen gehören Vitamin A, Karotin, die essentiellen ungesättigten Fettsäuren und die Hormone der Hypophyse, der Nebennieren und der Keimdrüsen. Das Vitamin selbst wird jedoch verbraucht oder vernichtet, während es die schädliche Wirkung des Sauerstoffs aufhebt.

Vitamin E ist notwendig für die Bildung sämtlicher Zellkerne im Körper, einschließlich RNS (Ribonucleinsäure) und DNS (Desoxyribonucleinsäure). Ferner weiß man heute, daß die essentiellen Fettsäuren nicht nur einen Teil der inneren Struktur und der Wände jeder Körperzelle bilden, sondern auch das Material für die Substanz zwischen den Zellen liefern. Geht eine dieser Säuren infolge eines Vitamin-E-Mangels Verbindung mit Sauerstoff ein, können sie ihre Aufgabe nicht mehr erfüllen, und es kommt zum Zerfall. Dieser Zerfall verläuft um so schneller, je mehr Sauerstoff vorhanden ist. Gewissermaßen als Nebeneffekt setzt Vitamin E den Sauerstoffbedarf des Körpers drastisch herab, indem es Vitamine, Hormone und Fettsäuren daran hindert, sich in unökonomischer Weise damit zu verbinden.

Ein Vitamin-E-Mangel verrät sich durch die Bildung von »Klinkern« in Form eines braunen wachsartigen Pigments, das zurückbleibt, wenn ungesättigte Fettsäuren durch Sauerstoff vernichtet werden. Bei Mensch und Tier findet sich dieses Pigment im Uterus, in den Lymphknoten, in der Milz, in der Leber, in den Nieren, im

Gehirn, in den Muskeln, im Körperfett, in den Wänden der Blutgefäße, in den Keimdrüsen, Nebennieren und in der Hirnanhangdrüse (Hypophyse). Bei Tieren, die genug Vitamin E erhalten, kommt diese Pigmentation nicht vor. Wachsartige Pigmentation – Rückstände von oxydierten, ungesättigten Fettsäuren – ist ein früher und beständiger Befund bei der Autopsie von Menschen, die an Herzkrankheiten gestorben sind und/oder bei denen schwere Cholesterinablagerungen in den Arterien bestanden. Das reichliche Vorkommen dieses Pigments in Blutgerinnseln (Thromben) erklärt man damit, daß das Pigment anscheinend die Enzyme daran hindert, die Thromben aufzulösen. Hier stoßen wir auf das Problem der Krampfadern, Venenentzündungen, der Schlaganfälle und der vielen Herzanfälle. Bei Autopsien an 151 Kindern, die an Krankheiten mit Fettabsorptionsstörungen gestorben waren (zum Beispiel Pankreasfibrose, eine degenerative Erkrankung der Bauchspeicheldrüse), fand man diese Pigmentation in großen Mengen überall in den Geweben. Ich vermute, daß die häßlichen braunen Flecken auf dem Handrücken bei Leuten mittleren und höheren Alters durch einen Vitamin-E-Mangel entstehen. Meistens erscheinen sie mit der Menopause, wenn der Vitaminbedarf stark ansteigt, insbesondere dann, wenn weibliche Sexualhormone, die den Bedarf verzehnfachen, genommen werden. Bei Kindern kann ein Vitamin-E-Mangel zu einem Pigmentverlust der Zähne führen, wodurch diese auf Lebenszeit ein häßliches, kreideartiges Aussehen bekommen.

Forscher haben ermittelt, daß bei einem Vitamin-E-Gehalt von weniger als 0,5 Milligramm pro 100 cm³ Blut ein Mangelzustand vorliegt. Diesen Bestand an Vitamin E kann man auch bestimmen, indem man den Urin auf Kreatin untersucht, eine Substanz, die beim Zerfall von Muskelzellen entsteht und deren Menge den Grad des Vitamin-E-Mangels anzeigt. Die am häufigsten verwandte Methode zur Bestimmung eines Vitamin-E-Mangels ist die Auszählung derjenigen roten Blutkörperchen, die in Gegenwart von Sauerstoff zugrunde gegangen sind. Man könnte auch den Zerfall von Zellen im Bereich der Augen, der Leber, der Nieren, der Muskeln oder eines sonstigen Körperteils dazu heranziehen. Diese Methode hat aufgedeckt, daß bei Frühgeburten ein besonders schwerer Vitamin-E-Mangel besteht.

Alle Neugeborenen bringen von den fettlöslichen Vitaminen A, D, E und K nur wenig mit. Doch die Ursache für eine Frühgeburt besteht größtenteils in einem Vitamin-E-Mangel seitens der Mutter. Vor der Geburt befindet sich das Kind in einem sauerstoffarmen Milieu. Je mehr Sauerstoff dem Kinde nun nach seiner Geburt angeboten wird, desto schneller kommt es bei dem bestehenden Vitamin-E-Mangel zur Zerstörung essentieller Fettsäuren und zum Zerfall von Zellen. Hunderte von zu früh geborenen Kindern sind erblindet, nachdem man sie im Sauerstoffzelt gehalten hatte, wo infolge des hohen Sauerstoffdrucks eine Augenerkrankung entstand, die man »retrolentale Fibroplasie« (Bindegewebswucherung hinter der Linse) nennt.

Dr. W. C. Owens von der Johns Hopkins Medical School beobachtete 23 Frühgeburten, die sofort nach der Geburt täglich 150 Milligramm Vitamin E erhielten. Keines dieser Kinder wurde blind. Dagegen verloren 21,8 Prozent der zu früh geborenen, die kein Vitamin E bekommen hatten, das Sehvermögen. Dr. Owens machte noch eine weitere interessante Feststellung: Fing man nämlich mit der Verabreichung des Vitamins erst nach 6 Wochen an, blieb das Sehvermögen zwar erhalten, aber die Kinder wurden für immer kurzsichtig. Ich vermute, einer der Gründe für die heute so häufige Kurzsichtigkeit bei Kindern besteht darin, daß die Kinderärzte selten erlauben, den Kindern Vitamin E zu geben. Es heißt auch, daß die retrolentale Fibroplasie häufiger Blindheit bei Säuglingen verursacht als alle anderen Ursachen zusammen.

Falls die Mutter kein Vitamin E bekommen hat, können beim Kind durch die abrupte Umstellung auf atmosphärischen Sauerstoff unmittelbar nach der Geburt so viele rote Blutzellen zugrunde gehen, daß eine Gelbsucht eintritt. Die gelbe Farbe kommt durch freiwerdenden roten Blutfarbstoff aus den zerfallenen Blutzellen zustande. Sobald solche Kinder Vitamin E bekommen, hört der Zerfall roter Blutzellen auf und die Gelbsucht[34] verschwindet.

Die Blutarmut bei Säuglingen ist ebenfalls oft Folge eines Vitamin-E-Mangels. Der Körper ist nicht in der Lage, die vielen kontinuierlich zerfallenden roten Blutkörperchen schnell genug zu ersetzen. Diese Form der Blutarmut kann man verhüten, wenn die Mutter während der Schwangerschaft Vitamin E erhält oder unmittelbar vor der Geburt 600 Einheiten einnimmt.

Dr. Dick Bushnell von der Universität von Wyoming machte auf den Vitamin-E-Mangel in Milchpräparaten und Fertignahrungen für Säuglinge aufmerksam. Flaschenkinder blieben deswegen monatelang blutarm. Ein Baby, das gestillt wird, ist glücklicher dran, es hat solche Probleme nicht.

Man kann in jedem Alter infolge von Vitamin-E-Mangel blutarm werden. Bei Testpersonen, die eine Vitamin-E-arme Kost erhielten, hat man Blutarmut erzeugt. Als man den Vitamin-E-Gehalt im Blut von 233 Personen bestimmte, stellte sich heraus, daß alle diejenigen, die weniger als 0,5 Milligramm pro 100 cm³ Blut hatten, blutarm waren. Diese Art der Blutarmut scheint bei jungen Leuten, bei Frauen in der Menopause wie auch während der Schwangerschaft und in der frühen Kindheit nicht selten zu sein. Es ist nicht möglich, eine Anämie, die durch Vitamin-E-Mangel entstanden ist, von einer Eisenmangelanämie zu unterscheiden, wenn nicht durch besondere Untersuchungen der Vitamin-E-Mangel sichergestellt wird. Da die Ärzte solche Untersuchungen nicht durchführen und zudem gewöhnlich die Bedeutung von Vitamin E unterschätzen, verordnen sie nur größere und immer größere Eisenmengen. Leider zerstören aber die meisten, vielleicht sogar alle Eisensalze Vitamin E. Oft erholen sich blutarme Kinder schnell, wenn man ihnen Vitamin E gibt, während die Anämie hartnäckig bestehenbleibt, wenn man auch noch soviel Eisen, Vitamin B_6 und Eiweiß verabreicht.

Muß bei einer Anämie Eisen gegeben werden, sollte man dies 8 oder 12 Stunden vor oder nach der Einnahme von Vitamin E geben und das ganze Tagesquantum Vitamin E nach dem Abendessen. Bei Weltraumflügen, die länger als 8 Tage dauerten, bis zum Flug von Apollo 10, verloren die Astronauten 20 bis 30 Prozent ihrer roten Blutkörperchen und kamen anämisch und erschöpft auf die Erde zurück; ihre Herzen waren so geschwächt, daß die Ärzte vor einem Rätsel standen.[35] Ihre Atemluft war so sauerstoffreich gewesen, daß es in Abwesenheit von Vitamin E zum raschen Zerfall der ungesättigten Fettsäuren in ihren Zellen gekommen war. Dr. David Turner aus Toronto erkannte dieses Problem als einen Vitamin-E-Mangel. Seither hat man die Nahrung der Astronauten kräftig mit Vitamin E angereichert, und es hat keine Anämie mehr gegeben.

Muskelzellen können unter Vitamin-E-Mangel in gleicher Weise zugrunde gehen wie die roten Blutkörperchen, so daß Kreatin und Aminosäuren im Urin ausgeschieden werden. Erhalten schwangere Frauen kein Vitamin E, kommen die Kinder mit so schwachen Muskeln zur Welt, daß es lange dauert, bis sie aufrecht sitzen, kriechen, stehen und laufen können. Oft haben Mütter mir erzählt, daß ihre Kinder, die mit 6 Monaten noch nicht allein sitzen konnten, es innerhalb einer Woche gelernt hatten, nachdem sie 100 Einheiten Vitamin E täglich bekamen. In drei Fällen gelang es Kinderärzten, die Mütter davon zu überzeugen, daß Vitamin E gefährlich sei. Innerhalb von zwei Wochen, nachdem man das Vitamin abgesetzt hatte, konnte das Kind nicht mehr allein sitzen. Tiere unter Vitamin-E-Mangel neigen zu Muskelrissen oder -brüchen, was nahelegt, daß auch die nicht seltenen Bindegewebsbrüche bei Säuglingen mit einem Vitamin-E-Mangel zu tun haben könnten.

Bei 112 Patienten, die an Muskelschwäche, Steifheit, Schmerzen und Krämpfen litten, kam es nach Verabreichung von täglich 400 Einheiten Vitamin E zu sofortiger Besserung, und zwar sprachen ältere Personen ebenso gut an wie jüngere. Mitunter kann kindliches Schielen durch Behandlung mit Vitamin E korrigiert werden, da die schwachen Augenmuskeln sich kräftigen. Bei Tieren unter Vitamin-E-Mangel sieht man ferner gelegentlich stark vorquellende Augen.

Für eine Patientin, die an einer schweren Muskelerkrankung litt, stellte ich einmal einen Ernährungsplan mit 600 Einheiten Vitamin E pro Tag als wesentlichen Bestandteil auf. Bei dieser Frau quollen die Augen so stark hervor, daß man meinte, sie würden aus dem Kopfe rollen. In erstaunlich kurzer Zeit war sie ganz geheilt, und ihre Augen wurden normal. Ähnliche Besserungen bei schweren Muskelerkrankungen sind mehrfach in medizinischen Zeitschriften mitgeteilt worden. Für mich besteht kein Zweifel, daß die schlechte Haltung bei Leuten jeden Alters zum Teil auf Muskelschwäche infolge von Vitamin-E-Mangel zurückzuführen ist.

Untersuchungen an Tieren unter Vitamin-E-Mangel haben ergeben, daß überall, wo Zellen zugrunde gehen, eine kleine Menge Kalzium abgelagert wird, so daß der Kalziumgehalt der weichen Gewebe um 500 Prozent oder mehr ansteigt. Dr. Hans Selye erzeugte solche Kalziumablagerungen experimentell und konnte alle Kennzeichen und charakteristischen Eigenschaften des Alterns auch bei jungen Tieren hervorrufen. Diesen Schaden konnte man nur durch große Mengen Vitamin E verhüten. Dr. Selye wies darauf hin, daß solche Kalziumablagerungen auch bei Arteriosklerose, bei Arthritis, Sklerodermie und bei vielen anderen Krankheiten vorkommen und der Übergang von Kalzium aus den Knochen in die weichen Gewebe, früher als Alterserscheinung angesehen, wahrscheinlich in Wirklichkeit die Ursache des Alterns ist. In einer Versuchsreihe mit 320 Säuglingen, die an »unheilbarer« Sklerodermie litten, wurden 75 Prozent völlig geheilt, als man ihnen Vitamin E gegeben hatte.

Die Muskeldystrophie, die bei allen Tierarten als Folge von Vitamin-E-Mangel in Erscheinung treten kann, scheint sich in den letzten 10 Jahren verdoppelt zu haben. Bei dieser Krankheit gehen Muskelzellen zugrunde und statt dessen bildet sich funktionell unbrauchbares Narbengewebe. Gibt man Vitamin E, bevor die Krankheit schon sehr fortgeschritten ist, ist eine Heilung noch möglich. Doch meistens ist die Krankheit, bevor sie erkannt wird, schon in einem Stadium, wo keine Menge Vitamin E noch helfen kann. Möglicherweise kann eine Ernährung, die alle Nährstoffe in besonders reichlicher Menge enthält, die Krankheit zumindest aufhalten.

Einige Jahre lang stellte ich eine Ernährung mit viel Vitamin E für einen reizenden Jungen zusammen, der seit dem dritten Lebensjahr

an Muskeldystrophie litt. Damals konnte er nicht laufen, und die Ärzte sagten den Eltern, daß er nicht lange leben würde. Seine kluge und beherzte Mutter aber band ihm Hände und Füße an einem Dreirad fest und brachte ihm bei, darauf zu fahren. Seitdem benutzte er dieses Dreirad als Rollstuhl und fuhr damit ins Badezimmer, zum Eßtisch und an seine Spielplätze. Jetzt ist er 11 Jahre alt und geht zur Schule. Er ist ein sehr guter Schüler und sieht aus wie ein glücklicher Junge, der sich überall wohl fühlt, obwohl er einen Rollstuhl und einen kleinen Motorwagen verwenden muß.
Im September 1965 stellte ich einen Ernährungsplan für einen Jungen auf, der damals wegen einer Muskeldystrophie im Johns Hopkins Spital war. Zum Glück war seine Krankheit nicht sehr weit fortgeschritten. Heute kam mit der Post folgende Nachricht seiner Mutter: »Es ist für mich ein Wunder, daß mein Sohn glücklich ist und ganz normal die höhere Schule besuchen kann. Seine Ärzte sind sehr erstaunt darüber, doch ich weiß, warum es ihm so gut geht.«
Gibt man Männern Vitamin E, bessert sich oft Anzahl, Beschaffenheit und Beweglichkeit der Spermatozoen. Aus einer Studie über Familien mit einem oder mehreren geschädigten Kindern geht hervor, daß bei allen normale Kinder geboren wurden, nachdem die Väter einige Monate vor der nächsten Empfängnis Vitamin E erhalten hatten. Ein Arzt gibt an, daß bei Tausenden von Kindern, deren Geburt er überwacht hatte, kein einziges mißgebildet oder geistig defekt zur Welt gekommen sei, wenn beide Eltern vor der Konzeption genügend Vitamin E genommen hatten und die Mutter auch während der Schwangerschaft dabei geblieben war.
Dutzende von Arbeiten haben gezeigt, daß Frauen, die früher eine oder mehrere Fehl- oder Frühgeburten hatten, gesunde Kinder zur Welt brachten, nachdem sie Vitamin E bekommen hatten. Als man einige hundert Frauen untersuchte, die mehrmals abortiert hatten, zeigte es sich, daß 97 Prozent nach Vitamin-E-Verabreichung gesunde Kinder zur Welt brachten. Bei einem Drittel der Frauen, die kein Vitamin E erhalten hatten, kam es wieder zu Fehlgeburten. Da Vitamin-E-Mangel zu Muskelschwäche führt, neigen Frauen mit Vitamin-E-Mangel zu schweren und langdauernden Geburten, in deren Verlauf das Kind entweder stirbt oder einen Hirnschaden infolge von Sauerstoffmangel bekommt. In einigen solchen Fällen konnte nachgewiesen werden, daß überhaupt kein Vitamin E im Blut enthalten war. Da Vitamin E den Sauerstoffbedarf des Körpers senkt, kann dieses Vitamin während der Frühentwicklung des Embryos und auch während der Entbindung Gehirnschäden verhüten.
Bei ungenügender Versorgung mit Vitamin E wird ununterbrochen Sauerstoff vergeudet, wodurch sich der Sauerstoffbedarf des Kör-

pers enorm steigert. Wenn man Tiere unter zunehmenden Sauerstoffmangel setzt, ist die Überlebensdauer bei solchen, die reichlich Vitamin E erhalten haben, länger und ihr Sauerstoffbedarf auffallend niedrig. Versuchspersonen atmeten verdünnte Luft ein, bis sie bewußtlos waren. Nachdem sie 300 Einheiten Vitamin E pro Tag eingenommen hatten, wurde das Experiment wiederholt. Das Vitamin ermöglichte ihnen, viel länger bei Bewußtsein zu bleiben, sie fühlten sich besser, hatten weniger Herzklopfen und waren weniger erschöpft. Dementsprechend sind Sportler, vor allem Bergsteiger, die sich in dünner Luft aufhalten, viel leistungsfähiger, wenn sie Vitamin E nehmen. Ein Ingenieur, der in Peru hoch oben in den Anden gearbeitet hatte, erzählte mir, daß seine Firma Vitamin-E-Kapseln für ihre Angestellten zur Verfügung gestellt habe, woraufhin die Leute sich beträchtlich wohler fühlten und gesünder waren. Als man später damit aufhören wollte, drohten alle, die Arbeit niederzulegen.

Es scheint, daß zur Bildung von Narbengewebe weniger Sauerstoff nötig ist als bei der Bildung von normalen Geweben. Deswegen entsteht dieses Gewebe bei Sauerstoffmangel. Durch Operationen, Verletzungen und Verbrennungen werden Blutgefäße beschädigt und damit die Sauerstoffversorgung vermindert. Die Doktoren E. V. und W. E. Shute aus London, Ontario, zeigten Lichtbilder von Patienten mit ausgedehnten Verbrennungen, schweren Verletzungen nach Unfällen, mit gangränös zerfallenden Hauttransplantationen, umfangreichen Krampfadergeschwüren und eiternden Amputationsstümpfen. Nachdem diese Kranken täglich 600 Milligramm Vitamin E oder mehr bekommen hatten, heilten ihre Wunden auf geradezu wunderbare Weise, nicht nur mit ganz geringer Narbenbildung, sondern auch ohne Schrumpfung und ohne jene juckenden Schmerzen, die bei Wundheilungen so häufig sind. Sogar alte, häßliche Narben verschwanden oft. Oft habe ich an Wunder grenzende Heilungen gesehen, nachdem man Vitamin E gegeben hatte. Schreckliche Brandwunden, sogar Röntgenverbrennungen heilten, ohne eine Narbe zu hinterlassen. Ein junges Mädchen hatte bei einem Unfall so viele Schnittwunden im Gesicht davongetragen, daß eine sich über Jahre hinziehende plastische Chirurgie notwendig schien. Sie war nach einigen Wochen schon wieder hübsch und brauchte keine Operation.

Bei einem kleinen Kind, das Lauge getrunken hatte, war die Speiseröhre durch Narbengewebe so stark verengt, daß man es nur durch einen Schlauch ernähren konnte. Nachdem es täglich hunderte von Vitamin-E-Einheiten bekommen hatte, wurde der Schlund wieder normal durchgängig. Ich habe Leute gesehen, deren Fleisch buchstäblich gekocht war. Sie litten fast keine Schmerzen, und die Wunden heilten ohne Narben, nachdem man zweimal täglich den Inhalt von Vitamin-E-Kapseln auf die Brandwunden geträufelt und zu jeder Mahlzeit 200 Einheiten Vitamin E verabreicht hatte.

Obwohl man schon seit mehr als 20 Jahren weiß, daß Vitamin E Schmerzen und Narbenbildung bei Brandwunden verhindern kann, habe ich noch nie von einem Krankenhaus gehört, in dem man den Patienten dieses Vitamin verordnet hätte. Diese armen Menschen setzt man Qualen aus, die wahrhaft erschütternd sind. Die Mutter eines 10jährigen Mädchens, das in eine Benzinexplosion geraten war, erzählte mir, sie habe die Ärzte angefleht, dem Mädchen Vitamin E zu geben, doch sie hätten es nicht erlaubt. Nun, nachdem dieses Mädchen drei Jahre lang im Krankenhaus war, nach unzählbaren Stunden voller Schmerzen, und nachdem man tausend und abertausend Dollar für Hauttransplantationen ausgegeben hat, ist das Kind durch Narben hoffnungslos verunstaltet. Das Gesicht ist gänzlich verzogen, Mund und Lächeln sind schief, die Ohren sind zum Teil verschwunden. Da sie Narben auf den Armen und auf der Brust hat, will sie nicht mehr schwimmen gehen, und das ganze Jahr trägt sie Kleider mit langen Ärmeln und hohem Kragen. Man hat ihr noch 8 weitere plastische Operationen angeraten, doch das Kind will nicht mehr, und die Eltern sind endlich soweit, daß sie nun Vitamin E ohne den Segen des Arztes »versuchen« werden. Die Schmerzen, die dieses Mädchen schon erlitten hat, und das Leben voller seelischer Qualen, das ihr bevorsteht, das alles hunderttausendfach vervielfältigt, läßt ahnen, wie grausam es sein kann, wenn man Menschen einen lebensnotwendigen Wirkstoff vorenthält.

Narben im Körperinnern stellen oft ernste Probleme. Sogenannte Verwachsungen sind Narbengebilde. Bei Pankreasfibrose (Entartung der Bauchspeicheldrüse), Muskeldystrophie und Leberzirrhose (Schrumpfung) kommt es zu ausgedehnten Narbenbildungen an Stelle von normalem Gewebe. Doch kann dieses Narbengewebe natürlich nie die gleiche Arbeit leisten. Nach Blaseninfektionen können so starke, narbige Schrumpfungen entstehen, daß man fast keinen Urin zurückhalten kann. Bei fieberhaftem Gelenkrheumatismus kann die Narbenbildung an den Herzklappen ein ganzes Leben lang Geräusche verursachen. Nimmt man jedoch während der Krise und auch später dieses Vitamin ein, entstehen keine Narben. Arthritis, Bursitis (Schleimbeutelentzündung), Myositis (Muskelentzündung), Arteriosklerose, Verengungen der Harnröhre oder der Harnleiter und viele andere Krankheitserscheinungen werden durch Narbenbildung noch weiter kompliziert und könnten wahrscheinlich verhütet werden, wenn genügend Vitamin E gegeben würde.

Man hat Vitamin E mit Erfolg verwendet bei der Behandlung von Dupuytrenscher Kontraktur, wobei Narbengewebe die Finger in unbewegliche Klauen verwandelt, bei der Peyronieschen Krankheit, bei der Narbengewebe im Bereich des Penis Schmerzen und oft Impotenz verursacht, und bei Keloid, jener schmerzenden, jukkenden, geschwulstähnlichen Wucherung, worunter besonders Farbige oft leiden. Je frischer eine Narbe ist, desto leichter kann sie zurückgebildet werden. Manche alten Narben verschwinden nie. Doch meiner Überzeugung nach liegt das im wesentlichen daran, daß die Nahrung nicht die erforderlichen Materialien liefert, um wieder normales Gewebe aufzubauen.

Es hat sogar den Anschein, daß die Schmerzempfindlichkeit bei ausreichender Versorgung mit Vitamin E geringer ist. Starke Schmerzen bei schweren Verbrennungen verschwinden innerhalb weniger Minuten, wenn man Vitamin-E-Kapseln mit einer sterilen Nadel durchsticht und den Inhalt über den verbrannten Hautflächen ausdrückt. Auf ähnliche Weise kann man auch bei Erfrierungen die Schmerzen lindern. Ein Geburtshelfer erzählte mir, daß Schmerzen bei der Geburt wesentlich geringer seien, wenn man den Frauen zu Anfang der Entbindung 600 Einheiten Vitamin E gebe. Es ist sicher, daß dieses Vitamin die juckenden und ziehenden Schmerzen bei heilenden Wunden lindert. Als mich vor kurzem Bienen gestochen hatten, gab ich schnell Vitamin E auf diese Stellen, und der erstaunlich heftige Schmerz verschwand sofort. Schmerzen infolge von Sonnenbrand lassen nach, wenn man entweder Vitamin E selbst oder eine Salbe anwendet, die Vitamin E oder PAB (Para-aminobenzoesäure) enthält.

Die Bedeutung, die dem Vitamin E möglicherweise bei der Bildung von Blutgerinnseln in den Gefäßen zukommt, wurde schon kurz gestreift. Hierfür und zugleich für eine (vielleicht damit zusammenhängende) Rolle des Vitamins beim Krampfaderleiden gibt der folgende Krankheitsfall eine Vorstellung. Vor kurzem sprach ich mit einer jungen Frau, einer begeisterten Tennisspielerin, die während einer Schwangerschaft, zu der Zeit also, wo der Bedarf an Vitamin E am höchsten ist, große, häßliche Krampfadern bekommen hatte. Ihr Arzt versicherte ihr, sie werde nie wieder Tennis spielen können. Im siebten Monat bildete sich an einem Unterschenkel ein etwa kirschgroßer, dunkelvioletter Knoten dicht unter der Hautoberfläche, das ganze Bein war entzündet, geschwollen und schmerzhaft. Ihr Doktor hielt sie im Bett, drang darauf, die Geburt einzuleiten, und sagte ihr, daß der Krampfadern wegen eine Operation unvermeidlich sei. In diesem Moment begann sie, nach jeder Mahlzeit 300 Einheiten Vitamin E zu nehmen. Wegen der Entzündung fügte sie noch sechsmal am Tag 1000 Milligramm Vitamin C

hinzu. Die junge Frau und ihre Mutter berichteten, daß nicht nur der Knoten, sondern auch die Krampfadern förmlich vor ihren Augen verschwanden. Eine Woche nach ihrer Entbindung spielte sie schon wieder Tennis. Die Beine waren wieder völlig normal.
Bei Krampfadern besteht die Tendenz, daß sich Blutgerinnsel an der Gefäßwand anheften, wodurch es zur Entzündung, Schwellung und sogar zur totalen Verstopfung des Gefäßes kommen kann. Mit Vitamin E und einer guten Ernährung verschwinden Krampfadern häufig in einigen Tagen oder Wochen, können aber wiederkommen, wenn man das Vitamin nicht mehr nimmt. Einige Leute erzählten mir, daß Krampfadern, die schon seit 20 Jahren bestanden, sich nach Zusatz von Vitamin E zur täglichen Kost zurückgebildet hätten.
Ohne Vitamin E und nach wiederholten chirurgischen Eingriffen kann es im Bereich der Krampfadern zu Zirkulationsstörungen kommen, durch die schmerzhafte Entzündungen entstehen. Nach einiger Zeit bleibt nichts anderes übrig, als ständig elastische Strümpfe zu tragen, und die Schmerzen werden so heftig, daß das Gehen zur Qual wird. Wenn ein Blutgerinnsel an einer Gefäßwand hängenbleibt, kann es zu einer empfindlichen Entzündung mit Schmerzen und Rötung im ganzen Verlauf der Vene kommen. Diesen Zustand nennt man Phlebitis (Venenentzündung) oder Thrombophlebitis. Man hat bei Kaninchen und Hunden, bei denen ein Vitamin-E-Mangel bestand, Phlebitis erzeugt. Wenn man dann das Vitamin gab, bildet sich schnell zahlreiche Gefäße, parallel zu der blockierten Vene, durch die das Blut zum Herzen zurückkehren konnte; die Gerinnsel lösten sich auf, und die Entzündung klang ab. Alles das bleibt aus, wenn das Vitamin nicht gegeben wird.
Ähnlich verhielt es sich bei 327 Personen mit Venenentzündung: Als man ihnen täglich bis 800 Einheiten Vitamin E gab, schmolzen die Gerinnsel förmlich dahin, der Schmerz ließ nach, und man nannte die Resultate »lohnend und dramatisch«. Zwölf Stunden nach Beginn der Vitaminverabreichung setzte meistens schon eine Besserung ein. Andere Patienten wurden in 4 Tagen völlig geheilt. Sogenannte »Clearance«-Tests, bei denen an Krampfadern oder Phlebitis Leidenden ein Farbstoff in die Blutgefäße injiziert wird, um die Zirkulation durch Röntgenstrahlen sichtbar zu machen, zeigten auch, daß die Gerinnsel verschwanden und die Durchblutung sich normalisiert hatte.
Da Thrombephlebitis eine häufige Folge von Operationen ist, untersuchte man 100 Personen, die kurz vor der Operation 200 Einheiten Vitamin E erhalten hatten; bei einigen bildeten sich Gerinnsel, doch bei keinem kam es zu Thrombophlebitis. Bei einer gleichen Anzahl von Patienten, die kein Vitamin E bekamen, ent-

wickelte sich bei 15 Personen eine Thrombophlebitis, bei 30 fanden sich Gerinnsel und zwei erkrankten an Lungenembolie, wobei Gerinnsel in den Kreislauf gelangen und in der Lunge hängenbleiben.

Vor einiger Zeit bekam ich folgenden Brief: »Ich fürchte, meine Schwester liegt im Sterben. Sie ist erst 46 Jahre alt, doch sie hat eine Thrombophlebitis mit Gerinnseln im ganzen Körper. Es hat im vergangenen Frühjahr angefangen, als sie einen Thrombus in der Lunge hatte. Jetzt schwillt sie immer mehr auf. Ihre Beine sind entsetzlich. Können Sie bitte, bitte helfen?« Zum Glück konnte eine Diät mit viel Protein, großen Mengen Vitamin C, E und Pantothensäure ihr Hilfe bringen.

Lungenembolien und Schlaganfälle infolge von verschleppten Blutgerinnseln können durch Vitamin-E-Mangel hervorgerufen sein. Blutanalysen haben ergeben, daß bei 80 Prozent der Opfer von Schlaganfällen ein starker Vitamin-E-Mangel bestand und nach Vitamin-E-Verabreichung eine beträchtliche Besserung eintrat, sogar, wenn der Schlaganfall schon längere Zeit zurücklag. Da orale Empfängnisverhütungsmittel den Bedarf an Vitamin E stark erhöhen, können bei Frauen, die diese einnehmen, Krampfadern, Thrombophlebitis, Lungenembolien und sogar Schlaganfälle vorkommen.

Herzinfarkte, an denen in Amerika zehnmal soviel Menschen sterben wie in anderen zivilisierten Ländern, entstehen meist dadurch, daß ein Blutgerinnsel in einem Herzkranzgefäß steckenbleibt, wodurch die Sauerstoffzufuhr abgeschnitten wird. Es ist eine Schande, daß man bislang so wenig Mühe darauf verwendet hat, den Wert von Vitamin E bei der Verhütung von Coronarthrombose zu untersuchen. Man weiß doch, daß dieses Vitamin den Bedarf an Sauerstoff vermindert, daß es die Auflösung von Gerinnseln erleichtert und die Bildung neuer Blutgefäße, die die thrombotisch erkrankten umgehen, fördert.

Als man 100 Menschen, die einen Herzinfarkt überlebt hatten, nur 200 Einheiten dieses Vitamins pro Tag gab und diese Gruppe mit einer solchen verglich, die kein Vitamin erhalten hatte, stellte sich heraus, daß es in der zweiten Gruppe viermal sooft zu einer Wiederholung des Infarkts kam. Bei einer anderen Gruppe von 457 Infarktpatienten, die Vitamin E erhielten, traten keine neuen Attacken auf, bis man das Vitamin E absetzte. Von 246 Kontrollpersonen jedoch, die kein Vitamin E erhalten hatten, erlitten 23 neue Infarktschübe[36]. Die Überlebenden solcher Anfälle haben immer einen niedrigen Vitamin-E-Blutspiegel und abnormale Elektrokardiogramme. Die Autopsien zeigen Degenerationen, reichliche Narbenbildung und viel Ceroidpigment in den Herzmuskeln; Gewebeanalysen markieren sehr deutlich einen Vitamin-E-Mangel.

Bei Patienten, die kurz nach einem Herzanfall 600 bis 1600 Einheiten Vitamin E erhielten, kam es zu einer Besserung des Elektrokardiogramms mit regelmäßigerem Puls, auffallend wenig Schmerzen und weniger Atemnot. Ärzte, die mit diesem Vitamin gearbeitet haben, halten es bei der Verhütung von Thrombosen für wesentlich besser als die gefährlichen koagulationshemmenden Mittel und heben vor allem die Senkung des Sauerstoffbedarfs nach ausreichend hohen Dosen hervor, die dem Patienten das Überleben auch nach einem sonst tödlichen Anfall ermögliche. Angeborene Herzfehler verschwinden oft, wenn man vom frühen Säuglingsalter an täglich Vitamin E gibt. Ich stellte für viele Kinder mit angeborenen Herzfehlern, bei denen man eine Herzoperation als unvermeidlich angesehen hatte, Ernährungspläne auf. Alle erhielten von der frühesten Kindheit an täglich 100 Einheiten Vitamin E. Keines brauchte operiert zu werden, und manche sind sogar Sportler geworden.

Da Tiere unter Vitamin-E-Mangel häufig Nephritis oder einen sonstigen Nierenschaden bekommen, haben einige Ärzte Kinder, die an dieser Krankheit litten, mit Vitamin E behandelt. Mit nur 300 bis 450 Einheiten dieses Vitamins pro Tag gingen die Ödeme zurück, Blut und Eiweiß verschwanden aus dem Urin, der Blutdruck sank und die Anämie, die diese Krankheit begleitet, besserte sich. Vor kurzem sagte mir ein Nierenspezialist ärgerlich, es gäbe keinen Beweis dafür, daß Vitamin E bei Nephritis helfen würde. Bevor ein solcher nicht erbracht sei, würde er es seinen Patienten nicht geben. Obwohl ein Nierenschaden aus vielen Gründen entstehen kann, hätte ich ihm gerne gesagt, daß nichts bewiesen ist, bevor man es nicht versucht hat, und kein menschliches Wesen, nicht einmal ein Arzt, das Recht hat, Patienten eine unvollständige Ernährung vorzuschreiben.

Erhält man genügend Vitamin E, kann die Leber schädliche Substanzen wie Konservierungsmittel, Bleichmittel, die man dem Mehl zugefügt hat, Reste von Insektenvertilgungsmitteln, Nitrite und Nitrate aus Kunstdünger, Industriegifte wie Tetrachlorkohlenstoff und eine große Menge anderer toxischer Stoffe entgiften. Durch jede dieser Substanzen kann bei ungenügendem Vitamin-E-Gehalt ein Leberschaden entstehen. Man hat jedoch festgestellt, daß ein solcher Leberschaden bei zwei Dritteln aller Krankenhauspatienten vorkommt, die gleichzeitig einen schweren Vitamin-E-Mangel haben.

Auch bei Schilddrüsenstörungen hat sich Vitamin E als wirksam erwiesen. Bei Tieren unter Vitamin-E-Mangel degeneriert die Schilddrüse zu einem narbigen Gebilde, das weder Thyroxin produziert, noch Jod absorbieren kann. Die Augen quellen hervor wie bei der Basedowschen Krankheit.

Als man 70 Erwachsenen mit gestörter Schilddrüsenfunktion täglich 500 Einheiten Vitamin E gab, verdoppelte sich die Jodaufnahme und das an Eiweiß gebundene Jod im Blut vermehrte sich. Bei bisheriger Unterfunktion nahm die Aktivität sichtbar zu, überaktive Schilddrüsen dagegen arbeiteten wieder normal. Kleine Knoten auf der Schilddrüse verschwanden oft, nachdem Vitamin E gegeben wurde.

Dieses Vitamin ist für die Funktion aller Drüsen lebenswichtig. Ist es reichlich vorhanden, enthält die Hypophyse (Hirnanhangdrüse) 200mal soviel Vitamin E wie irgendein anderer Körperteil. Bei Vitamin-E-Mangel sinkt die Produktion aller Hypophysenhormone, sei es STH (Somatotropes Hormon oder Wachstumshormon), sei es ACTH (Adrenocorticotropes Hormon), das die Nebennierenrinde stimuliert, oder seien es Hormone, die der Schilddrüse und den Keimdrüsen zugeordnet sind. Sobald Vitamin E zugeführt wird, nimmt die Hormonproduktion schnell zu. Aber selbst bei der Produktion von normalen Mengen gehen die Hypophysen-, Nebennierenrinden- und Sexualhormone zugrunde, wenn Vitamin E nicht im erforderlichen Ausmaß vorliegt.

Vor Jahren schon sprach der verstorbene Dr. Francis M. Pottenger jr. eine Prophezeihung aus, die wohl kaum zutreffender hätte sein können: Wenn wir mit unseren verkehrten Eßgewohnheiten fortführen, so meinte er, würden auf die Dauer Hypophyse und Sexualdrüsen so unzulänglich funktionieren, daß es bald keine normal entwickelte Brust bei Frauen und schmale Hüften bei Männern nicht mehr geben werde, und man Schwierigkeiten haben werde, Männer und Frauen zu unterscheiden.

Werden ungesättigte Fettsäuren, die ja einen Teil der Interzellularsubstanz und der Zellwände bilden, bei Fehlen von Vitamin E durch Sauerstoff zerstört, haben Viren, Bakterien und Allergie erzeugende Stoffe freien Zutritt in die Gewebe. Bei Mucovistidose, bei der Vitamin E nicht resorbiert werden kann, nahmen Infektionen überhand. Da weiterhin Vitamin A ohne ausreichenden Schutz durch Vitamin E vernichtet wird, erkranken Kinder unnötig oft an Infektionen, weil es ihnen an Vitamin E fehlt. Ebenso verkehrt ist es, jungen Leuten wegen Akne Vitamin A zu verordnen, ohne zugleich für eine ausreichende Vitamin-E-Zufuhr zu sorgen. Je mehr Vitamin E in der Nahrung enthalten ist, desto weniger Vitamin A wird gebraucht und desto mehr Vitamin A kann gespeichert werden. Die wasserlöslichen und mit Wasser mischbaren Vitamin-A- und D-Tropfen, die Kinderärzte so oft empfehlen, zerstören das Vitamin E so schnell, daß der gesamte Vorrat in kurzer Zeit verbraucht ist. Ohne dieses Vitamin verliert aber Vitamin A seine Wirksamkeit.

Das aus Fischlebertran gewonnene Vitamin A ist viel haltbarer, erfordert aber gleichfalls den »Schutz« durch Vitamin E. Auch die toxische Wirkung von Vitamin A in übermäßiger Dosierung kann durch reichliche Versorgung mit Vitamin E verhindert werden. Sogar bei der Krebsverhütung scheint dieses Vitamin eine Rolle zu spielen. Bei älteren Tieren besteht unter Vitamin-E-Mangel eine verstärkte Neigung zu Krebsbildungen. Die Anzahl der mit Azofarbstoffen künstlich erzeugten Krebsgeschwülste vermindert sich unter Verabreichung von Vitamin E. Das Wachstum von Krebszellen im Blutplasma wird durch Zugabe von Vitamin E gehemmt. Transplantiertes Krebsgewächs wächst nicht an, wenn die Tiere reichlich Vitamin E erhalten.

Dr. Otto Warburg[37] hat gezeigt, daß Krebszellen nur dann wachsen, wenn das Muttergewebe unter Sauerstoffmangel steht, der zum größten Teil durch Verlust, Zerstörung oder Abwesenheit von sauerstofftragenden Enzymen zustande kommt. Entsprechend ist daran zu erinnern, daß Vitamin E den Sauerstoffbedarf der Gewebe stark reduziert. Hautkrebs im Frühstadium heilt manchmal unter örtlicher Anwendung von Vitamin E, wobei der Inhalt einer Vitamin-E-Kapsel pro Tag aufgeträufelt wird.

Vitamin E ist wahrscheinlich bei einer Reihe von Krankheiten, die offenbar wenig miteinander zu tun haben, wirksam. Erstaunlicherweise wird zum Beispiel die Bluterkrankheit, bei der Heilungen erzielt worden seien, angeführt. Bei Diabetikern konnte die Insulindosis gesenkt werden. Bei Patienten mit Allergien und/oder Resistenzschwäche gegenüber Infektionen wurden Besserungen beobachtet. Wenn nämlich bei Vitamin-E-Mangel die Zellwände durch Ausfall von Fettsäuren brüchig werden, finden Infektionserreger und Allergene leicht Zugang zur Zelle. Sogar bei Netzhautablösung wurde eine Heilwirkung festgestellt. Besonders wirksam ist dieses Vitamin bei Krankheiten, die mit Sauerstoffmangel einhergehen, wie Asthma, Emphysem (Lungenerweiterung) und Bürgersche Krankheit. Weiterhin erscheinen in diesem Katalog die Akne junger Leute, Entzündungen der Vagina, die Warzenbildung bis hin zu Lupus erythematodes (Zehrose) und Sklerodermie.

Laut ärztlichen Angaben soll Vitamin E älteren Leuten zu vermehrter geistiger Frische verhelfen. Da dieses Vitamin die Ausnützung von Azetylcholin verbessert, wird ihm eine Bedeutung bei Myasthenia gravis, einer Krankheit, die mit extremer Muskelschwäche einhergeht, zugeschrieben.

Der tägliche Bedarf an Vitamin E zeigt eine erhebliche Variationsbreite; manche Leute brauchen davon viermal soviel wie andere.

Der Bedarf nimmt zu unter Streß, durch Einnahme von Ölen, nach länger bestehendem Vitamin-E-Mangel, bei schnellem Wachstum, während der Menopause und während einer Behandlung mit Sexualhormonen. Da ein mäßiger Mehrverbrauch von Ölen oder ungesättigten Fetten den Bedarf an Vitamin E um das sechsfache erhöhen kann, ist es gefährlich, der Kost vermehrt Öl zuzufügen, wenn nicht gleichzeitig mehr Vitamin E zugeführt wird. Jedoch empfehlen die Ärzte, ohne Vitamin E zu erwähnen, den Patienten, Öl zu nehmen, um Herzkrankheiten vorzubeugen. Kinderärzte verordnen ölhaltige Nährpräparate für Säuglinge, bei denen ohnehin ein Vitamin-E-Mangel besteht. Wie groß der Schaden ist, der dadurch angerichtet wird, kann man nur erraten.

Schätzungen des täglichen Bedarfs bewegen sich zwischen der minimalen Menge von 30 Einheiten bis zu mehreren hundert Einheiten. Genaue Studien zeigen, daß Erwachsene normalerweise 140 bis 210 Einheiten täglich sowie 100 Einheiten zusätzlich für jeden Eßlöffel Öl in der Diät benötigen. Ein kleiner Überschuß wird in der Hypophyse, in den Nebennieren und Keimdrüsen gespeichert. Doch wird dieser, vor allem während einer Krankheit, schnell verbraucht. Die Mengen, mit denen man Heilerfolge erzielt hat, betrugen meistens zwischen 600 und 1600 Einheiten täglich, wobei die Dosis stets nach fetthaltigen Mahlzeiten zu nehmen war. Leute mit unkontrolliert hohem Blutdruck oder mit Herzfehlern nach rheumatischer Herzklappenentzündung sollten jedoch während der ersten 6 Wochen nicht mehr als 100 Einheiten Vitamin E pro Tag nehmen. Dann kann diese Menge bis zu 125 Einheiten, nach weiteren 6 Wochen bis zu 150 Einheiten täglich erhöht werden.

Im allgemeinen ist Vitamin E nie toxisch. Man hat Frühgeburten über kurze Zeit mit 1400 und Kinder mit 2000 Einheiten Alpha Tocopherol täglich behandelt, ohne daß die geringsten Zeichen von Vergiftung auftraten. Doch bekam ein 41jähriger Mann, der drei Monate lang pro Tag 4000 Einheiten synthetisches Vitamin E nahm, Durchfall, Bauchweh und eine Entzündung des Mundes, der Zunge und der Lippen. Auch bei Tieren hat man toxische Wirkungen hervorgerufen, wobei es zur Degeneration der Nebennieren, der Schilddrüse und der Keimdrüsen kam. Deswegen ist es ratsam, größere Mengen als 1600 Einheiten nur während kurzer Perioden einzunehmen.

Der Bedarf an diesem Vitamin steht in einem bestimmten Verhältnis zu der Menge des mit der Kost aufgenommenen Öls. Unser Speiseölverbrauch hat sich seit 1946 verdreifacht, die Zufuhr an Vitamin E jedoch nimmt ständig ab und beträgt jetzt durchschnittlich 7,4 Einheiten pro Tag.

Wird man nicht bald der allgemeinen Ernährung mehr Vitamin E

zuführen, ist zu erwarten, daß alle Mangelerscheinungen, die in diesem Kapitel besprochen sind, schlimmer und häufiger werden. Dabei kommt es mit jedem Pfund Mehl, das zu stark ausgemahlen, und mit jedem Liter Öl, der chemisch gewonnen wird, zu einer gedankenlosen Vergeudung dieses Vitamins.
Können wir uns das noch leisten?

21

Ihre Laune spricht Bände

Kalzium und Phosphor

Niemand, der die Vorteile einer ausreichenden Versorgung mit Kalzium erfahren hat, würde es sich noch erlauben, auch nur ein geringes Defizit an diesem Wirkstoff zuzulassen. Kalzium kann so beschwichtigend wie eine Mutter sein, so entspannend wie ein Beruhigungsmittel und lebensrettend sein wie ein Sauerstoffzelt.

Obwohl 99 Prozent des Körperkalziums in den Knochen und in den Zähnen enthalten ist, können die krankhaften Erscheinungen, die durch Kalziummangel in den Nerven und in den Geweben entstehen, das Leben fast unerträglich machen. Kalzium ist zum Beispiel bei der Übertragung der Nervenimpulse beteiligt. Bei einem Mangel kommt es zu nervöser Spannung, und Sie werden mißgelaunt. Wer einen Kalziummangel hat, verschwendet seine Energie, und weil er nicht imstande ist, seine Nerven zu entspannen, wird er, gemessen an der Arbeit, die er tatsächlich leistet, viel zu müde. Meistens ist er so unruhig, daß es anstrengend ist, mit ihm zusammen zu sein. Seine Reizbarkeit und seine Unbeständigkeit machen ihn unbeliebt. Die Mutter eines 17jährigen Jungen, der durch Kalziumbehandlung von einer Mustersammlung solcher Symptome geheilt wurde, sagte vor kurzem zu mir: »Ich danke Ihnen, daß Sie aus Johnny wieder einen Menschen gemacht haben.«

Wenn das Blutkalzium extrem ansteigt, wie es der Fall ist, wenn toxische Dosen von Vitamin D experimentell gegeben werden, steigert sich die Entspannung zur Teilnahmslosigkeit, manchmal sogar bis zum Dämmerzustand, und die elektrische Reizbarkeit von Nerven und Muskeln ist erheblich herabgesetzt.

Bei einem Menschen mit Kalziummangel findet sich oft ein charakteristisches Symptom: das Luftschlucken. Da solch ein Mensch meistens sehr schnell spricht, kann er sich angewöhnen, während des Sprechens Luft von der Kehle in den Magen zu befördern; eine Technik, die nervöse Frauen besonders gut beherrschen. Häufig kommt es zu dieser Angewohnheit auch dadurch, daß der Mensch sein Essen zu gierig herunterschlingt und wie ein ausgehungerter Säugling mit dem Essen Luft schluckt, und weil er aufstoßen muß, bildet er sich ein, unter »schlechter Verdauung« zu leiden. Die ätherischen Öle von Zwiebeln, Paprika und Knoblauch, die sich schon im Magen befinden, gelangen in die über dem Mageninhalt stehende Luftblase, und ihr Geschmack wird beim Aufstoßen wahrgenommen. Nun wird das Ganze als »schlechte Verdauung« gedeutet und diesen Würzstoffen die Schuld daran gegeben. Nach einiger Zeit ist die Liste der Dinge, die er angeblich nicht verträgt, wirklich imposant. Oft verwendet er mit Begeisterung Soda oder alkalische Präparate. Abgesehen davon, daß solche Substanzen genug Kohlendioxyd bilden, um den Mageneingang zu öffnen, so daß Gas und Luft entweichen können, neutralisieren sie auch die so wertvolle Salzsäure des Magens. Alles Kalzium, das in der Nahrung enthalten gewesen sein mag, wird dadurch unlöslich und kann nicht mehr vom Blut absorbiert werden. Manchmal dringt die heruntergeschluckte Luft bis in den Darm vor, dehnt sich infolge der Erwärmung auf Körpertemperatur aus und kann starke Blähungen und sogar Schmerzen verursachen. Dieser Mensch wird, kurz gesagt, sein eigener größter Feind. Doch wenn seine Nerven genügend mit Kalzium versorgt werden, können alle diese Symptome schnell verschwinden.

Ein weiteres Zeichen von Kalziummangel ist die Schlaflosigkeit, ein anderer Aspekt die Unfähigkeit, sich zu entspannen. Würde man genügend Kalzium einnehmen, könnte man den Schaden, der durch Schlaftabletten angerichtet wird, ganz zu schweigen von den Unsummen, die jährlich dafür ausgegeben werden, weitgehend vermeiden. Da Milch unsere reichste Kalziumquelle ist, hat man schon seit langer Zeit empfohlen, vor dem Schlafengehen ein warmes Milchgetränk zu nehmen, falls man nicht einschlafen kann; Wärme beschleunigt die Verdauung. Kalzium beruhigt die Nerven, und ein ruhiger Schlaf kann folgen. Diese Empfehlung hat sogar den Segen des Amerikanischen Arztverbandes und auch der Nahrungs- und Arzneimittel-Verwaltung. Doch für Leute, deren Gewebe gleichsam ausgehungert sind, ist die Kalziummenge in einem Milchgetränk nicht mehr als ein Tropfen auf einen heißen Stein.

Meistens rate ich Leuten mit schwerer Schlaflosigkeit, zeitweilig zwei oder drei Kalziumtabletten mit einem Milchgetränk vor dem Schlafengehen einzunehmen und ein weiteres Glas Milch mit Kalziumtabletten auf den Nachttisch zu stellen. Wenn die Schlaflosigkeit anhält, kann man jede Stunde davon nehmen. Vor zwanzig Jahren besprach ich diese Sache mit einem Arzt, der selbst unter Schlaflosigkeit litt. Er nennt Kalziumtabletten noch immer Wiegenliedtabletten und erzählte mir, daß er sie auch heute noch Leuten empfiehlt, die an Schlaflosigkeit leiden.

Weiterhin bewirkt Kalziummangel eine gesteigerte Reizbarkeit der Muskeln, die eine Bereitschaft zu Verkrampfungen oder Spasmen herbeiführt. Bei extrem niedrigem Blutkalzium kommt es zu sogenannten tetanischen Krämpfen. Zum Glück sind die meisten Muskelsymptome weniger ernst. Krämpfe in den Beinen oder Füßen sind am häufigsten, doch in fast jedem Muskel können Krämpfe oder Zuckungen entstehen. Auch Krämpfe des Dickdarms – man spricht von spastischer Kolitis oder spastischer Obstipation – bessern sich gewöhnlich bei ausreichender Kalziumzufuhr.

Ein Mangel an Kalzium (und an Magnesium) kann die Ursache sein, daß junge Leute, deren Bedarf infolge des Wachstums besonders hoch ist, so überaus reizbar werden. Selbst die geduldigste Mutter denkt dann manchmal, man hätte ihr Kind bei der Geburt besser umbringen sollen. Besonders in dem Jahr, bevor die Menstruation einsetzt, kann das Blutkalzium eines Mädchens so stark absinken, daß sich Schlaflosigkeit, Zahnschwund und eine nervöse Reizbarkeit einstellen, die das Zusammenleben zur Qual machen. Trinkt solch ein Mädchen einen Liter Milch pro Tag und nimmt dazu 2 oder 3 Kalziumtabletten – am besten solche, die auch Magnesium und andere Mineralien enthalten –, und zwar nach jeder Mahlzeit und vor dem Schlafengehen, kann es geschehen, daß sich die gesamte Persönlichkeit förmlich über Nacht ändert. Man darf jedoch nicht versäumen, Vitamin D beizugeben, um die Absorption des Kalziums sicherzustellen.

Bei der Frau steht das Blutkalzium in Beziehung mit der Aktivität der Ovarien (Eierstöcke). In der Woche vor der Menstruation kann das Blutkalzium so stark abfallen, daß Nervosität, Reizbarkeit, mitunter sogar Depressionen die Folge sind. Bei Beginn der Menstruation kommt es zu einem weiteren Absinken des Blutkalziums, was zu Krampfzuständen in der Muskulatur der Gebärmutter Anlaß geben kann. Dieses Erscheinungsbild ist bei ganz jungen Frauen am ausgeprägtesten. Nimmt man in solch einem Fall nicht regelmäßig Kalziumtabletten ein, sollte man wenigstens eine Woche vor Beginn der Menstruation damit anfangen und bis zum Ende der Blutung fortfahren. Beim geringsten Krampfanfall sollte man jede Stunde Kalziumtabletten nehmen, bis die Krämpfe nachlassen. Meistens löst er sich binnen einer halben Stunde.

Infolge des Ausfalls der Ovarialhormone kann es während der Wechseljahre zu schweren Kalziummangelsymptomen kommen. In dieser Zeit muß die Versorgung mit Kalzium besonders reichlich sein, und man sollte unter allen Umständen dafür sorgen, daß die Absorption gesichert ist und kein Kalzium durch die Nieren verlorengeht. Werden diese Vorsorgemaßnahmen eingehalten und ist die Ernährung in jeder Hinsicht vollwertig, verliert die Frau in den Wechseljahren normalerweise ihre Reizbarkeit, Hitzewallungen, nächtliche Schweißausbrüche, Beinkrämpfe und Depressionen. Nach dem Aussetzen der eigentlichen Menstruation kann man gewöhnlich eine Art von Pseudomenstruationszyklus beobachten, aufgrund dessen während einer Woche im Monat Kalziummangelsymptome auftreten können. Während dieser Phase sollte man mehr Kalzium einnehmen.

Ein anderer Grund für eine reichliche Kalziumzufuhr (deshalb sollte man im Medizinschrank stets Kalziumtabletten haben) besteht in der schmerzstillenden Wirkung dieses Minerals. Alte medizinische Lehrbücher empfehlen Kalziuminjektionen als Behandlung für die scharfen, stechenden Schmerzen einer Rippenfellentzündung, die wirklich sehr schlimm sind. Es ist unbegreiflich, daß man Kalzium nicht öfter verwendet, um Schmerzen zu lindern. Ein Arzt sagte mir, daß er keine Opiate gibt, sondern bei sehr schweren Schmerzen ein bis vier Gramm Kalziumglukonat in die Vene injiziert. Die Besserung trete fast augenblicklich ein.

Es ist zwar bei schwerer Krankheit oder unerträglichen Kopfschmerzen nicht möglich, die erforderliche Kalziummenge oral zu verabreichen, beim leicht Kranken aber durchaus. Dem Migränekranken zum Beispiel kann man meist mit einer Gabe Kalzium (und Vitamin B_6) zwischen den Anfällen sehr gut helfen. Schon jahrelang rate ich den Leuten, bevor sie zum Zahnarzt gehen, Kalziumtabletten einzunehmen. Mit diesem Mineral kann man sich besser entspannen, hat weniger Schmerzen und erleichtert dem Zahnarzt die Arbeit.

Auch der Juckreiz bei einer Urtikaria und die Schmerzen bei Arthritis sprechen auf Kalzium an. Schon immer habe ich schwangeren Frauen empfohlen, zu Beginn der Entbindung stündlich eine Kapsel Vitamin D und zwei oder drei Kalziumtabletten zu nehmen, bis sie in das Entbindungszimmer gefahren werden. Ich war erstaunt darüber, wieviele dieser Frauen mir schrieben oder erzählten, daß sie während der Geburt keine Schmerzen spürten. Oft sagten sie auch: »Ich dachte, daß ich nur Blähungen hätte, als das Baby geboren wurde.«

Auch bei der Blutgerinnung spielt Kalzium eine wichtige Rolle; das kann bei Unfällen eine Sache von Leben und Tod sein. Ferner vermindert es die Durchlässigkeit der Zellwände und verhindert dadurch, daß schädliche Substanzen wie Allergene und Viren in die Zellen eindringen. Sehr wichtig ist die Funktion des Kalziums bei der Aufrechterhaltung eines normalen Muskeltonus, von dem die Körperhaltung und Leistungsfähigkeit der Muskulatur abhängt.

Diese wiederum ist für die Muskelarbeit während des Geburtsvorgangs von Bedeutung. Weiterhin verhütet Kalzium übermäßige Müdigkeit und beschleunigt Heilungen.

Kalziummangel stellt eine der Voraussetzungen für Parodontose und Knochenabbau dar, die mit Vitamin D allein nicht zu beheben sind. Kalzium und Vitamin D müssen beide in genügender Menge zugeführt, absorbiert und festgehalten werden, wenn es darum geht, Zähne und Knochen gesund zu erhalten. Obwohl Phosphor in den Knochen und Zähnen mit Kalzium verbunden ist und auch sonst ein außerordentlich wichtiges Bauelement darstellt, ist er doch in unserer Ernährung im allgemeinen mehr als reichlich vertreten.

Zahlreiche Untersuchungen haben gezeigt, daß der Mangel an Kalzium weiter verbreitet ist als der an irgendeinem anderen Wirkstoff. Milch ist unsere einzige zuverlässige Quelle. Natürlich gilt das auch für Sauermilch, Buttermilch, Joghurt und alle sonstigen Milchprodukte. Bei der Käsebereitung allerdings geht das Kalzium oft verloren. Buttermilch, die mit Magermilch versetzt wurde, ist eine ausgezeichnete Quelle.

Relativ viel Kalzium ist in den grünen Blättern von Senf- und Kohlrabipflanzen sowie in Sojabohnen und dunkler Melasse enthalten. Doch ißt man diese Nahrungsmittel nicht jeden Tag. Die Kalziummenge, die ein Erwachsener täglich braucht, könnte er aus folgenden Nahrungsmitteln beziehen, die in den medizinischen Lehrbüchern als »reich an Kalzium« aufgeführt werden! 72 Äpfel, 80 Bananen, 42 Orangen, 11 Tassen Mohrrüben, 33 Eier, 77 Kartoffeln oder 214 Datteln. Die Mengenangaben bei anderen Nahrungsmitteln, die auf dieser Liste stehen, sind sogar noch grotesker.

Es gibt natürlich gesunde Menschen, die keine Milch trinken; doch haben sie alle ihre Kalziumquelle. Die Quelle der Hawaiianer ist »Poi«, in Fernost ist es der Sojabohnenquark. Die Eskimos, die Afrikaner und die amerikanischen Indianer deckten ihren Kalziumbedarf durch Fischgräten und Wild- und Vogelknochen. Der verstorbene Dr. Michael Walsh entdeckte, daß die mexikanischen Indianer, die nach unseren Begriffen Hunger leiden, täglich so viel Kalzium zu sich nahmen, wie etwa in 8 Litern Milch enthalten ist. Dieses Kalzium stammte aus dem weichen Kalkstein, mit dem sie den Mais für ihre Tortillas mahlen. Bei uns kann jemand, der keine Milch trinkt, seinen Kalziumbedarf nicht decken, es sei denn mit Hilfe eines Präparates, was jedoch stets ein ärmlicher Ersatz für Milch bleibt.

Es gibt viele verschiedene Arten von Kalziumsalz in Tabletten oder Pulverform, die man mit Milch oder Fruchtsaft einnehmen kann. Kalziumglukonat und Kalziumlaktat, die Verbindungen des Kalziums mit Traubenzucker und Milchzucker, werden vom Blut leichter aufgenommen als Dikalziumphosphat oder Kalziumchlorid. Feines Knochenpulver oder -asche ist eine ergiebige Quelle, doch leider ist der Phosphatanteil zu hoch. Kalziumsalze sind nicht schädlich, aber man kann sogar unter idealen Umständen nur wenig davon absorbieren.

Bevor Kalzium durch die Darmwand in das Blut übertreten kann, muß es von der Salzsäure des Magens gelöst werden. Laktose, der in der Milch enthaltene Zucker, bewirkt einen starken Anstieg der Kalziumabsorption, da er durch Darmbakterien zu Milchsäure abgebaut wird.

Enthält die Kost zuviel Phosphor, verbinden sich Kalzium und Phosphor im Darm zu Salzen, die auch in Säuren nicht mehr löslich sind. Nimmt man Soda oder eine andere alkalische Substanz ein, die die Magensäure neutralisiert, oder ißt man Süßigkeiten oder andere konzentrierte Kohlehydrate, die den Fluß alkalischer Verdauungssäfte stimulieren, vermindert sich die Kalziumabsorption oder kommt ganz zum Stillstand. Fett dagegen wirkt anregend. Daher sollte man Kindern, besonders Säuglingen, besser Vollmilch als Magermilch geben. Wird Magermilch bevorzugt, ist es ratsam, diese zu einer Mahlzeit, die zum Beispiel einen mit Öl angemachten Salat enthält, zu trinken.

Bei einem Überangebot an Phosphor gehen große Mengen Kalzium mit dem Urin verloren. Im Idealfall sollte man nicht mehr als doppelt soviel Phosphor wie Kalzium einnehmen, doch ist die Menge in der Regel um das Zehnfache höher. Phosphor ist nicht nur bei allen Tieren, sondern auch in der Pflanzenwelt ein lebensnotwendiges Element im Zellstoffwechsel. Deswegen ist unsere Ernährung zwar arm an Kalzium, aber reich an Phosphor. Beim Aufbau und der Erhaltung der Knochen und Zähne wird Phosphor in einer chemischen Verbindung mit Kalzium verwendet. Ist das Angebot an Kalzium im Verhältnis zu Phosphor zu niedrig, findet der Phosphor nichts, womit er sich verbinden kann. In diesem Falle wird Phosphor ausgeschieden. Im Blut jedoch ist immer Kalzium enthalten. Liefert es die Ernährung nicht, wird es den Knochen entnommen. Leider wird der Phosphor im Urin als Kalziumphosphorsalz ausgeschieden. Damit wird dem Körper nicht nur Phosphor entzogen, sondern auch das dringend benötigte Kalzium. Aus diesem Grunde sind Kalziumglukonat und Kalziumlaktat den phosphorhaltigen Kalziumsalzen vorzuziehen.

Leber, Hefe, Lecithin und Weizenkeime sind meist reich an Phosphor, doch arm an Kalzium. Die Einnahme größerer Mengen dieser Nährstoffe sollte also zugleich mit Kalziumlaktat oder Kalziumglukonat erfolgen. Andernfalls kann das Verhältnis von Phosphor zu Kalzium so hoch ansteigen, daß die Ausscheidung des Phosphorüberschusses durch den Urin einen schweren Kalziummangel hervorruft.

Mitunter entsteht bei jemand, der wenig oder keine Milch trinkt, ein hoher Bedarf an Vitamin B. Dann kann es infolge zu hoher Phosphor- und zu niedriger Kalziumzufuhr zu einem nervösen Zusammenbruch kommen. Phosphor, Kalzium und Vitamin D sind aufeinander eingespielt. Nimmt man Milch, Buttermilch, Joghurt und Speisen aus frischer oder pulverisierter Milch in genügender Menge zu sich, ist der Kalziumbedarf gedeckt und man hat keine Schwierigkeiten, es sei denn, man nimmt zeitweilig größere Mengen von Leber, Hefe, Lecithin oder Weizenkeimen zu sich. In solch einem Fall kann Kalziumsalz Schaden verhüten und sehr wertvoll sein.

Ein Überschuß an absorbiertem Kalzium wird in den Knochenbälkchen an den Enden der langen Röhrenknochen gespeichert. Diese eigenartige, netzförmige Knochenstruktur ist Ihnen vielleicht schon aufgefallen, wenn ein Suppenknochen der Länge nach aufgesägt wurde. Auf diesen Vorrat kann bei Stockungen im Nachschub zurückgegriffen werden, so daß der normale Stoffwechselbetrieb gesichert ist. Wenn keine Reserven an Mineralien zur Verfügung stehen, werden Kalzium und Phosphor mit Hilfe des Hormons der Nebenschilddrüse aus den Knochen entnommen, um den Bedarf der Gewebe zu decken. Deswegen hält sich das Blutkalzium stets auf normalem Niveau, auch wenn die Knochen zunehmend porös und schwach, die Zähne immer anfälliger gegenüber Zahnschwund und Zahnverfall und viele andere Symptome des Kalziummangels immer deutlicher werden. Bestehen Mangelsymptome über längere Zeit, ist anzunehmen, daß die Knochen sich bereits in einem sehr bedenklichen Zustand befinden.

Unsere Knochen sind nämlich alles andere als leblose Strukturen, die sich, einmal ausgewachsen, nicht mehr verändern. Ganz im Gegenteil: während jeder Stunde unseres Lebens ist dort ein Gezeitenfluß von Mineralien am Werk, der ständig aus- und einströmt. Wenn man also genügend Kalzium zuführt und absorbiert, strömt die Flut in die Knochen hinein und baut und repariert dort, bis alle porösen Stellen verschwunden sind. Bedauerlicherweise leiden Millionen von Menschen unter Rückenschmerzen und zahlen damit den Preis dafür, daß sie sich nicht um eine genügende Zufuhr an Kalzium und Vitamin D bemüht haben. Um als Erwachsener gesund zu bleiben, sollte man mindestens 1 Gramm Kalzium pro Tag zu sich nehmen; eine Menge, die in etwa 4 Gläsern Milch, Joghurt oder Buttermilch enthalten ist, wobei noch mehr noch besser wäre. In guten Zeiten betrug die tägliche Kalziumzufuhr bei Finnen und Schweizern 6 Gramm. Bei vielen primitiven Völkern liegt sie sogar

noch höher. Gestattet ein kleiner Überschuß täglich ein wenig Vorratsbildung, wird es nie nötig sein, größere Mengen auf einmal zu nehmen und das Abgleiten in ein Defizit ist ausgeschlossen.
Es gibt nur wenig Wirkstoffe, die zur Gemütlichkeit des häuslichen Lebens in demselben Maße beitragen können wie das Kalzium. Fehlt es, kommt es zu schlechter Laune und gereizter Stimmung. Mit Kalzium behält Heiterkeit die Oberhand.

22 Magnesium

Das Beruhigungsmittel der Natur

Magnesium, ein anderer Nährstoff, schützt ihre Nerven ebenso wie Kalzium. Bei einem nur geringfügigen Magnesiummangel wird der Mensch reizbar, gespannt, überempfindlich für Lärm, leicht erregbar, furchtsam und streitlustig. Wenn der Mangel zunimmt oder länger anhält, kann es zu Zuckungen oder Zittern, Pulsunregelmäßigkeiten, Schlaflosigkeit, Muskelschwäche und Krämpfen in den Beinen oder Füßen kommen. Mitunter können die Hände so stark zittern, daß die Schrift unleserlich wird. Elektroenzephalogramme, Elektrokardiogramme und Elektromyogramme, das heißt die Aufzeichnungen der elektrischen Wellen des Gehirns, des Herzens und der Muskeln, nehmen abnorme Verlaufsformen an.

Extremer Magnesiummangel ist vor allem schädlich für das Gehirn. Konzentrationsschwäche, Verwirrtheit, gestörte Orientierung und Depressionen, sogar die erschreckenden Wahnvorstellungen des Delirium tremens können die Folge eines solchen Mangels sein und reagieren auf Magnesiumzufuhr günstig. Zum Glück kommt es oft schon innerhalb weniger Stunden nach der Verabreichung von Magnesium zu einer erstaunlichen Besserung, wie der medizinische Bericht über einen 68jährigen Mann zeigt, bei dem sich infolge von Durchfällen Magnesiummangel ausgebildet hatte. Neun Tage lang war dieser Mann »denkunfähig, desorientiert, verwirrt, laut, streitlustig und sehr unruhig«. Nur einige Stunden nachdem man ihm einen halben Teelöffel Epsomsalz oder Magnesiumsulfat gegeben hatte, waren alle Symptome verschwunden, und er war wieder ein charmanter Mann geworden. Ein anderes Beispiel ist die prompte Heilung einer durch Magnesiummangel entstandenen Muskelschwäche. So ist beispielsweise das Bettnässen ein Symptom der Muskelschwäche im Bereich des Blasenschließmuskels. Dieses Symptom hat man bei Versuchspersonen unter magnesiumfreier Diät experimentell entstehen sehen. Es tritt aber auch häufig bei Menschen auf, die an multipler Sklerose leiden. Eine Frau, die an multipler Sklerose litt, erzählte mir, daß sie vier Jahre lang an dieser peinlichen Störung gelitten habe, die jedoch am selben Tag verschwand, als sie ihrer Ernährung Magnesium zugesetzt habe.

Es ist für den Arzt nicht leicht, einen Magnesiummangel zu entdecken, da dieser Stoff zum größten Teil in den Zellen selbst enthalten ist und der Anteil im Blutplasma sich nur wenig ändert. Besonders wenig Magnesium in den Zellen hat man jedoch bei Personen gefunden, die Diuretika oder Antibiotika nahmen, sowie bei Kranken mit Tremor (Zittern), Muskelschwäche oder -krämpfen, Epilepsie, Durchfall, Diabetes, Nephritis oder Delirium tremens.

Tiere, die nur einige Tage lang zuwenig Magnesium erhalten, bekommen Krämpfe. Später entwickelt sich ein Nierenschaden mit Harngries oder Nierensteinen. Dazu kommen Herzsymptome: krankhafte Veränderungen im Elektrokardiogramm sowie Blutungen, abgestorbene Bezirke und Verkalkungen im Herzmuskel. In vielen Geweben bilden sich Kalziumablagerungen: in der Skelettmuskulatur, in den Nieren und insbesondere in den Wänden der Arterien.

Ferner kann bei Mangel an Magnesium kein Kalium in den Zellen festgehalten werden. Alle diese Symptome, vor allem die Verkalkung weicher Gewebe, verstärken sich bei gleichzeitig bestehendem Mangel an Kalzium, besonders wenn die Nahrung viel Phosphor enthält, wie das ja bei den meisten Menschen der Fall ist. Aufgrund dieser Veränderungen kann es zu tödlichen Herzanfällen kommen.

Eine Arteriosklerose erzeugende Diät mit viel gesättigtem Fett und großen Mengen Cholesterin bewirkt bei Tieren solange keine Veränderungen am Herzen, wie Magnesium gegeben wird. Dementsprechend sind bei Bevölkerungsgruppen, deren Nahrung viel Magnesium enthält, Herzinfarkte und Arteriosklerose selten. Es besteht kein Zweifel daran, daß Magnesiummangel bei unserer beschämend hohen Todesrate durch Herzinfarkte eine große Rolle spielt. Magnesium ist ein besonders wirksames Mittel, um das Blutcholesterin zu senken. Bei Patienten, die Herzinfarkte überstanden hatten, wurden mit kleinen Mengen Epsomsalz pro Tag »wahrhaft bemerkenswerte« Erfolge erzielt. Bei einer Untersuchung hatten Leute mit hohem Blutmagnesium (2,06 Milligramm pro 100 cm^3) durchschnittlich 170 Milligramm Cholesterin; bei Leuten mit wenig Magnesium (1,71 Milligramm pro 100 cm^3) dagegen betrug der Durchschnitt 470 Milligramm Cholesterin, womit die Gefahrenzone erreicht ist, bei der in jedem Moment ein Herzanfall erwartet werden kann.

Es ist äußerst wichtig, sich klarzumachen, daß Kalziumablagerungen in den Geweben sich gerade dann verstärken, wenn die Nahrung *wenig* Kalzium enthält. Kranke, die unter Arthritis, Bursitis (Schleimbeutelentzündung), Sklerodermie, Verhärtung der Arterien und anderen Krankheitserscheinungen leiden, bei denen Kalziumablagerungen oder auch nur Spuren davon zu Schmerzen führen, scheuen oft davor zurück, eine kalziumreiche Nahrung zu sich zu nehmen. Dabei ist eine Besserung von vornherein ausgeschlossen, wenn nicht die Zufuhr an Kalzium und Magnesium beträchtlich erhöht wird. Es kommt oft vor, daß Ärzte ihren Patienten mit Nierensteinen verbieten, Milch zu trinken, und damit erreichen, daß die Steinbildung noch schneller vor sich geht. Kalziumablagerungen dieser Art kann es auch bei Vitamin-E-Mangel geben. Nach Operationen am offenen Herzen, wenn Magnesium und Vitamin E dringend benötigt werden und ohne Bedenken gegeben werden könnten, bilden sich am Herzmuskel oft so schwere Verkalkungen, daß innerhalb weniger Tage der Tod eintreten kann.

Lange Zeit herrschte die Ansicht vor, daß unsere Alltagsnahrung genügend Magnesium enthalte, so, wie es früher einmal wirklich der Fall gewesen ist. Mangelsymptome wurden nur selten von den Ärzten erkannt. Erst in den letzten zehn Jahren haben Tausende von wissenschaftlichen Studien gezeigt, daß Magnesiummangel sehr weit verbreitet ist. Überall, wo chemische Düngemittel angewandt werden, besonders aber bei kalkreichen Böden, sättigt sich das Grundwasser so schnell mit dem leichtlöslichen Kunstdünger, daß das Magnesium vom Erdreich nicht mehr aufgenommen und von den Pflanzen nicht absorbiert werden kann. Wird kein chemischer Dünger verwendet, sondern der Boden mit magnesiumhaltigem Dolomit oder mit Muschelschalenpulver angereichert, ist der Magnesiumgehalt der Ernten hoch.

Doch das Magnesium in der Nahrung geht verloren, wenn man sie lange einweicht oder kocht und das Kochwasser wegschüttet. Aber auch bei reichlicher Magnesiumzufuhr kann infolge von Durchfall Nierenschäden, Diabetes, bei Behandlungen mit harntreibenden Mitteln oder durch Alkoholgenuß ein Mangel zustande kommen.

Sogenannte »Geselligkeitstrinker«, die täglich etwa einen halben Liter reinen Alkohol zu sich nehmen, scheiden im Urin drei- bis fünfmal soviel Magnesium aus als Nichttrinker. Jeder überzeugte Geselligkeitstrinker, der es unterläßt, seine Kost mit Magnesium anzureichern, bestellt sich damit seinen Herzinfarkt.

Da Tiere unter Magnesiummangel zu Krämpfen neigen, hat man Epileptiker mit Magnesium behandelt, zumal festgestellt wurde, daß Blut und Zellen dieser Kranken auffallend mangesiumarm sind. Die Ergebnisse waren manchmal erstaunlich. So liegt zum Beispiel der Krankenbericht über einen 38jährigen Mann mit einer Nierenentzündung vor, bei dem Magnesium durch den Urin verlorenging. Bei ihm entwickelte sich eine schwere Epilepsie mit ununterbrochenen Krampfanfällen, die mit den üblichen krampfhemmenden Medikamenten nicht zu beheben waren. Nur eine Stunde, nachdem man ihm etwas Magnesium gegeben hatte, ließen die Krämpfe nach und traten auch nicht wieder auf, obwohl die Magnesiumausscheidung im Urin anhielt.

Dr. L. B. Barnet, ein Arzt aus Texas, gab 30 epileptischen Kindern täglich 450 Milligramm Magnesium, woraufhin alle antiepileptischen Medikamente abgesetzt werden konnten. Bei manchen dieser Kinder waren die Krampfanfälle auch durch große Dosen dieser Medikamente nicht zu beeinflussen gewesen. Mit Ausnahme eines einzigen zeigten alle Kinder eine deutliche Besserung, und zwar sowohl bei typischen »Grandmal-Anfällen« (epileptische Krampfzustände mit charakteristischem Verlauf) wie auch beim sogenannten »petit mal«, dem kurzdauernden Bewußtseinsverlust. Ein 13jähriger epileptischer Junge, von dem man angenommen hatte, er sei geistig um 10 Jahre zurückgeblieben, entwickelte eine übernormale Intelligenz, sobald er Magnesium bekommen hatte.

Ohne vollwertige Ernährung, besonders in bezug auf Vitamin B_6, sind dauerhaft gute Resultate nicht zu erwarten. Ein Arzt erzählte mir, daß er bei seinen epileptischen Patienten mit 25 Milligramm Vitamin B_6 und einem ganzen Teelöffel Epsomsalz zu jeder Mahlzeit beginnt. Drei Tage später setzte er alle krampfhemmenden Medikamente ab, was immer zu ausgezeichneten Ergebnissen geführt habe. Er rät den Leuten, nach einer Woche nur noch nach dem Frühstück Vitamin B_6 und Magnesium zu nehmen, jedoch nie damit aufzuhören, und die Dosis sofort zu erhöhen, sobald ein Anfall droht. Auch bei Schwangerschaftskrämpfen (Eklampsie) scheinen Magnesium und Vitamin B_6 von Nutzen zu sein.

Ich bin immer wieder erstaunt über die große Anzahl von Eltern, die Angst haben, ihren epileptischen Kindern Magnesium zu geben. Als ich jung war, hatten Eltern noch nicht solche Hemmungen. Damals gab es eine feste Regel, nach der man mit Kindern verfuhr: »Halte den Mund zu und die Leibwege offen«; und Epsomsalz wurde beim ersten Anzeichen eines Schnupfens eßlöffelweise verteilt. Heute gestatten die Eltern es eher, daß ihre Kinder Krämpfe bekommen und sich immerfort in einem Zustand medikamentöser Vergiftung befinden, als daß sie der Kost ihrer Kinder ein wenig harmloses Magnesium beifügen. Sie können es nicht begreifen, daß die Ärzte zu überarbeitet sind, um die unzähligen neuen Forschungsergebnisse, die jedes Jahr publiziert werden, verwerten zu können. So werden zahllose intelligente, prächtige Menschen, die unter Epilepsie leiden, in unseren entwürdigenden Nervenkliniken buchstäblich gefangengehalten und bekommen dort die minderwertigste Kost, die man sich nur denken kann. In vielen Staaten gibt es noch ein Gesetz, das Leuten, die einmal als Epileptiker abgestempelt sind, verbietet, zu heiraten oder Auto zu fahren. Doch unsere Ärzte geben noch immer Antibiotika und harntreibende Mittel, die das Vitamin B_6 zerstören, die Magnesiumausscheidung durch den Urin verstärken und damit Krämpfe dieser Art herbeiführen. Auch fehlerhafte Säuglingsnahrung, wie sie leider auch von Kinderärzten empfohlen wird, kann Krämpfe herbeiführen.

Alle Körperzellen, nicht zuletzt die Gehirnzellen, brauchen Magnesium. Es wird bei der Proteinsynthese benötigt, bei der Aufarbeitung von Fetten und Kohlehydraten und für hunderte von Enzymsystemen, besonders für diejenigen, die an der Energieproduktion beteiligt sind. Da die meisten dieser Enzyme auch Vitamin B_6 enthalten, welches nur dann gut absorbiert wird, wenn reichlich Magnesium vorhanden ist, kann es bei einem Mangel an Vitamin B_6 oder an Magnesium zu denselben Krankheitserscheinungen kommen: Krämpfe, Zittern, Schlaflosigkeit, Nierensteine und viele andere Symptome.

Bei bestehendem Magnesiummangel gehen auch große Mengen Kalzium mit dem Urin verloren, obwohl der Körper diese dringend benötigt. Genau das kann man bei Säuglingen beobachten. Milch, fertige Säuglingsnahrung und andere Kinderkost enthalten sehr wenig Magnesium, das das Kind infolge seiner hohen Kalziumzufuhr um so mehr braucht. Kinderärzte, die nicht in Ernährungslehre ausgebildet sind, verschreiben kein zusätzliches Magnesium und erkennen die Mangelsymptome nicht. Folge davon ist die auffallende Lärmempfindlichkeit der Säuglinge, die an Schlaflosigkeit, Zittern und schmerzhaften Muskelkrämpfen leiden, unruhig werden und nicht selten in Krampfzustände geraten. Der fortwährende Kalziumverlust trägt zu jener fehlerhaften Knochenstruktur bei, die man jetzt so oft, sogar schon bei kleinen Kindern, sieht. Ich kenne Eltern von Säuglingen mit Magnesiummangel, die selber verzweifelt waren, weil sie durch das ständig schreiende Baby um ihren Schlaf gebracht wurden. Infolge der Lärmempfindlichkeit bei Magnesiummangel wird ein solcher Säugling beim geringsten Geräusch wach. Da auch Kalium bei Magnesiummangel aus den Zellen entweicht, kann es bei den Kindern auch zu kolikartigen Bauchschmerzen kommen. Dabei lassen sich die Symptome des Magnesiummangels leicht verhüten oder beheben, wenn man der Flasche oder der Säuglingsnahrung nur 1/4 Teelöffel Magnesiumsalz täglich zusetzt. Mit nur 500 Milligramm Epsomsalz können epilepsieähnliche Krämpfe beim Säugling gestoppt werden.

Magnesiummangel als Ursache von Kalziumverlust ist somit für den weitverbreiteten Zahnverfall, die gestörte Knochenentwicklung,

Osteoporose und verzögerte Knochenheilung indirekt verantwortlich. Bei all diesen Erscheinungen sollte man unverzüglich Magnesium geben. In Gebieten, wo Boden und Wasser stark magnesiumhaltig sind, ist der Zahnverfall auffallend selten. Auch Knochenbrüche sind selbst bei Hochbetagten nicht häufig.

Der Kalziumverlust spielt auch bei der Bildung von Nierensteinen eine Rolle. Nierensteine können infolge eines Mangels entweder an Magnesium oder an Vitamin B_6 entstehen. Liegt nur Magnesiummangel vor, bestehen die Steine meist aus Kalzium in Verbindung mit Phosphor. Bei Vitamin-B_6-Mangel dagegen bilden sich Steine aus Salzen der Oxalsäure. Die Steinbildung scheint bei Zufuhr und Absorption dieser Wirkstoffe sofort zum Stehen zu kommen. Sie setzt aber wieder ein, wenn die Ergänzungsstoffe nicht regelmäßig weiter verabreicht werden.

Die besten Magnesiumquellen sind Nüsse, Sojabohnen und gekochte, grüne Blattgemüse wie Spinat, Mangold und Grünkohl, vorausgesetzt, daß die Pflanzen ohne chemischen Dünger gewachsen sind und man das Kochwasser nicht fortgeschüttet hat. Leider essen die meisten Menschen diese Gemüse sehr selten. Seeschnecken, die den höchsten Magnesiumgehalt aufweisen, können wohl kaum Appetit anregen.

Der Tagesbedarf an Magnesium beträgt offenbar etwa 500 Milligramm für Säuglinge, Kinder und die meisten Frauen, und 800 Milligramm für Heranwachsende, Männer, genesende Kranke und schwangere Frauen. Diese Mengen sind kaum höher als die tägliche Ausscheidung im Urin, Kot und Schweiß.[38]

Bei Testpersonen hat man Mangelzustände entstehen sehen, nachdem man ihnen dieselbe Nahrung gab, die Millionen Menschen täglich zu sich nehmen: Weißbrot, polierter Reis, Makkaroni, Nudeln, Zucker, Süßigkeiten, Marmelade, Gebäck und süße Getränke. Selbst wenn man nur naturbelassene Nahrungsmittel ißt, erhält man nur etwa 100 Milligramm Magnesium pro 1000 Kalorien, wovon die Hälfte wahrscheinlich noch nicht einmal absorbiert wird. Bei Bevölkerungsgruppen mit magnesiumreicher Kost sind Herzkrankheiten und Arteriosklerose extrem selten; die Zufuhr an Magnesium bei Erwachsenen beträgt dort täglich 10 Milligramm pro Kilogramm Körpergesicht.

Der Bedarf an Magnesium verläuft proportional der Zufuhr von Kalzium. Je mehr Kalzium in der Nahrung enthalten ist, desto mehr Magnesium wird gebraucht. Wird nur Kalzium zugeführt, kann ein Magnesiummangel entstehen. Es ist eine Erfahrungstatsache, daß Kälber, die nur Milch bekommen, an Magnesiummangel sterben. Bei reichlicher Kalziumzufuhr wird nämlich der geringe Magnesiumgehalt der Milch im Urin ausgeschieden. Analog dazu kann man durch Milchnahrung ohne Magnesiumzusatz bei einem Säugling Krämpfe erzeugen. Dies geschieht mit fast derselben Sicherheit wie im Laboratorium bei Versuchstieren. Auf der anderen Seite können übergroße Mengen an Magnesium aber auch bewirken, daß kein Kalzium absorbiert wird.

Das optimale Verhältnis zwischen Kalzium und Magnesium beträgt vermutlich 2:1 bzw. 500 Milligramm Magnesium für je 1000 Milligramm Kalzium. Kinder und schwangere Frauen sowie Kranke und Genesende benötigen besonders viel Magnesium. Männer brauchen mehr als Frauen. Wenn man ein Kalziumpräparat nimmt, muß man die Magnesiumzufuhr vergrößern. In Reformhäusern gibt es Tabletten in der richtigen Proportion, entweder aus magnesiumreichem Naturkalkstein (Dolomit) oder aus Knochenasche oder verschiedenen Kalziumsalzen mit Zusatz von Magnesiumsalz. Magnesiumbikarbonat, -oxid, -chlorid und -sulfat sind sämtlich mit Erfolg zum Ausgleich des Mangels angewendet worden. Einen viertel oder halben Teelöffel eines dieser Zusatzmittel, die 250 bis 500 Milligramm Magnesium enthalten, kann man mit Milch oder Fruchtsaft vermischt geben. Es ändert sich dabei kaum der Geschmack, vorausgesetzt, daß man das Getränk sofort verbraucht. Magnesiumoxid neutralisiert die Salzsäure im Magen so vollständig, daß Personen mit Verdauungsschwierigkeiten davon abzuraten ist.

Wer gewohnheitsmäßig Magnesiumprodukte als Abführmittel oder gegen Übersäuerung einnimmt, überschwemmt sich mit einem solchen Überschuß, daß Muskelschwäche, Lustlosigkeit, Schwerfälligkeit, Schläfrigkeit, Koordinationsstörungen und Sprachschwierigkeiten, Verlangsamung des Herzschlags, Übelkeit, Erbrechen und sogar Bewußtlosigkeit entstehen können. In solchen Fällen muß Kalzium zugegeben werden, wobei aber das Verhältnis zwischen beiden Mineralen stets sorgfältig ausgewogen sein sollte; von beiden weder zuviel noch zuwenig.

Da Magnesium so außerordentlich wichtig ist, sollte jeder, Männer, Frauen und Kinder, dieses Mineral ihrer Kost zugeben, falls man nicht das Glück hat, seine Nahrungsmittel ausschließlich von magnesiumreichen Böden ohne chemische Düngung zu beziehen. Der häufigste Grund, weswegen Ärzte jährlich Millionen von Rezepten für Beruhigungsmittel ausstellen, besteht in der Nervosität, der schlechten Laune und Unruhe, die größtenteils auf eine fehlerhafte Ernährung und Magnesiummangel zurückzuführen sind. Vor kurzem sprach ich mit einer Psychotherapeutin, die mir erzählte, daß sie früher die meisten ihrer Patienten mit sogenannten Tranquilizern behandelt habe. Später erwachte ihr Interesse an der Ernährungslehre. Als sie durchgesetzt hatte, daß die von ihr behandelten Patienten einen speziell auf das richtige Verhältnis zwischen

Magnesium und Kalzium abgestimmten Ernährungsplan befolgten, sei nicht nur der Verbrauch an Tranquilizern fast völlig zurückgegangen, sondern die Psychotherapie mache viel schneller Fortschritte. Sie hatte die Überzeugung gewonnen, die ich schon lange habe: daß nämlich die Natur ihre eigenen Beruhigungsmittel hat.

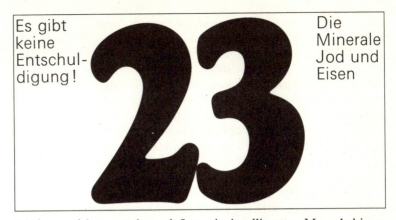

23

Es gibt keine Entschuldigung!

Die Minerale Jod und Eisen

Ich kann nicht verstehen, daß es ein intelligenter Mensch bis zu einem Eisen- oder Jodmangel kommen läßt. Seit Jahrzehnten weiß man, daß beides gebraucht wird. In fast jeder natürlichen Nahrung ist Eisen enthalten. Jodiertes Salz, das nicht mehr als gewöhnliches Salz kostet, kann man schon seit Jahren kaufen. Die Tatsache, daß Eisen- und Jodmangel noch immer weit verbreitet sind, gibt mir das traurige Gefühl, mit dem Kopf gegen eine Wand zu rennen. Ich kam zu der realistischen Überlegung, daß sich die Menschen nicht zu einer gesünderen Nahrung bereit finden würden, ehe sie nicht sicher sind, einen persönlichen Vorteil daraus zu ziehen.

Vor langer Zeit schickte ein Arzt einen Mann zu mir, der eine unheilbare Krankheit (Siderosis) hatte, bei der große Mengen Eisen im Körper festgehalten werden. Der Zwillingsbruder dieses Mannes war schon an dieser Krankheit gestorben. Man glaubte, daß ich eine möglichst gesunde, eisenfreie Diät zusammenstellen könnte. Das bedeutete: kein Fleisch, keine Eier, kein Obst, kein Gemüse, keine Hefe, keine Weizenkeime, keine Vollkornprodukte. Solch eine Diät gibt es nicht.

Anämie kann entstehen durch Mangel an Eiweiß, Jod, Kobalt, Kupfer, Vitamin E oder durch den Ausfall fast aller B-Vitamine, insbesondere Folsäure, Niazin und Vitamin B_6. Etwa die Hälfte der Menschen, die an einer Anämie leiden, haben krankhaft veränderte oder schmerzende Zungen, was auf einen Mangel an B-Vitaminen hindeutet. Wahrscheinlich spielt bei der normalen Blutbildung jeder Nährstoff eine Rolle. Doch gibt es eine Reihe von Anämien, die durch Eisen geheilt werden können.

Die roten Blutkörperchen werden im Knochenmark gebildet. Man hat geschätzt, daß bei einem gesunden Erwachsenen etwa eine Milliarde pro Minute produziert werden. In einem Kubikmillimeter Blut sind normalerweise 5 Millionen rote Blutkörperchen enthalten. In jedem Blutkörperchen findet sich eine bestimmte Menge eines roten Farbstoffs (Hämoglobin), der die Aufgabe hat, Sauerstoff zu den Körpergeweben zu transportieren. In 100 cm³ Blut sollten etwa 15 Gramm Hämoglobin enthalten sein. Wenn die Zahl der roten Blutkörperchen niedriger als 4 Millionen ist und die Hämoglobinmenge pro 100 cm³ Blut weniger als 12 Gramm beträgt, spricht man von einer Anämie oder Blutarmut.

Bei Frauen, Kindern und heranwachsenden Knaben und Mädchen kann es zu Eisenmangelanämien kommen, bei Männern jedoch selten. Gründe dafür sind Wachstum und Menstruation. Bei Männern können Anämien durch Blutverluste, zum Beispiel bei blutenden Magengeschwüren entstehen. Manchmal findet sich eine solche Anämie bei Blutspendern, deren Opferbereitschaft nicht mit einer entsprechenden Ernährung Schritt hält. Anämie bedeutet im allgemeinen, daß der Körper aus verschiedenen Gründen nicht genügend rote Blutkörperchen oder Hämoglobin produzieren kann. Bei der einfachen Eisenmangelanämie ist die Anzahl der roten Blutkörperchen meist normal, es fehlt jedoch an Hämoglobin. Dadurch wird die Sauerstoffversorgung ungenügend. Die Folgen sind verminderte Energieproduktion, Schwächegefühl, Schwindel, Atemnot bei Anstrengungen, Herzklopfen und starke Müdigkeit. Die Fingernägel werden brüchig und zeigen Längsfurchen. Die Kranken werden buchstäblich bleich und lustlos. Mangelhafte Sauerstoffversorgung des Gehirns führt zur Unklarheit und Verlangsamung des Denkens und zu Vergeßlichkeit. Mit einer Korrektur der Ernährungsweise kann man, gute Absorptionsverhältnisse vorausgesetzt, in vielen Fällen helfend eingreifen.

In diesem so lebenswichtigen Hämoglobin, aber auch im sogenannten »Muskelhämoglobin« oder »Myoglobin« bildet Eisen einen wesentlichen Bestandteil. Auch für die Entstehung von Eisenmangelanämien ist das Raffinieren von Brot, Getreideprodukten und Zucker zum größten Teil verantwortlich. Das mit Eisen »angereicherte« Mehl, von dem so viel Wesens gemacht wird, enthält nur 6 Milligramm pro Pfund und stellt ohnehin nur einen geringen Bruchteil der in den Handel gelangenden Gesamtmenge dar. Vollweizenmehl dagegen liefert etwa 18 Milligramm pro Pfund. Bierhefe und Weizenkeime sind ausgezeichnete Quellen. Sie enthalten pro halbe Tasse 18 bzw. 8 Milligramm. Früher empfahl ich dunkle, in Milch eingerührte Melasse als gute Eisenquelle. Da sah ich ein dreijähriges Kind, dessen Eltern, in ihrem Interesse für Ernährungslehre etwas übereifrig, ihm jeden Tag eine viertel Tasse Melasse gegeben hatten. Sogar zu Weihnachten hatte es keine Süßigkeiten essen dürfen, und trotzdem waren seine Zähne kariös. Seitdem habe ich Angst, dunkle Melasse zu empfehlen.

Bei einer gemischten Kost werden auch von gesunden Menschen

nur etwa 50 Prozent des Eisens absorbiert. Der Rest geht mit dem Stuhl verloren. Ein Vergleich verschiedener Nährmittel hinsichtlich ihres Einflusses auf die Hämoglobinbildung zeigte, daß Leber am besten hämoglobinbildend wirkt, danach folgen Nieren, Aprikosen und Eier. Viele andere Nährstoffe, die ebenso viel oder mehr Eisen enthielten, hatten keinen so großen Einfluß auf die Blutbildung. Bei Blattgemüse liegt ein Teil des Eisens in unlöslichen Verbindungen vor und kann nicht absorbiert werden. Im allgemeinen gilt: Je weicher das Gewebe eines eisenhaltigen Nährstoffes, desto vollständiger die Absorption.

Beim Verdauungsprozeß muß sich das freigesetzte Eisen zunächst in der Salzsäure des Magens lösen, bevor es durch die Darmwand ins Blut übergehen kann. Da bei etwa $^2/_3$ der an Blutarmut Erkrankten die Magensäure fehlt, muß bei ernährungsbedingten Anämien mit dem Eisen auch Salzsäure verabreicht werden. Säurehaltige Nahrungsmittel wie Buttermilch, Joghurt, saures Obst und Zitrusfrüchte erleichtern die Eisenabsorption. Auch süße Milch unterstützt die Eisenabsorption, da der Milchzucker durch die Darmbakterien in Milchsäure umgewandelt wird. Dagegen vermindern raffinierte Kohlehydrate die Absorption des Eisens, weil sie erstens die Produktion alkalischer Verdauungssäfte stimulieren und zweitens das Wachstum der Darmflora nicht unterstützen. Kranke mit Magengeschwüren, die durch Blutverlust anämisch geworden sind, können während der Einnahme alkalischer Präparate kein Eisen absorbieren.

Anorganische Eisenverbindungen werden größtenteils gut absorbiert, sogar Rost. Ein altes Medizinbuch mit dem Titel »Selbsthilfe für Menschen in abgelegenen Gebieten« gibt für »die Krankheit der bleichen Ohren« den Rat, rostige Eisenreste über Nacht in Essigwasser zu legen und dieses Wasser zu trinken. Ein anderes populäres Heilmittel bei Anämie bestand darin, rostige Nägel in einen sauren Apfel zu stecken, diesen über Nacht stehenzulassen und nach Entfernung der Nägel den Apfel zu essen.

Viele Eisensalze, vielleicht alle zur Behandlung von Anämien verwendeten, zerstören Vitamin E. Wenn Eisenpräparate dringend nötig sind, sollte man sie daher nach einer Mahlzeit und das gesamte Tagesquantum Vitamin E mindestens 8 Stunden später nehmen. Doch bin ich der Meinung, daß natürliche Nahrungsmittel wie Leber, Hefe, Weizenkeime und Eier bei der Behandlung solcher Anämien Eisenpräparaten vorzuziehen sind. Auch Schweineleber ist außerordentlich reich an Eisen. Ein kleiner Eisenüberschuß kann in der Leber, im Knochenmark und in der Milz gespeichert werden, um bei ungenügender Kost verfügbar zu sein.

Bei ausreichender Versorgung mit Vitamin E beträgt die Lebensdauer der roten Blutkörperchen drei bis vier Monate. Danach werden sie von der Milz und Leber dem Blutkreislauf entnommen und durch Enzyme abgebaut. Das Eisen wird erneut zur Blutbildung verwendet. Die meisten Fachleute sind der Meinung, daß gesunde Frauen nach der Menopause und erwachsene Männer in der Nahrung kein Eisen mehr benötigen. Der eisenfreie Rest des abgebauten Hämoglobins wird als Gallenfarbstoff mit der Galle ausgeschieden. Durch sie erhalten Stuhl und Urin ihre Farbe. Bei Gelbsucht gelangt, ob durch überschnellen Zerfall roter Blutkörperchen oder durch Verlegung der Gallenwege, die Farbe auch in Haut und Augen.

Der Eisenbedarf ist in der Wachstumsperiode durch das schnell wachsende Blutvolumen besonders hoch, ebenso während der Schwangerschaft. Der normale Bedarf bei Frauen hängt von den Blutverlusten während der Menstruation ab. Viele verlieren bei der Menstruation jahrelang immer mehr Blut, ohne sich darüber klar zu sein. Allmählich ansteigende menstruationsbedingte Blutverluste, Schwangerschaften sowie jahrelange Mangelernährung verursachen anämische Krankheitsbilder, die bei vielen Frauen während oder nach der Menopause vorherrschen. Neben vermeidbarer Müdigkeit, Verwirrung und Depression kann Blutarmut eine solche Vergeßlichkeit zur Folge haben, daß die Betroffenen oft zu der Überzeugung kommen, daß sie den Verstand verlieren.

Der Nationale Forschungsrat empfiehlt für Jugendliche und Frauen täglich 15 Milligramm Eisen und für Männer 10 Milligramm. Jede Ernährung mit ausreichenden Mengen an Protein und B-Vitaminen aus natürlichen Quellen enthält bereits mehr als genug Eisen. Bei anhaltender Anämie trotz eines guten Ernährungsplanes mit viel Vitamin B_6 und Vitamin E sollte jedoch der Arzt zugezogen werden.

Eine Blutanalyse sagt dem Arzt vieles; Ihnen selbst sagt sie meist nicht viel mehr, als das, was Sie sehen können, wenn Sie sich im Spiegel betrachten. Haben Ohren, Stirn, Nacken und Haut, soweit sie nicht unter Rouge versteckt ist, eine gesunde Farbe, können Sie annehmen, daß Sie nicht anämisch sind. Sie haben damit eines der grundlegenden Merkmale echter Schönheit und wahrscheinlich auch die Vitalität, mit der die an sich nicht faßbaren Eigenschaften wie Charme und Persönlichkeit verbunden sind.

Jodmangel kann noch schlimmere Folgen als Eisenmangel haben. Während der Schwangerschaft kann er beim Kind zu schweren Entwicklungsstörungen führen, die bis zum Kretinismus reichen. Entwickelt sich erst in späteren Lebensjahren ein schwerer Jodmangel, ist Myxödem die Folge. Von diesen beiden Krankheitsformen habe ich nur je einen Fall gesehen, und glauben Sie mir, einer ist schon zuviel! Das Kind, das erste der reizenden Eltern, war 18 Monate alt, träge, abschreckend fett, noch ohne Zähne und ganz mit Ekzemen bedeckt. Die sich entwickelnden Verhaltensprobleme trieben die gewissenhafte junge Mutter beinahe an den Rand des Wahnsinns. Ihr Arzt sagte mir: »Ihre Schwierigkeiten haben noch nicht einmal angefangen.«

Ich zögere, Ihnen von dem anderen Fall zu erzählen, weil er so unglaubhaft klingt: eine Frau, etwa 48 Jahre alt, war nicht mehr imstande, ihr Haus zu verlassen. Ich sah sie an einem heißen Augusttag. Ihre Tochter öffnete mir die Türe und führte mich ins Wohnzimmer, wo ihre Mutter auf einem kleinen Hocker saß. Sie trug einen schweren Wintermantel, hatte eine Decke über ihre Knie gebreitet, ein kleiner Gasofen brannte zu ihren Füßen und alle Türen und Fenster im Zimmer waren sorgfältig verschlossen. Man konnte im Zimmer fast nicht atmen. Die Frau war wie erstarrt, ihre Augen waren glasig und ihre Bewegungen wie ihr Denken unvorstellbar langsam. Der Zustand hatte sich allmählich herausgebildet. Ihr Arzt hatte ihr Schilddrüsenhormon gegeben, doch hatte sie ihn nicht weiter konsultiert, weil sie nach wiederholter Einnahme zunehmend nervös geworden war und beängstigendes Herzklopfen bekommen hatte. Vor einigen Wochen hatte sie mit der Einnahme des Schilddrüsenhormons aufgehört. Vielleicht hätte ein wenig Jod pro Tag in beiden Fällen, wie zu vielen andern auch, vorbeugen können.

Die zu beiden Seiten der Luftröhre gelegene Schilddrüse benötigt Jod. Diese Drüse liefert ein jodhaltiges Hormon, das Thyroxin, zu dessen Produktion eine gewisse Menge Jod im Blut bereitgehalten werden muß. Thyroxin hat eine tiefgehende Wirkung auf das Wachstum, auf die geistige und physische Entwicklung und die Erhaltung der Gesundheit fürs ganze Leben. Jod ist zwar in allen Teilen des menschlichen Körpers in kleinen Mengen enthalten, jedoch liegt es in der Nebennierenrinde, den Ovarien und vor allem in der Schilddrüse in höheren Konzentrationen vor.

Die Aktivität der Schilddrüse wird durch die Untersuchung des Blutes auf proteingebundenes Jod gemessen. Ein normaler Grundumsatz besagt, daß die Energieproduktion auf normale Weise abläuft. Gesunde Menschen mit normalem Grundumsatz haben Jodwerte von 4 bis 8 Mikrogramm pro 100 cm^3 Blut. Personen, deren Jodwerte unter 4 Mikrogramm liegen, erhalten zuwenig Jod und die Energieproduktion ist gestört. Doch muß daran erinnert werden, daß es auch bei niedrigem Blutzucker und bei Mangel an Eiweiß, Vitamin B_1 oder verschiedenen anderen Wirkstoffen zu Ausfällen im Energiehaushalt kommt.

Partieller oder schwerer Jodmangel führt zur Kropfbildung oder einer Vergrößerung der Schilddrüse. Oft ist die vergrößerte Schilddrüse in der Lage, das begrenzte Jodangebot wirksamer auszunützen als im Normalzustand. Folglich bleibt die produzierte Thyroxinmenge dieselbe. Außer einer geringen Anschwellung des Halses und einem leichten Druckgefühl ist ein beginnender Kropf kaum spürbar. Trotzdem sollte man meiner Meinung nach lernen, auch einen kleinen Kropf bei sich selbst zu entdecken. Stellen Sie sich vor einen Spiegel und drehen Sie so weit wie möglich den Kopf von rechts nach links. Sind die Muskelstränge am Hals während der Drehbewegung des Kopfes fast nicht zu sehen, dürfte die Schilddrüse etwas vergrößert sein und Sie sollten mehr Jod zu sich nehmen.

Bei länger bestehendem Kropf geht das Drüsengewebe der Schilddrüse zugrunde und es entstehen Blutungen und anstelle der aktiven Zellen bildet sich allmählich ein Narbengewebe, das nicht imstande ist, Schilddrüsenhormon zu produzieren. Jod allein kann eine so deformierte Drüse nicht wiederaufbauen. Zur Wiederherstellung der Gesundheit wird Vitamin E und Jod täglich unerläßlich. Als man Menschen mit Schilddrüsenunterfunktion täglich 4 Milligramm Jod zusammen mit 600 Einheiten Vitamin E gab, stieg die Jodaufnahme der Drüse sofort an und der Gehalt an Schilddrüsenhormon im Blut erhöhte sich fast unmittelbar darauf in beträchtlichem Maße.

Da die Schilddrüse den Geschwindigkeitsablauf aller Körpervorgänge kontrolliert, entstehen bei Unterfunktion Müdigkeit, Lustlosigkeit und Kältegefühl, ferner Potenzverlust, Herzschlagverlangsamung, niedriger Blutdruck und die Tendenz zur Gewichtszunahme bei geringer Kalorienzufuhr. Schon leichter Jodmangel wird für die höhere Anfälligkeit gegenüber Schilddrüsenkrebs, hohem Blutcholesterin und Herzkrankheiten verantwortlich gemacht. Bei bereits bestehendem Jodmangel wird mehr Jod benötigt als jodiertes Salz allein liefern kann. In Erdnüssen, ungeröstetem Sojamehl und allen Kohlgemüsen sind Substanzen enthalten, die sich mit Jod verbinden und dadurch verhindern, daß dieses das Blut erreicht. Sie vermehren also den Jodbedarf. In einem Teelöffel Kelp (Seetangasche) sind 4 Milligramm Jod enthalten. Dies genügt als tägliche Dosis, um eine ernährungsbedingte Schilddrüsenstörung zu beheben.

Im Jahre 1917 verabreichten Dr. David Marine und Dr. O. P. Kimball 2190 Mädchen in Akron, Ohio, in einem Jahr zweimal eine Joddosis. Nur 5 davon entwickelten einen Kropf. In einer nicht behandelten Gruppe von 2300 Mädchen dagegen entwickelten sich bei fast 500 relativ ernste Kröpfe. Nach dieser klassischen Untersuchung wurde jodiertes Salz in den Handel gebracht, und von nun

an hätte es keine Kröpfe mehr geben dürfen. Doch vor kurzem zeigten Untersuchungen in den Schulen von Cincinnati, daß 55 Prozent der Mädchen und 30 Prozent der Knaben einen Kropf hatten. In Minnesota waren 70 Prozent der Mädchen und 40 Prozent der Knaben Kropfträger. In Portland, Oregon, 40 Prozent der Mädchen und 22 Prozent der Knaben. In Cleveland war die Kropfhäufigkeit nach der Einführung des Jodsalzes dieselbe wie zuvor. Dieses wertvolle Salz wurde und wird heute noch nicht gekauft. Zahlen wie diese sind eine Schande. Man faßt sich an den Kopf angesichts der Dummheit und Gleichgültigkeit, die es möglich machen, daß ein solcher Körperschaden noch immer so weit verbreitet ist. Die Kropfhäufigkeit bei Erwachsenen ist nicht bekannt, doch hat die Universitätsklinik in Michigan kürzlich mitgeteilt, daß dort in einem Jahr mehr als 600 Kröpfe operativ entfernt worden seien.
Die wichtigste Jodquelle ist der Ozean. Die einzigen Gebiete in unserem Land, wo man vielleicht genügend Jod bekommt, ohne jodiertes Salz verwenden zu müssen, sind der schmale Streifen an der atlantischen Küste rund um den Golf von Mexiko und einige Regionen, die in jüngeren geologischen Perioden noch Meeresboden waren, wie zum Beispiel Teile von Kansas, South Dakota, das westliche Texas, Utah und New Mexico. Die Nahrungsmittel, die auf solchen Böden gewachsen sind, enthalten meistens etwas Jod. Andere Böden, auch wenn sie nahe an der Küste liegen, enthalten wenig oder kein Jod. Außer Fischen aus dem Ozean und sonstigen Meerestieren gibt es keine Nahrung, die als zuverlässige Quelle zu bewerten ist. Viele Städte am Stillen Ozean verwenden jodfreies Schmelzwasser, deshalb sind trotz der Ozeannähe Jodmangelerscheinungen häufig.
Jodiertes, von der Amerikanischen Ärztegesellschaft geprüftes Salz hat den gleichen Jodgehalt wie unraffiniertes Meersalz. Wenn man ein Leben lang jodiertes Salz verwendet, erhält man genug Jod. Weil ständig im Urin, im Schweiß und sogar mit der Atemluft Jod verlorengeht, kann der Gebrauch dieses Salzes nie schaden. Wird es nicht verwendet, geht der Schaden in die Millionen. Trotzdem beträgt der Anteil des Jodsalzes am gesamten Salzkonsum selbst in Kropfgebieten nur 15 Prozent. Dazu kommt, daß in großem Umfang gesalzene Fertigprodukte gekauft werden, deren Hersteller nicht genug Interesse an der Gesundheit ihrer Kundschaft haben, um jodiertes Salz zu verwenden. Dabei ist dieser Nährstoff für die Gesundheit so wichtig, daß die obligatorische Jodierung der gesamten, in den Verkauf gelangenden Salze die einzige Lösung zu sein scheint. Überall, wo man sich so, wie in der Schweiz und in Österreich, dazu entschlossen hat, sind der Kropf- und andere Schilddrüsenerkrankungen bedeutend zurückgegangen.

In der Kindheit, während der Pubertät und unmittelbar danach, während der Schwangerschaft und Stillzeit und vor allem während der Wechseljahre steigert sich der Jodbedarf, doch weiß man wenig über die benötigte Menge. Gerade während der Wechseljahre kommt es häufig zu einer stärkeren Kropfbildung. Bei kontinuierlicher Anwendung von jodiertem Salz scheint auch während dieser Zeit kein Zusatz an Jod nötig zu sein, da die Schilddrüse einmal aufgenommenes Jod für den späteren Bedarf speichert. Hat man dieses wertvolle Salz nicht regelmäßig verwendet, sollte Jod in irgendeiner Form genommen werden, um den Tagesbedarf zu decken und gegebenenfalls einen Mangel zu beseitigen. Ein altes Kropfheilmittel besteht aus einigen Tropfen Lugolscher Lösung in etwas Wasser oder Milch. Die Lösung ist nur auf Rezept erhältlich. Jedes Jahr bezahlen Millionen Leute, die ihren Jodbedarf vernachlässigt haben, ihre Sorglosigkeit mit einem Mangel an geistiger oder körperlicher Energie und Leistungsfähigkeit, manche sogar mit Schmerzen und Elend, obwohl doch vorbeugende Maßnahmen so einfach sind.

Bevor eine gestörte Schilddrüse wieder normal arbeiten kann, muß man monatelang eine vollwertige Ernährung unter täglichem Zusatz von Jod und Vitamin E einhalten. Sogar große Kröpfe können sich mit der Zeit zurückbilden. Die wenigsten Ärzte kennen eine solche Diätbehandlung, so daß sie meistens operative Entfernung empfehlen. Anschließend ist dann eine lebenslange Behandlung mit Schilddrüsenhormonen erforderlich, was ohne zusätzliche Kosten hätte vermieden werden können, lediglich durch regelmäßigen Gebrauch von Jodsalz.

Der sogenannte toxische Kropf entsteht vermutlich dann, wenn die Leber so geschädigt ist, daß sie die nötigen Enzyme zur Inaktivierung des überschüssigen Schilddrüsenhormons nicht mehr herstellen kann. Infolgedessen steigt der Hormongehalt im Blut an und bewirkt eine Beschleunigung aller Zellaktivitäten. Träger eines toxischen Kropfes sind daher nervös, leicht erregbar, überaktiv und meistens zu mager. Die Herzfrequenz ist beschleunigt, und man hat die unangenehme Empfindung, den eigenen Herzschlag zu spüren. Der Bedarf an allen Nährstoffen ist enorm gesteigert. Man hat erkannt, daß diese Symptome denen eines schweren Magnesiummangels weitgehend gleichen, tatsächlich kann ein solcher auch bestehen. Mit einer eiweißreichen Ernährung, die mit Magnesium, Kalzium, 2 bis 6 Milligramm Jod und allen Vitaminen angereichert ist, kann man den Leberschaden beheben und eine Heilung ohne Operation herbeiführen.

In manchen Fällen bessert sich ein toxischer Kropf, wenn Monate hindurch nach dem Frühstück und nach dem Abendessen je 50 000 Einheiten Vitamin A (mit Vitamin E, um seine Zerstörung zu verhüten) eingenommen werden. Vitamin A kann allerdings in solchen Mengen schädlich wirken und sollte daher nicht zu lange gegeben werden. Ich erinnere mich an ein Mädchen mit toxischem Kropf, dessen Hände so stark zitterten, daß es nicht schreiben, nicht in die Schule gehen und nicht einmal selber essen konnte. Außer reichlich Vitamin A und einer Diät mit allen Nährstoffen erhielt sie von mir vor allem Vitamin B_6 und Magnesium gegen das Zittern. In weniger als 24 Stunden verschwand das Zittern, und die Pulsfrequenz sank von 150 auf 75. Nach einigen Wochen waren keine Zeichen einer Schilddrüsenstörung mehr zu erkennen, und in den folgenden Jahren trat kein Rückfall ein.

Eine ungenügend mit Jod versorgte Schilddrüse nimmt geradezu gierig bei erhöhter Radioaktivität der Atmosphäre radioaktives Jod auf. Die Drüse kann dadurch besonders empfänglich für Krebs und präkanzeröse Knötchen (Krebsvorstufen) werden. Das Vorkommen von Krebs und vor allem von solchen Knötchen stieg in verschiedenen westlichen Staaten auffallend an, nachdem die Atomversuche in Nevada schon Jahre abgeschlossen waren. Leider werden immer noch Bomben getestet, so daß der radioaktive Niederschlag nach wie vor eine Gefahr bedeutet. Bei ausreichender Sättigung der Schilddrüse mit Jod wird kein radioaktives Material absorbiert, und es entsteht kein Schaden. Ärzte in Harvard entdeckten, daß Kinder in Massachusetts radioaktives Jod schnell absorbierten, außer wenn sie 1 oder 2 Milligramm Jod pro Tag erhielten. Diese Untersuchungen weisen darauf hin, daß Erwachsene wahrscheinlich mindestens 3 oder 4 Milligramm Jod täglich benötigen. In Japan gibt es keine Schilddrüsenabnormitäten. Die Japaner erhalten durchschnittlich 3 Milligramm Jod pro Tag aus jodreichen Meeresalgen. Für uns ist es schwierig, dieses ideale Quantum zu erreichen.

Bedauerlicherweise beschränkt unsere Nahrungs- und Arzneimittelverwaltung die tägliche Joddosis auf nicht mehr als 0,15 Milligramm, etwa den zwanzigsten Teil der Menge, die als Schutz gegen Radioaktivität nötig wäre. Dabei wurde ärztlicherseits mehrfach die Meinung vertreten, daß 300 Milligramm pro Tag wenig sei. Man hat Kindern sogar 2400 Milligramm täglich ohne eine sichtbare toxische Wirkung gegeben.

Sogar Tangtabletten dürfen höchstens 0,15 mg pro Tablette enthalten. Nützlich sind sie erst, wenn Sie bereit sind, 20 oder mehr davon täglich zu nehmen. Ein Teelöffel pulverisierter Tang täglich mit Tomatensaft oder Buttermilch ist ausreichend und durchaus genießbar. Ich füge es Salaten der Saison, Suppen und Pfannengerichten bei.

Wer salzarm essen muß, kann weder jodiertes Salz noch salzreichen

Tang verwenden und seine Gesundheit nur erhalten, wenn er Jodtabletten verschrieben bekommt. Als ich nichts auf Rezept bekam, nahm ich täglich ein kleines bißchen Jodtinktur, indem ich die Oberfläche des kaum mit Wasser oder Milch bedeckten Meßglases gerade eben mit der Flasche berührte. Ein einziger Tropfen Jodtinktur soll 40 mg enthalten. Obwohl bald nach der Aufnahme viel Jod im Urin wieder ausgeschieden wird, genügt wahrscheinlich ein Tropfen pro Woche. Ich nehme jede Woche 100 mg in Form einer Kalziumjodid-Tablette. Das Rezept dafür hat mir ein freundlicher Zahnarzt ausgestellt.

Die Begrenzung der täglichen Joddosis auf 0,15 mg, die die Nahrungs- und Arzneimittelverwaltung erlassen hat, soll gefährliche Überdosierungen verhindern. Sie berücksichtigt jedoch nicht, daß einerseits von dem Angebot an jodhaltigem Salz so wenig Gebrauch gemacht wird, und andererseits dauernd mit vermehrtem radioaktivem Niederschlag gerechnet werden muß. Beides bedeutet, daß weiten Kreisen der Bevölkerung Jodmangel droht. Angesichts dessen kann ich nur den guten Rat wiederholen, von dem zur Verfügung stehenden jodhaltigen Salz so ausgiebig wie möglich Nutzen zu ziehen.

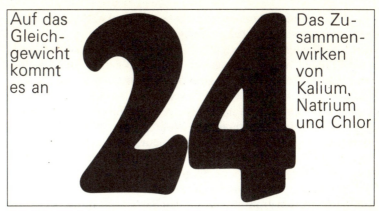

24 — Auf das Gleichgewicht kommt es an

Das Zusammenwirken von Kalium, Natrium und Chlor

Drei Mineralstoffe braucht unser Körper in relativ großen Mengen: Kalium, Natrium und Chlor. Sie haben die Aufgabe, die Körperflüssigkeiten beinahe chemisch neutral zu halten. Sie bestimmen, wieviel Wasser in den Geweben festgehalten wird, transportieren Nährstoffe vom Darm ins Blut und aus dem Blut in die Zellen, indem sie den sogenannten »osmotischen Druck« aufrecht halten, und haben noch viele andere Aufgaben. Sie bilden einen wesentlichen Bestandteil aller Drüsensekretionen. Kalium ist an der Vermittlung von Nervenimpulsen beteiligt. Chlor wird zur Herstellung der Salzsäure im Magen gebraucht. Täglich werden diese drei Stoffe im Urin ausgeschieden, wobei bei Gesunden die ausgeschiedene Menge der zugeführten entspricht.

Natrium und Chlor liefert uns Speisesalz oder Natriumchlorid reichlich. Kalium kommt in vielen Nahrungsmitteln vor. Es ist in Gemüsen, Obst, Getreidekörnern, Nüssen und Fleisch enthalten. Doch genügt es nicht, daß Natrium, Chlor und Kalium stets in ausreichender Menge vorhanden sind. Natrium und Kalium müssen sich im Gleichgewicht befinden. Bei einem Überschuß an Natrium geht das dringend benötigte Kalium mit dem Urin verloren. Umgekehrt kann zuviel Kalium einen Mangel an Natrium herbeiführen. Pflanzenfressende Tiere nehmen so viel Kalium auf, daß sie wenig Natrium zurückhalten können. Wenn sie kein Salz bekommen, sterben sie. Es ist bekannt, daß manche Wildtiere allen Gefahren zum Trotz Hunderte von Meilen zurücklegen, um an Stellen zu gelangen, wo sie Salz lecken können.

Weil im allgemeinen heute gut gesalzenes Essen bevorzugt und weniger Gemüse und Obst verzehrt wird als früher, besteht die Gefahr, daß zuwenig Kalium aufgenommen und zuviel im Urin ausgeschieden wird. Es ist gar nicht so einfach, aber sehr wichtig, das Gleichgewicht zwischen Natrium und Kalium einzuhalten. Jeder Mensch sollte die situationsbedingte Zu- oder Abnahme seines Natriumbedarfs kennen und wissen, wie und wann der Kaliumbedarf in seiner Ernährung ansteigt.

Unter normalen Umständen ist die Gefahr eines Natrium- oder Chlormangels für einen gesunden Menschen gering. Bei sehr heißem Wetter jedoch ist es möglich durch Schwitzen, so viel Salz zu verlieren, daß der Verlust tödlich sein kann. In den ersten Jahren kam es beim Bau der Bouldertalsperre und ähnlicher Vorhaben zu Todesfällen infolge Salzmangels. Während des sehr heißen Sommers 1933 stand ich mit einem Ingenieur, der bei der Parkertalsperre arbeitete, in Briefwechsel. Jeder Brief enthielt eine Mitteilung wie: »Wir hatten einen sehr guten Koch, doch gestern starb er an Hitzschlag.« Man hat inzwischen erkannt, daß die Symptome des Sonnenstichs zum größten Teil auf den Salzverlust durch Schwitzen zurückgehen. Die Skala der Symptome, die durch Salzmangel verursacht werden, reicht von harmlos bis schwerwiegend: von leichter Apathie, Mattigkeit und Schlaffheit, wie sie sich bei Hitzewellen einstellen, bis zu Krämpfen, Erschöpfung und Hitzschlag, die häufig bei Arbeiten in Eisenschmelzwerken, Kesselräumen, Stahlwerken und Papierfabriken vorkommen. Jeder, der bei heißem Wetter Tennis spielt oder ähnliche Sportarten betreibt, ist vom Hitzschlag bedroht. Die Symptome eines Hitzschlags sind Übelkeit, Schwindel, Erschöpfung, Erbrechen und Krämpfe in den Beinen, im Rücken, in den Bauchmuskeln oder in jedem anderen, gerade tätigen Muskel. Je mehr Wasser man trinkt, ohne Zusatz von Salz, desto schlimmer wird der Zustand. Alle, die bei großer Hitze arbeiten, tun gut daran, zu jedem Glas Wasser eine Salztablette zu nehmen. Bei sehr heißem Wetter sollte man zu jeder Mahlzeit ein gut gesalzenes Gericht servieren.

Man kennt jedoch noch einige andere Situationen, wo die Natrium- bzw. Salzzufuhr reichlich bemessen sein sollte. Die gesunde Nebennierenrinde produziert ein Hormon, Aldosteron genannt, das bei Bedarf Natrium im Körper festhält. Unter Streß steigert sich die Produktion von Aldosteron, und größere Mengen Natrium werden absichtlich zur Blutdruckerhöhung zurückgehalten. Dieser zeitweilig erhöhte Blutdruck hilft seinerseits mit, Nährstoffe in die Gewebe zu pressen, um den unter Streß gesteigerten Energiebedarf zu decken. Bei Erschöpfung der Nebenniere, wie sie auch infolge fehlerhafter Ernährung eintreten kann, läßt die Aldosteronproduktion nach, Natrium wird nicht mehr zurückgehalten, und der Blutdruck kann nicht mehr steigen, sondern sinkt unter die Norm ab. Nährstoffe können nicht mehr schnell und wirksam in die Gefäße gepreßt werden. Müdigkeit und Erschöpfung sind schwere und dauerhafte Folgen. Ein solches Bild der Nebennierenerschöpfung sehen wir bei Addisonscher Krankheit, Glaukom und Ménièreschem Syndrom, ferner in geringerem Maße bei chronischem Gelenkrheumatismus, Allergien sowie allen Krankheiten, die auf Cortison (Nebennierenrindehormon) oder ACTH (nebennierenrindenstimulierendes Hypophysenhormon) ansprechen.

Im allgemeinen ist der Blutdruck ein Gradmesser für die erforderliche Salzzufuhr. Bei niedrigem Blutdruck, ein Anzeichen für die Erschöpfung der Nebennieren, sollte man das Essen reichlich salzen. Zeitweilig ist es sogar klug, einen halben Teelöffel oder mehr Salz in etwas Wasser gelöst zu jeder Mahlzeit zu trinken. Hoher Blutdruck weist darauf hin, daß Salz zurückgehalten wird und mehr Natrium schädlich sein könnte. Müdigkeit am frühen Morgen ist häufig ein Zeichen für zu niedrigen Blutdruck. In diesem Falle sollte das »Anti-Streß-Programm« (Seite 228 f.) befolgt werden, um die Nebennieren so schnell wie möglich zu stützen. Sobald die Müdigkeit nach etwa 14 Tagen verschwunden ist und der Blutdruck auf normalem Niveau ist, kann die Salzzufuhr wieder reduziert werden.

Viel zu oft jedoch wird man mit Natrium überschwemmt, und zwar nicht nur durch Speisesalz, sondern auch durch Backpulver, Trinkwasser, Natriumnitrate, die zur Konservierung von Nahrungsmitteln verwendet werden, und Natrium aus nicht weniger als 300 verschiedenen Nahrungsmittelzusätzen. Gesunde Nieren können viel von diesem Ballast ausscheiden; doch wenn diese geschädigt oder krank sind, wenn man ACTH oder Cortison nimmt oder wenn infolge von Streß die Produktion von körpereigenem ACTH oder Cortison über die Norm ansteigt, wird so viel Natrium im Körper festgehalten, daß ein schwerer und gefährlicher Kaliummangel entstehen kann. In diesem Falle sollte man Lebensmittel mit viel Natrium wie Ketchup, kalten Braten, Suppenkonserven, Knabberzeug, gesalzene Nüsse, sodahaltige Mischgetränke usw. meiden. Gleichzeitig sollte man zu Hause gekochte Gerichte mit einem Salzersatz auf Kaliumbasis gut salzen und vielleicht drei verschiedene Gemüse mittags und abends essen.

In Ländern, wo wenig Salz verwendet wird, kennt man fast keinen Bluthochdruck. In Japan jedoch, wo die landesübliche Kost oft aus getrocknetem, gesalzenem Fisch besteht, sind Schlaganfälle infolge von Bluthochdruck die häufigste Todesursache. In unserem Lande hat man bei Kleinkindern, die täglich eine halbe Tasse handelsüblicher Fleisch- und Gemüsekonserven erhielten, die höchsten Blutnatriumwerte gefunden, die jemals bei Menschen festgestellt worden sind (6,2 Milliäquivalent pro Kilogramm Körpergewicht). Die kindliche Niere ist noch nicht genügend entwickelt, um diese großen Salzmengen, die dieser Nahrung entsprechend dem Geschmack der Erwachsenen zugesetzt werden, auszuscheiden. Dr. L. K. Dahl, der viele Jahre darauf verwandt hat, die Zusammenhänge zwischen Natriumzufuhr und hohem Blutdruck zu studieren, hat festgestellt, daß beides in jeder Altersgruppe in einer direkten Beziehung steht. Je größer die Natriumaufnahme, desto früher und häufiger sind die Todesfälle infolge zu hohen Blutdrucks. Dr. Dahl erzeugte bei jugendlichen Ratten Blutdrucksteigerungen, die innerhalb von 4 Monaten zum Tode führten, indem er sie mit einer als Kindernahrung angebotenen Fleisch- oder Gemüsekonserve fütterte. Je früher man diese gesalzene Nahrung gab, desto eher entwickelte sich der unnormale Blutdruck und desto höher waren die Werte.[39] Obwohl diese Untersuchungen schon vor einigen Jahren durchgeführt wurden, hat man den Natriumgehalt in der Kindernahrung nicht vermindert. Jungen Müttern wird sie nach wie vor von Kinderärzten empfohlen.

Viele Wissenschaftler sind jetzt davon überzeugt, daß eine solche vorgekochte, gesalzene Nahrung bei Kindern, die kein zusätzliches Salz erhalten dürfen, die Ursache für spätere gefährliche Blutdrucksteigerungen[40] ist. Im vergangenen Jahr stellte ich Ernährungspläne für 2 elfjährige und ein 13jähriges Mädchen, die infolge hohen Blutdrucks schon mehrere Schlaganfälle erlitten hatten, auf. Damals legte meine Sekretärin eine Notiz zu einem der Ernährungspläne, den sie gerade geschrieben hatte »Dies ist eine Vorwegnahme kommender Dinge«. Die Mutter eines dieser kleinen Mädchen schrieb mir, daß die Ernährung während der ersten drei Lebensjahre größtenteils aus Konserven bestanden habe, weil das Kind mit dem Kauen Schwierigkeiten gehabt habe. Man kann das Essen für einen Säugling oder ein Kleinkind rasch in einem Mixer zubereiten, wenn man dazu kleine Portionen frisches Fleisch und Gemüse verwendet, die für die Familie gekocht, aber noch nicht gesalzen sind.

Die verhängnisvollste Folge zu hoher Natriumaufnahme dürfte der dadurch bedingte Kaliumverlust sein. Kalium, Aktivator vieler Enzyme, ist für Muskelkontraktionen unentbehrlich. Ohne Kalium kann Zucker (Glukose) nicht in Energie verwandelt und als Stärke (Glykogen) gespeichert werden. Kann der Zucker nicht genutzt werden oder wird Glykogen in den Zellen festgehalten, hört die Energieproduktion auf. Wie ein Motor ohne Brennstoff können die Muskeln sich nicht mehr zusammenziehen, und es entsteht eine Lähmung oder Teillähmung. Und das ist nicht der einzige Schaden. Unter normalen Umständen bleibt Kalium zum größten Teil in den Zellen und wird durch Natrium, das sich außerhalb der Zellen befindet, im Gleichgewicht gehalten. Wenn es jedoch an Kalium fehlt, dann dringt Natrium in die Zellen ein, wobei es so viel Wasser mitnimmt, das viele Zellen tatsächlich platzen. Dadurch entstehen

Ödeme, Muskelrisse, Bindegewebsschäden und eine ausgedehnte Narbenbildung.

Manche Menschen haben einen erblich bedingten, ungewöhnlich großen Bedarf an Kalium. Wenn sie diesen Stoff nicht in großen Mengen bekommen, leiden sie zeitweise unter Lähmungserscheinungen, die von den Beinen langsam aufsteigen und einige Stunden bis einige Tage andauern. Als man die Ursache noch nicht kannte, führten diese Lähmungen früher oder später zum Tode. Doch jetzt kann man sie durch Injektion oder Einnahme von Kalium in einer halben Stunde beheben. Personen, die diese ererbte Veranlagung haben, lebten monatelang in einem Labor, wo Wissenschaftler sie untersuchten und dabei Tatsachen entdeckten, die von allgemeinem Interesse sind. Wenn diese Personen Süßigkeiten aus raffiniertem Zucker und stark gesalzene Nahrungsmittel zu sich nahmen, wenn man ihnen Cortison und ACTH verabreichte, oder wenn sie ein Diuretikum erhielten, wodurch sie große Mengen Kalium im Urin verloren, sank der Kaliumgehalt in den Muskelzellen so stark ab, daß in 24 Stunden eine am Halse beginnende, absteigende Lähmung eintrat. Diese Lähmungen lassen sich nur durch Einschränkung der Natriumzufuhr vollkommen verhüten. Durch die Verabreichung von Cortison und ACTH wurden Streßverhältnisse nachgeahmt, die gewöhnlich die körpereigene Hypophyse und Nebennierenrinde anregen, diese Hormone in vermehrtem Umfang zu produzieren.

Manche Menschen haben vielleicht schon einmal eine Art Teillähmung infolge Kaliummangels durchgemacht. Nach einer Bauchoperation, die für den Körper eine schwere Belastung bedeutet, kann das Kalium in der Muskulatur der Darmwände so stark absinken, daß eine tagelang anhaltende Teillähmung die Folge sein kann. Die Darmkontraktion ist die Voraussetzung dafür, daß die Speisen mit Verdauungssäften und Enzymen vermischt und mit der absorbierenden Oberfläche der Darmwand in Kontakt gebracht werden. Fällt bei einer Darmlähmung die Kontraktion aus, so werden die Nahrungsmittel nicht verdaut und absorbiert, sondern gehen in Gärung über und ermöglichen damit ein üppiges Wachstum der Fäulnisbakterien. Dabei entwickelt sich so viel Gas, daß schwere Blähungen entstehen. Nach meiner Überzeugung bewirkt die Kombination von fehlerhafter Kost, Streß und übermäßiger Natriumzufuhr über den damit hervorgerufenen Kaliummangel eine Störung der Darmkontraktion, die für viele Menschen zur Ursache von Blähungen und Verdauungsstörungen wird. Vergleichende Untersuchungen an 655 Kindern mit kolikartigen Darmbeschwerden erbrachten, daß dieses Krankheitsbild nur bei besonders niedrigen Blutkaliumwerten zustande kam und durch orale Gabe von

Kalium oder Kaliuminjektionen oft sofort behoben werden konnte. Säuglinge mit Darmstörungen sollten keine Konservennahrung erhalten, weil der hohe Natriumgehalt weitere Kaliumverluste herbeiführt. Eine weitere Folge der Streßsituation bei Operationen ist die Blasenlähmung, die die Urinausscheidung nur mit Hilfe eines Katheters ermöglicht, bis der Kaliumverlust ersetzt oder der Streß abgeklungen ist.

Kaliummangel ist bei Menschen allein durch eine Nahrung aus hochraffinierten Lebensmitteln unter Zusatz einiger lebenswichtiger Stoffe erzeugt worden. Die Folgen waren: Abgeschlagenheit, Müdigkeit, Blähungen, Verstopfung, Schlaflosigkeit und Blutzuckerabfall; ferner Muskelschwäche sowie Verlangsamung und Unregelmäßigkeit des Pulsschlages. Zahlreichen Amerikanern machen diese Symptome dauernd zu schaffen. Da jedoch so viele Lebensmittel Kalium enthalten, ist es nicht leicht, solche tatsächlich bestehenden Mangelerscheinungen zu erkennen. Allmählich wird mehr Obst und Gemüse, die ergiebigsten Kaliumquellen, gegessen. Wenn Gemüse eingeweicht oder gekocht und das Kochwasser weggeschüttet wird, dann schüttet man zugleich auch das Kalium weg. Außer durch nachlässige Kochmethoden und hohen Verbrauch raffinierter Lebensmittel wird Kaliummangel, wie bereits besprochen, durch Erbrechen, Durchfälle, Streß, übermäßige Salzzufuhr sowie durch Medikamente (Cortison, ACTH) und harntreibende Substanzen bewirkt. Der Gebrauch von Aspirin und vielen anderen Medikamenten sowie das Trinken großer Mengen Wasser oder Alkohol tragen zu noch höheren Kaliumverlusten bei. Bei niedrigem Kaliumgehalt in den Zellen ist auch der Blutzuckergehalt niedriger. Nach meiner Erfahrung ist der Blutzuckerabfall in Amerika ein ernstzunehmendes Gesundheitsproblem geworden, da er zu Müdigkeit, Reizbarkeit, verlangsamtem Denken und vielen anderen unangenehmen Symptomen führt. Allein der Streßeffekt, der sich durch niedrigen Blutzucker ergibt, ist ein Grund für weitere Kaliumverluste.

Bei Menschen mit Hypoglykämie (abnorm erniedrigtem Blutzucker), denen man täglich 2 bis 5 Gramm (2000 bis 5000 Milligramm) Kaliumchlorid gab, wurde eine »bemerkenswerte Schutzwirkung« erzielt: Der Blutzucker stieg an, und alle Symptome verschwanden. Der Genuß gesalzener Nahrung jedoch bewirkte ein sofortiges Absinken der Kalium- und Zuckerwerte im Blut, und die nur allzu wohlbekannte Erschöpfung kehrte zurück. Bei niedrigem Blutzucker sollte man daher sofort die Kaliumzufuhr steigern, den Gebrauch von Natrium einschränken und die Nebennieren durch das »Anti-Streß-Programm« unterstützen (Seite 228f.). Leider werden diese Gesichtspunkte in den Ernährungsplänen für Kranke

mit Hypoglykämie (Blutunterzucker) gewöhnlich nicht berücksichtigt. Obwohl die übliche Empfehlung, mehrere kleine, proteinreiche Mahlzeiten einzunehmen, ohne Kaffee und raffinierte Kohlehydrate, ausgezeichnet ist, wirkt sie nicht dauerhaft regulierend.
Da bei Kaliummangel Natrium und Wasser in die Zellen eindringen, können Wasseransammlungen in den Geweben (Ödeme) in manchen Fällen auf erhöhte Kaliumzufuhr positiv ansprechen. Amerikanische Frauen jedoch, die unbedingt so schnell wie möglich abnehmen wollen, bitten ihre Ärzte, ihnen »Wasserpillen«, die sie für unschädlich halten, zu verschreiben. Jährlich werden annähernd 36 Millionen Rezepte dieses harntreibenden Mittels, das bekanntlich zu Kaliummangel führen kann, verschrieben. Obwohl die Urinausscheidung zeitweilig ansteigt und man einige Pfunde verliert (ein Liter Wasser wiegt ein Kilo), halten die Zellen infolge des noch höheren Kaliummangels wieder Wasser zurück. So werden noch mehr harntreibende Mittel genommen. Der daraus resultierende Kaliummangel bewirkt einen Blutzuckerabfall bis zur völligen Erschöpfung. Um die verlorene Spannkraft wiederzugewinnen, nimmt man Dexedrin oder andere Weckamine. Weil aber diese Weckamine die Nerven überempfindlich machen und zu Schlaflosigkeit führen, werden Rezepte für Beruhigungsmittel und Schlaftabletten verlangt. Millionen amerikanischer Frauen sind in diesem Teufelskreis gefangen. Ihre heranwachsenden Söhne und Töchter sagen ihren Lehrern: »Aufputschmittel? Wozu? Mutters Medizinschrank ist voll mit roten und weißen Pillen, Pillen zum Aufwachen und Pillen zum Einschlafen. Wir bekommen alles, was wir wollen.« Den Kindern gibt man die Schuld, nicht den Müttern, die es versäumt haben, sich besser zu ernähren, auch nicht den Ärzten, die solche Rezepte verschreiben, ohne eine bessere Ernährung zu empfehlen.
Obwohl Bluthochdruck gewöhnlich in übermäßiger Salzzufuhr seine Ursache hat, konnte man ihn bei Tieren und freiwilligen Versuchspersonen durch kaliumfreie Ernährung erzeugen; dementsprechend hat man Patienten mit hohem Blutdruck erfolgreich mit großen Mengen Kaliumchlorid behandelt. Früher empfahlen Ärzte eine beschämend unvollständige Diät, die nur aus Obst, Zucker und ungesalzenem weißen Reis bestand, durch die tatsächlich eine Blutdrucksenkung zustande kam, da sie zwanzigmal mehr Kalium als Natrium enthielt. Jede abwechslungsreiche Diät mit wohlschmekkenden, naturbelassenen Nahrungsmitteln hätte denselben Erfolg erbracht, da sie ebenso reich an Kalium ist. Bei einer Untersuchung, bei der die Versuchspersonen nach Belieben Salz aßen, schieden sie neunmal mehr Kalium aus, als wenn sie ebenso gute, doch weniger gesalzene Speisen auswählten. Deswegen sollte jeder, der einen hohen Blutdruck hat, unter allen Umständen seine Natriumzufuhr

einschränken. Es empfiehlt sich, alle Etiketten genau zu lesen und keine Lebensmittel zu kaufen, die Konservierungsmittel enthalten. Es ist besonders wichtig, alle Lebensmittel nach ihrem Kaliumgehalt auszuwählen.

Der weitaus gefährlichste Schaden, den ein Kaliummangel mit sich bringt, dürfte die verhängnisvolle Wirkung auf das Herz sein. Man weiß schon lange, daß Herzanfälle mit einem niedrigen Kaliumgehalt im Blut und niedriger Kaliumzufuhr zusammenhängen. Zudem sieht man bei Versuchstieren aller Gattungen und Arten bei Kaliummangel ausgedehnte Schäden und Degenerationen im Bereich des Herzmuskels, die den menschlichen Herzinfarkt sehr ähneln. Man findet im Herzmuskel massenhaft abgestorbene Zellen, zahlreiche kleine Blutungen, Entzündungsprozesse, stellenweise Narbengewebe und Verkalkung, oft verbunden mit einer Schädigung der Nieren. Eine derartige Degeneration des Herzmuskels kann schon nach der zweiten Woche kaliumfreier Fütterung einsetzen. Ähnliche Veränderungen entstehen bei Magnesiummangel, da Magnesium zur Speicherung von Kalium in den Zellen benötigt wird. Ohne den entsprechenden Magnesiumgehalt wandern die Kaliummoleküle aus den Zellen ab und führen einen künstlichen Kaliummangel herbei. Da Kalium an der Energieproduktion wesentlich beteiligt ist, kann selbst ein augenblicklicher Kalium- oder Magnesiummangel Herzversagen verursachen. Das Ende davon kann Tod durch Herzinfarkt sein. So kommt immer mehr die Möglichkeit in Betracht, daß Kaliummangel in den Herzmuskelzellen die Haupttodesursache bei Herzerkrankungen sein könnte. Sicherlich ist unser Natriumverbrauch von Kindheit an so hoch, daß Kaliummangel auf diese Weise, selbst bei großzügiger Verwendung dieses Stoffes in der Ernährung, erzeugt wird. Es ist schlüssig erwiesen, daß Kaliummangel durch unausgeglichene Ernährung, erhöhten Zuckerverbrauch, Streß und Medikamente wie Cortison, ACTH und Abführmittel hervorgerufen wird. Ebenso abgesichert ist die Tatsache, daß Kaliummangel eine teilweise oder sogar vollständige Lähmung verursachen kann. Was passiert bei einer solchen nur für wenige Augenblicke andauernden Lähmung im Herzmuskel? Wahrscheinlich führt sie beim Menschen, wie bei allen Versuchstieren auch, zum selben Ergebnis: Tod durch Herzversagen.

Dr. Eörs Bajusz, Professor an den Medizinischen Fakultäten der Universitäten von Montreal und Vermont, hat ein ausgezeichnetes Buch geschrieben »Nutritional Aspects of Cardiovascular Diseases«[41] (Ernährungswissenschaftliche Aspekte der Herzgefäßerkrankungen). Dr. Bajusz weist auf die Tatsache hin, daß bei Todesfällen mit allen charakteristischen Zeichen des Herzkranzgefäßverschlusses die Sektion häufig, trotz sorgfältigster Suche, keine Spuren eines solchen aufzudecken vermag.

Andererseits geht aus Autopsiebefunden hervor, daß Personen, bei denen nicht Herzinfarkt die Todesursache war, schwerere Cholesterinablagerungen und arteriosklerotische Veränderungen aufwiesen als an Herzinfarkt Verstorbene. Auch war der Blutkreislauf keineswegs unterbrochen, da sich in der Nachbarschaft verstopfter Arterien neue Gefäße gebildet hatten, und in der Krankengeschichte fand sich häufig kein Hinweis auf eine Herzerkrankung.

Bei 1000 Autopsien von Menschen, die an plötzlichen Herzanfällen gestorben waren, fand man nur in wenigen Fällen Gerinnsel, die eher die Folge als die Ursache des Anfalls gewesen zu sein schienen. Weiterhin zeigte eine Untersuchungsreihe an Männern, die vor dem 50. Lebensjahr an Herzinfarkt gestorben waren, daß 63 Prozent innerhalb der ersten Stunde des ersten Anfalls gestorben waren und 77 Prozent, bevor ein Arzt sie behandeln konnte. Diese Untersuchung zeigt auf überzeugende Weise, daß solche plötzlichen Todesfälle, bei Versuchstieren wie bei Menschen, auf einen Kaliummangel im Herzmuskel zurückgehen könnten. Dr. Bajusz glaubt daher, daß man durch eine vollwertige Ernährung nicht nur Todesfälle dieser Art verhüten, sondern auch eine erbliche Veranlagung zu Herzkrankheiten ausgleichen könne.

Man muß bestimmt noch vieles lernen, bevor man die komplizierten Zusammenhänge eines Herztodes ganz verstehen wird, doch spielen Kalium- und Magnesiummangel zweifellos dabei eine Rolle, vielleicht sogar die Hauptrolle. Zunächst Unzusammenhängendes fügt sich allmählich wie beim Puzzle zum Ganzen. So sind nach der herrschenden Lehrmeinung Menschen mit einem hohen Blutcholesteringehalt vom Herzinfarkt bedroht. Gibt man Tieren Futter, durch das ihre Blutgefäße mit Cholesterin verstopft werden, so sterben sie nicht an plötzlichem Herzversagen, wenn nicht gleichzeitig ein Magnesiummangel besteht. Möglicherweise wird sich herausstellen, daß der so weit verbreitete Magnesiummangel den gemeinsamen Nenner darstellt. Infolge eines Magnesiummangels kommt es nicht nur zum Anstieg des Blutcholesterins, sondern auch zum Abwandern des Kaliums aus den Zellen. Neuerdings geht aus vielen Statistiken hervor, daß übermäßige Zuckerzufuhr eher die Vorbedingungen zum Herzinfarkt schafft als große Mengen gesättigter Fette, weil Zucker den Kaliumgehalt der Zellen senkt.

Andere Forscher glauben, daß unsere beschämend hohe Sterblichkeitsrate an Herzkranken zum größten Teil durch Gerinnselbildung aufgrund von Vitamin-E-Mangel bedingt ist, und betonen, daß man diese Todesursache vor 1910 kaum gekannt habe. Von diesem

Jahre an fiel nämlich Vitamin E den »verbesserten« Methoden der Getreideaufbereitung zum Opfer. Auf dieselbe Weise wurden die Getreideprodukte ihres Gehaltes an Magnesium und Kalium beraubt. Meiner Meinung nach entstehen Herzkrankheiten durch das Zusammenwirken vieler verschiedener Faktoren, aber wahrscheinlich ist Kalium- und Magnesiummangel in den Muskelzellen für die plötzlichen Todesfälle ehrgeiziger junger Männer verantwortlich, die unter Dauerstreß stehen.

Wie kann man solche Todesfälle verhüten? Wenn man gesund bleiben will, sollte man mindestens 5000 Milligramm Kalium pro Tag zu sich nehmen, vorausgesetzt, daß die Salzzufuhr nicht mehr als einen Teelöffel täglich beträgt. Doch verbrauchen Amerikaner durchschnittlich 5 Teelöffel Salz pro Tag, das heißt 4 bis 20 Gramm. Für jeden zusätzlichen Teelöffel Salz sollte man eigentlich weitere 5000 Milligramm Kalium zu sich nehmen. Die Berechnung des täglichen Salzbedarfs und die ergiebigsten Kaliumquellen sind in den Tabellen ab S. 284 enthalten. Wenn Sie bemerken, daß Sie zuwenig Kalium zu sich nehmen, dann sollten Sie mehr Obst und Gemüse essen, nach Möglichkeit einmal pro Tag gekochtes Blattgemüse. Lassen Sie raffinierte Lebensmittel weg, insbesondere Süßigkeiten. Verwenden Sie weniger Natrium, und versuchen Sie, den Streß, unter dem Sie leben, zu vermindern. Sorgen Sie ferner für eine ausreichende Magnesiumzufuhr, und erhöhen Sie diese bei Alkoholgenuß. Da mein Mann die meisten Gemüse nicht sehr gern ißt, fülle ich sämtliche Salzgefäße mit einer Mischung aus gleichen Teilen Speisesalz und Kaliumchlorid-Salzersatz. Wenn man eine zuverlässige Jodquelle hat, kann statt Salz ausschließlich Kaliumchlorid verwendet werden.

Kaliumchloridtabletten, die mit einem erst im Dünndarm löslichen Überzug versehen sind, haben in diesem Bereich schon zu Geschwüren geführt. Diese Tabletten mit 180 Milligramm Kalium sind zwar rezeptfrei erhältlich, doch würde man zur Deckung des Tagesbedarfs 28 Stück benötigen. Ich nehme bei niedrigem Blutzuckergehalt oder wenn ich so dumm war, zu viele Salznüsse zu essen, eine Handvoll davon. Doch viele Ärzte glauben, man sollte Kaliumchlorid nie in Form von Tabletten, sondern als Lösung nehmen. Ein Teelöffel Kaliumchloridsalz enthält ungefähr 4000 Milligramm Kalium. Obwohl es unangenehm schmeckt, kann es mit Wasser verdünnt auch von denen genommen werden, die ihren Bedarf an Kalium nicht durch die Nahrung decken können. Infarktgefährdete täten gut daran, sich diese Möglichkeit, insbesondere bei Streßsituationen, zunutze zu machen. In einem kürzlich veröffentlichten Buch, das als Lehrbuch für Medizinstudenten und Diätassistenten im Gebrauch ist, lese ich folgenden Satz: »Kalium ist in pflanzlichen und tierischen Geweben besonders reichlich vorhanden und braucht nicht speziell berücksichtigt zu werden.« Dies ist die typische Haltung vieler durchaus tüchtiger Ärzte, die nicht in Ernährungslehre ausgebildet sind. Deswegen müssen wir darauf gefaßt sein, daß manches unnötige Leiden weiter fortbesteht.

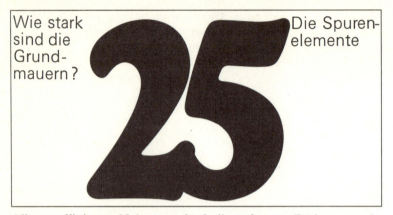

25

Wie stark sind die Grundmauern?

Die Spurenelemente

Alle unraffinierten Nahrungsmittel, die auf guten Böden gewachsen sind, enthalten die Mineralien, die für den Ablauf normaler Lebensvorgänge bei Tieren, Menschen und Pflanzen notwendig sind. Außer den Mineralien, die wir bereits besprochen haben, gibt es eine Gruppe, die man Spurenelemente nennt. Von ihnen werden nur minimale Mengen benötigt.

Kobalt ist ein Teil von Vitamin B_{12}. Bereits weniger als drei Mikrogramm dieses Vitamins täglich verhüten die perniziöse Anämie. Diese geringe Dosis hätte ausgereicht, zahllose Menschen vor der Müdigkeit, die den ganzen Körper quälte, und vor der Lähmung, die ihn zum Krüppel verdammte und schließlich nach langem Siechtum zum Tode führte, zu bewahren, ehe Dr. George R. Minot und Dr. William P. Murphy herausfanden, daß sich die Krankheit mit roher Leber beherrschen ließ. Tausende von Rindern, Schafen und anderem Vieh, die auf kobaltlosen Böden weideten, vor allem in Florida und in Australien, erkrankten und starben an einer mit Lähmungserscheinungen einhergehenden Anämie. Man hätte dies verhindern können, wenn man dem Boden etwas Kobalt zugeführt hätte. Anämien dieser Art beschränkten sich nicht auf Florida und Australien. Untersuchungen, die man am Landwirtschaftlichen Untersuchungszentrum der Universität von Florida durchgeführt hat, zeigten, daß 81 Prozent der in diesem Gebiet lebenden Kinder ebenso wie die Tiere an Anämie erkrankt waren. Bei 50 Prozent dieser Kinder fand sich eine ausgebildete Anämie, 31 Prozent waren Grenzfälle. Wenn dem Boden eine Substanz fehlt, dann ist sie auch in den Pflanzen, die darauf wachsen, nicht vorhanden, sie fehlt den Tieren, die sich von den Pflanzen ernähren, und sie fehlt den Menschen, denen wiederum Pflanzen und Tiere zur Nahrung dienen. Anders ist es nicht möglich.

Ein anderes Spurenelement, Kupfer, spielt bei vielen Enzymsystemen eine Rolle und ist entscheidend an der Produktion von Ribo-

nucleinsäure (RNS), ein Teil jedes Zellkerns, beteiligt. Es wird gebraucht bei der Entwicklung der Knochen, des Gehirns, der Nerven, des Bindegewebes und für die Funktion des gesamten Nervensystems. Kupfermangel vermindert die Eisenabsorption und verkürzt die Lebensdauer der roten Blutkörperchen, wodurch eine Anämie entstehen kann. Bei Tieren kommt es zu Knochenschwund, Haarausfall, Hautausschlägen, Degeneration der Schwanschen Scheide (Demyelinisation), Herzschäden und Herzversagen. Auch bei der Pigmentbildung spielt Kupfer eine Rolle. Schwarzbehaarte Tiere, denen es an Kupfer mangelt, werden grau. Auch beim Menschen ist der Zusammenhang zwischen Anämie und Ergrauen der Haare schon lange bekannt. Auch bei Pflanzen sind Kupfermangelsymptome durchaus nicht unüblich. Lämmer, die auf kupferarmem Boden weiden, haben die sogenannte »Hohlrückenkrankheit«, und die Mutterschafe sind anämisch. Beide Krankheitszustände kann man durch Anreicherung des Bodens mit Kupfer verhüten. Beim Menschen erkennt man selten einen Mangel an diesem Spurenelement. Jedoch bessern sich bei Säuglingen und Kleinkindern, die auf Eisenbehandlung nicht ansprechen, gewisse Anämien oft nach Beigabe von Kupfer zur Nahrung.

Das meiste Kupfer findet sich in den am wenigsten beliebten Fleischsorten: Leber, Nieren und Hirn. Kleinere Mengen enthalten Bohnen, Vollkornbrote und -produkte, auch grüne Blattgemüse, sofern sie auf fruchtbarem Boden gewachsen sind. Wie bei allen anderen Nährstoffen wird auch der Kupferbedarf durch unraffinierte Lebensmittel am zuverlässigsten gedeckt. Fast überall in Amerika ist im Getreide und Viehfutter ein anderes Spurenelement, Zink, ungenügend vertreten. Auch wenn der Boden an sich genügend Zink enthält, kann durch künstliche Düngung ein Mangel entstehen, weil dadurch die Bodenlösung dermaßen gesättigt ist, daß Zink nicht gelöst und daher von den Pflanzen auch nicht aufgenommen werden kann. Deshalb fügt man dem Viehfutter gewöhnlich etwas Zink zu, höchst selten aber den für den Menschen bestimmten Lebensmitteln. Die einzige zuverlässige Quelle für Zink sind wahrscheinlich Schalentiere.

Zu hoher Phosphorgehalt der Nahrung kann ebenfalls Zinkmangel erzeugen. Die bei uns übliche Kost verhindert nämlich die Zinkabsorption.[42]

Der Aufbau von Zellkernen bzw. die Synthese von RNS und DNS ist bei Zinkmangel gestört. Normalerweise kommt Zink in allen menschlichen Geweben vor, und zwar besonders reichlich in den Augen und im Sperma. Es ist unentbehrlich für die Eiweißproduktion und die Funktion vieler Enzyme. Bei Tieren und Menschen führt Zinkmangel zu Störungen der Fortpflanzungsfähigkeit,

Nachlassen der Abwehrkraft gegen Infektionen, verzögerter Wundheilung und einem Hautausschlag, der der Schuppenflechte ähnelt. Jungtiere mit Zinkmangel haben oft Defekte, wie sie nach Thalidomideinwirkung auftreten, sowie Mißbildungen der Augen, der Nieren, des Gehirns und der Knochen.

Ungewöhnliche Ergebnisse, die man erhielt, als Kranken erlaubt wurde, Zinkpräparate zu nehmen, deuten darauf hin, daß Mangelzustände viel weiter verbreitet sind, als man bisher angenommen hatte. Dr. Walter J. Pories und seine Mitarbeiter von der Medizinischen und Zahnärztlichen Abteilung der Universität Rochester erzielten bei schweren Verbrennungen, nach Operationen und bei nichtheilenden Wunden rasche Besserung durch Verabreichung von dreimal täglich 200 Milligramm Zinksulfat. Auch der Blutcholesteringehalt sank ab, und Patienten mit Arteriosklerose erholten sich. Selbst wenn Zinkzusätze länger als drei Jahre gegeben wurden, zeigten sich keine schädlichen Nebenwirkungen. Wo, wie in Ägypten oder im Iran, ein hochgradiger Zinkmangel besteht, ist das Wachstum und die sexuelle Entwicklung so gestört, daß Hoden und Penis abnorm klein bleiben und Schamhaare und Bartwuchs stark vermindert sind. Immerhin konnte durch täglichen Zinkzusatz selbst bei älteren Knaben die Entwicklung der äußeren Genitalien sowie das normale Wachstum wieder in Gang gebracht werden. Ein bereits Zwanzigjähriger wuchs in 14 Monaten 15 cm.

Auf nährstoffreichem Boden gewachsene Nüsse und grüne Blattgemüse sind besonders gute Zinkquellen. Wenn jedoch das Kochwasser weggeschüttet wird, geht Zink leicht dabei verloren. Auch bei hoher Flüssigkeitsaufnahme, Alkoholgenuß und nach Abführmitteln wird es mit dem Urin ausgeschieden.

Ein anderes Spurenelement, das zur Aktivierung zahlreicher Enzyme bei Tieren und wahrscheinlich auch beim Menschen dient, ist Mangan. Es wirkt unmittelbar bei der Fettverwertung mit, ohne Mangan kann Cholin die vorhandenen Fette nicht nutzbar machen. Die ergiebigsten Quellen sind Weizenkeime, Nüsse, Kleie, grünes Blattgemüse, Vollkornbrot und Getreideflocken von Getreide, das auf einem gesunden Boden gewachsen ist. War der Boden stark eisenhaltig oder wurde er mit Kunstdünger behandelt, konnten die Pflanzen wenig Mangan absorbieren. So besteht bei diesen Pflanzen und den davon lebenden Tieren Manganmangel. Eine phosphorreiche Ernährung vermindert die Manganabsorption. Der Tagesbedarf ist nicht bekannt.

Tiere mit Manganmangel zeigen Wachstumsstörungen, Überaktivität, abnorme Knochenstruktur, Deformationen der Gelenke, Gleichgewichtsstörungen und unkoordinierte Bewegungen. Weibliche Tiere werden unfruchtbar, männliche impotent. Bei manchen

Tieren kann man durch Zugabe von Cholin und Inosit diese Mangelsymptome verhüten. Gibt man trächtigen Tieren zusätzlich Mangan, können gewisse erbliche Mißbildungen, die bei »normalem« Mangangehalt der Nahrung zur Ausbildung kommen, vollkommen verhütet werden. Jungtiere von Muttertieren mit leichtem Manganmangel entwickeln Krankheitserscheinungen, die an die menschliche Krankheit Myasthenia gravis (schwere Muskelschwäche) erinnern, wobei die Symptome mit jeder folgenden Generation früher einsetzen, solange der Mangel fortbesteht. Auch bei Lupus erythematodes (Schmetterlingsflechte) sollen Zusammenhänge mit einem Manganmangel bestehen. Es wird allgemein die Meinung vertreten, daß Lupus erythematodes und Myasthenia gravis im Zunehmen begriffen sind.

Dr. Emanuel Josephson[43] berichtet über Heilungen der Myasthenia gravis, die eingetreten seien, nachdem die Patienten einige Wochen lang eine vollwertige Nahrung zu sich genommen hatten, die mit 50 Milligramm Mangan zu jeder Mahlzeit angereichert worden war. Er stellte fest, daß die toxische Wirkung von Mangan auffallend gering ist. Vor kurzem aß ich mit Frau Donald Kempton aus North Carolina zu Mittag, die von einer seit 27 Jahren bestehenden Myasthenia gravis geheilt war. Seitdem sie begonnen hatte, sich für Ernährungslehre zu interessieren, vervollständigt sie ihre Ernährung nicht nur durch Mangan, sondern auch durch viel Cholin, Inosit, Vitamin E und andere Wirkstoffe.

Diese attraktive Frau sah so gesund aus, daß ich annahm, ihre Krankheit könne nicht sehr ernst gewesen sein. »Wie krank waren Sie eigentlich?« fragte ich leichthin. »Man hatte bereits meinen Totenschein ausgeschrieben«, war die erstaunliche Antwort, »ich konnte keinen Muskel mehr bewegen, und der Arzt hatte die Hoffnung aufgegeben.« Manche Wissenschaftler meinen, der Manganbedarf des Menschen sei nicht erwiesen, aber Frau Kempton und Dr. Josephson dürften damit wohl kaum einverstanden sein.

Chrom, ein weiteres Spurenelement, ist ein wesentlicher Bestandteil für die Zuckerverwertung. Es ist bewiesen, daß Diabetes zumindest teilweise von einem Mangel an diesem Stoff abhängen könnte. Tiere mit Chrommangel entwickeln schwere Augenveränderungen. Manche zeigen diabetesähnliche Symptome mit hohem Blutzucker, bei anderen dagegen sind die Blutzuckerwerte besonders niedrig. Niedrige Blutzuckerwerte beim Menschen sind bereits durch tägliche Verabreichung von 250 Mikrogramm Chrom günstig beeinflußt worden. Auch Chrom kann nicht nur bei Kunstdüngung in der Bodenzusammensetzung fehlen. Es erscheint mir jedenfalls ratsam, die Nahrung mit einem Mineralgemisch aus Kobalt, Kupfer, Mangan, Zink und vielleicht etwas Chrom zu ergänzen, wenn man nicht in der glücklichen Lage ist, Lebensmittel zu bekommen, die auf gesunden Böden mit natürlichem Mineralgehalt gewachsen sind.

Ich bin davon überzeugt, daß die hier besprochenen Spurenelemente wichtiger für die Gesundheit sind, als man gemeinhin annimmt, und das Ausmaß und die Bedeutung der Mängel in unserer Ernährung weitgehend unterschätzt werden. Mein Argwohn gründet sich darauf, daß man in jeder landwirtschaftlichen Fachbibliothek Bücher[44] findet, in denen anhand schön kolorierter Abbildungen Mangelsymptome an Gemüse, Obst und anderen Pflanzen, die Mensch und Tier zur Nahrung dienen, beschrieben werden. Dieselben Mißbildungen finden Sie bei allen Lebensmitteln auf jedem Markt: gespaltene Selleriestangen, aufgefaserte Stengel bei Kohl oder Blumenkohl, ungleiche Reifung bei Aprikosen und Tomaten, gelbe Ränder an den Spinatblättern, rostfarbene Streifen beim Salat und viele andere. Zu Erscheinungen dieser Art kommt es nur, wenn es der Pflanze an diesem oder jenem Mineral mangelt.

Die Schädlichkeit oder der Nutzen gewisser Spurenelemente für die Gesundheit ist abhängig von der zugeführten Menge. In hoher Dosierung wirken sie alle wie Gift. Arsen, als Arzneimittel und Gift bekannt, kann für die Ernährung sehr wichtig sein. Es kommt in relativ großen Mengen, besonders vor der Geburt, in der Leber und im Blut vor. Aluminium findet sich sowohl im menschlichen Körper als auch in Tierkörpern, obwohl die Nahrung nicht in Aluminiumgefäßen zubereitet wurde; auch hiervon können kleinste Mengen von wesentlicher Bedeutung sein. Weiterhin ist im Blut Brom enthalten. Beim manisch-depressiven Irresein (Geisteskrankheit) sinkt der Bromgehalt des Blutes bis zur Hälfte der Norm und steigt erst nach eingetretener Besserung wieder an. Auch Zinn, Silber, Nickel und Quecksilber finden sich im menschlichen Gewebe. Ihre Funktionen, wenn es solche gibt, sind unbekannt.

Obgleich manchmal behauptet wird, wir brauchten auch Spuren von Fluor, scheint dieser Stoff nicht lebenswichtig zu sein. Generationen von Ratten bleiben gesund und haben genauso gesunde Zähne wie mit Fluor gefütterte Tiere. Die auf diesem Gebiet arbeitenden Wissenschaftler sind sich durchaus nicht einig darüber, ob Fluor tatsächlich die Zähne schützt, und die Gefahr der schädlichen Nebenwirkungen läßt sich nicht ausschließen. 1962 berichtete das Ministerium für Gesundheit, daß die Kinder in Newburgh, New York, wo erstmals dem Wasser Fluor zugesetzt worden war, danach mehr Karies aufwiesen als vorher. In Baltimore, Maryland, wo das Wasser seit 1952 mit Fluor versetzt ist, nahm die Karieshäufigkeit zu. In Puerto Rico wurde seit der Einführung des Fluorzusatzes nicht nur Karies häufiger, sondern 64 Prozent der Jugendlichen be-

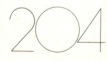

kamen fleckige, dauerhaft verfärbte Zähne, häßliche braune Flekken, die jedes Lächeln verderben.

Es hat sich herausgestellt, daß Fluor für viele Enzymsysteme des Körpers schädlich ist. Das Trinken von fluorversetztem Wasser wurde eine häufige Ursache für Allergien. Außerdem erhöht es die Brüchigkeit von Zähnen und Knochen. Es gibt sogar gewisse Anzeichen, daß Fluor Chromosome schädigen kann. Auch ohne Fluorisierung sind wir immer größeren Fluoridmengen durch Umweltverschmutzung ausgesetzt. 1963 betonte das »American Journal of Diseases for Children« in einem Leitartikel, daß Fluor schon immer ein starkes Gift war, daß es unnötig, unklug, verschwenderisch und zu teuer sei, um es dem Wasser zuzusetzen und größeren Kindern und Erwachsenen nicht gegeben werden sollte. Dr. Philip Chen[45], Professor der Chemie, hat darauf hingewiesen, daß sich fluorbehandeltes Wasser mit Magnesium zu Magnesiumfluorid verbindet, einem unlöslichen Salz, das nicht durch die Dünndarmwand absorbiert werden kann. Somit könne Fluor einen Mangel an Magnesium hervorrufen, einem Stoff, der in der Nahrung ohnehin schon knapp vertreten ist. Da Kalium aus den Zellen entweicht, wenn ein Magnesiummangel besteht, könnte man in Gebieten mit fluorversetztem Wasser durchaus ein Ansteigen der Todesfälle durch Herzkrankheiten erwarten. Als die Fluorisierung des Wassers zum Gegenstand der Politik wurde, ahnte man von diesen Zusammenhängen noch nichts. Ob Fluor in die tägliche Kost einzubeziehen ist, sollte man meines Erachtens dem einzelnen überlassen. Der durch die Fluorisierung des Wassers ausgeübte Zwang ist für den Steuerzahler ohnehin nur mit großen Kosten verbunden.

Ebenso wie Kalzium und Eisen können die Spurenelemente nicht absorbiert werden, ehe sie nicht in der Magensalzsäure gelöst sind. Wie wir gesehen haben, ist die Magensäureproduktion häufig unzureichend oder liegt ganz darnieder, vor allem bei fehlenden B-Vitaminen. Deshalb kann schlechte Absorption zu einem Mangel an Spurenelementen führen.

Ein Freund von mir, der Gemüsezucht als Hobby betreibt, hat seinen Boden mit Kompost gedüngt. Sein Gemüse ist nach Geschmack und Aussehen dem auf dem Markt angebotenen so überlegen, daß man es kaum damit vergleichen kann. Man untersuchte seinen Boden bei der Stiftung für Landwirtschaftliche Forschung, und der Befund lautete: »Mit ein oder zwei Ausnahmen ist der Boden in guter Verfassung. Wiederholte Behandlung mit Kompost ist deutlich erkennbar.« Mein Freund erzählt mir, daß sein Boden im Vergleich zu zahlreichen anderen Böden, die von dieser Stiftung analysiert wurden, sehr gut abgeschnitten habe. Dieses besonders gute

Land enthielt jedoch nur $1/4$ an Phosphor, $1/8$ an Schwefel, $1/10$ an Kupfer, weniger als $1/20$ an Kobalt, nur $1/40$ an Bor, weniger als $1/4$ an Zink, nur $1/60$ an Eisen und $1/80$ an Mangan, verglichen mit denen als ideal angenommenen Mengenverhältnissen. Obwohl dieses Land nicht einmal 2 Meilen vom Stillen Ozean entfernt ist, enthielt der Boden kein Jod. Wenn nun dieser Boden schon so überdurchschnittlich ist, wie mögen die Böden beschaffen sein, auf denen das Gemüse, Obst und Getreide wächst, das auf den Markt kommt.
Nicht nur der Mineralgehalt des Bodens bestimmt den Nährwert der Nahrungsmittel, die darauf wachsen. Viele andere Faktoren kommen hinzu. Selbstverständlich müssen Mineralien vorhanden sein, obwohl Pflanzen offensichtlich auch dann gedeihen, wenn das eine oder andere fehlt; Mineralien, die nicht im Boden vorkommen, können auch nicht in den Pflanzen enthalten sein. Wirklich gesunde Pflanzen kann man jedoch nur auf richtigem Humus züchten, der abgestorbene Pflanzenbestandteile enthält, in denen sich Bakterien, Pilze und Kleinlebewesen entwickeln können. Darüber hinaus müssen die Mineralien zunächst durch Humusbakterien so zersetzt werden, daß sie in der Bodenfeuchtigkeit gelöst werden können (Ionisierung). Die Bodenpilze, die in Pflanzenwurzeln hineinwachsen, nehmen die gelösten Mineralien aus der Erde auf und versorgen die Pflanzen damit. Diese Zusammenarbeit zwischen Pilzen und Pflanzenwurzeln nennt man Symbiose. Bei ausreichendem Mineralangebot bleiben die Pflanzen, die auf diese Weise versorgt werden, gesund und widerstandsfähig. Sie haben einen hohen Gehalt an Eiweißstoffen, Mineralien und Vitaminen und dienen damit Mensch und Tier zur Erhaltung der Gesundheit. Das galt für alle Nahrungsmittel, die auf dem unberührten, mineralreichen Boden des jungen Amerika wuchsen. Nicht zuletzt hat dies dazu beigetragen, daß unsere Vorfahren bedeutende Männer hervorgebracht haben. Der Nährwert ihrer Kost wurde nur durch den natürlichen Mineralgehalt des Bodens begrenzt.
Dann begann die Massenproduktion und damit der Gebrauch von Kunstdünger: Naturstein mit konzentrierter Schwefelsäure behandelt (das heutige Superphosphat) und Chemikalien wie Ammonium- und Kaliumsulfat, auch als Pottasche bekannt. Diese Chemikalien lösen sich in Wasser so leicht wie Zucker in einer Tasse Kaffee. Sie sättigen die Bodenfeuchtigkeit und machen es für die schwerer löslichen Elemente Eisen, Kupfer, Magnesium, Zink und andere Spurenelemente schwer oder unmöglich, im Boden gelöst zu bleiben. Der übermäßige Schwefelgehalt des Bodens, der durch wiederholte Kunstdüngung immer mehr ansteigt, schädigt die mineralübertragenden Pilze. Der Wert, den die Humusdecke für den Boden hat, wurde oft verkannt. Der vorhandene Humus wurde

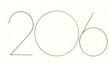

verbraucht und wenig oder gar nichts an den Boden zurückgegeben. Nützliche Bakterien und Pilze können ohne Humus nicht gedeihen. Selbst wenn Mineralien vorhanden sind, können sie ohne ungeheure Mengen an Bakterien und Pilzen nicht gelöst werden, und nur auf Humus können Pilze entstehen und in die Pflanzenwurzeln hineinwachsen. So werden dem Boden allmählich die natürlichen Mineralien entzogen, gelangen in die Pflanzen und mit diesen auf die Märkte, passieren den menschlichen Körper und wandern als Abfall ins Meer oder in die Flüsse. Der Boden wird arm an Mineralien.

Obwohl die Pflanzen weiterhin wachsen und grün und kräftig aussehen, ist ihr gesundheitsfördernder Wert stark vermindert. Käfer, Würmer und Blattläuse vermehren sich. Sir Albert Howard[46] wies darauf hin, daß Käfer und Würmer nur kranke Pflanzen zerstören, damit das Erdreich sobald als möglich bodenerneuernden Humus zurückerhält. Weil Bodenpilze Aureomycin, Streptomycin, Penizillin und andere Antibiotika herstellen, die von Käfern, Würmern und Blattläusen gemieden werden, ist es verständlich, daß sie keine gesunden Pflanzen befallen. Diese Pilze benötigen für die natürliche Antibiotikaproduktion eine ausreichende Humusschicht. Ist sie nicht vorhanden, kommen die Schädlingsinsekten massenhaft. Ihre Vernichtung ist für den Erzeuger landwirtschaftlicher Produkte sehr teuer. Jedes Jahr versprüht man immer mehr Sorten und immer größere Mengen an Giften, der Verbrauch von Arsenverbindungen beträgt allein jährlich bis zu 40 000 Tonnen. Dabei ist Arsen eines der zahlreichen Chemikalien, die man zur experimentellen Krebserzeugung verwendet. Bienen, ohne die eine natürliche Befruchtung der Blüten nicht möglich ist, werden durch Sprühgifte vernichtet. Wertvolle Käfer, die Schädlinge dezimieren, gehen gleichfalls zugrunde. Die Sprühgifte fallen zu Boden, lösen sich in der Bodenfeuchtigkeit und gelangen ins Innere der Pflanzen. Die Hausfrau versucht zwar, die Giftstoffe abzuwaschen, aber was nützt alles Waschen, wenn das Gift tief in der Pflanze, in den Zellen selbst steckt!

In unserer Nahrung und im Viehfutter ist der Eiweißgehalt stark abgesunken und sinkt weiter. Der Mineralgehalt der heutigen Nahrung beträgt nur noch einen Bruchteil von dem, was er sein könnte und sollte. Der Vitamingehalt schwankt mit dem Zustand der Pflanze. Frische Lebensmittel lassen sich kaum noch aufbewahren, der Geschmack ist verlorengegangen, essen bereitet nur noch wenig Freude. Ich sprach mit einem Franzosen aus der Provence, mit einem Architekten aus einem Dorf in Mexiko, mit einem Engländer, der an amerikanischen Universitäten Vorträge hielt, und mit einem Ingenieur, der in Nordchina gelebt hatte. Alle stellten mir die gleiche Frage: »Was ist los mit dem amerikanischen Essen? Man ißt und ißt und wird nicht satt. Es schmeckt nach gar nichts!« Die Leute waren Besseres gewöhnt. Noch unsere Großeltern hatten bessere Lebensmittel. Ich wünschte, es wäre heute noch so. Sobald die gesamte Bevölkerung bessere Lebensmittel verlangt, werden wir sie bekommen.

Vier Jahre lang zog ich all unser Gemüse und einen Teil des Obstes ohne Kunstdünger auf einem Boden, der mit Kompost und Mineralien verbessert worden war. Die Würmer im Komposthaufen waren lang und fett wie Spaghetti; Käfer und Blattläuse traten nicht auf. Was im Garten wuchs, blieb von allen erkennbaren Krankheiten verschont. Der Geschmack der Gemüse und Früchte war herrlich. Es heißt immer, der Wohlgeschmack hänge von der Frische ab, aber es ist nicht die Frische allein. Ich habe oft zuviel hereingebracht und den Rest zur späteren Verwendung im Kühlschrank aufbewahrt. Der vorzügliche Geschmack blieb erhalten. Wir aßen unglaubliche Mengen davon. Oft mußten wir die Kinder ermahnen, nicht zuviel Gemüse zu essen. Später war ich zu beschäftigt, um einen Garten zu betreuen. Ich kaufte das beste Gemüse, das ich finden konnte, und kochte es auf die bestmöglichste Weise. Wir kosteten es und warfen es weg. Mit Obst war es nicht viel anders. Meistens konnte ich mir Obst und Gemüse zuschicken lassen, das auf kompostgedüngtem Boden, ohne Kunstdünger und Sprühgift, gewachsen war. Es ist nicht frisch, wenn es ankommt, schmeckt aber trotzdem noch herrlich.

In einer Stadt, in der ich öfters Vorträge halte, wohnt ein reizendes Ärztehepaar. Ich habe es schon so oft besucht, daß mein Bettzeug bereits mit D gekennzeichnet ist. Wenn ich bei ihnen war, unterhielten wir uns oft bis tief in die Nacht hinein. Das besondere Interesse dieses Arztes gilt der Landwirtschaft, besonders der organischen Anbaumethode. Seine Meinung darüber ist: »Jungfräulicher Boden enthält niemals alle wichtigen Mineralien in den Mengenverhältnissen, die heute als annähernd optimal für Pflanzen, Tiere und Menschen gelten. Man hat sich in vielen Versuchen außerordentlich bemüht, ausgelaugte Böden mit Mineralien und Humus wieder fruchtbar zu machen. Der Proteingehalt von auf solchen Böden angebauten Luzernen ist von durchschnittlich 9 auf 32 Prozent angestiegen. Der Proteingehalt anderer Nutzpflanzen vermehrte sich im gleichen Verhältnis. Die obere Grenze ist noch gar nicht bekannt. Der Gehalt an Kupfer, Kobalt und anderen Spurenelementen könnte in unserer Nahrung noch vervielfacht werden, ohne die Grenze, von der ab sie toxisch wirken, zu überschreiten. Pflanzen, die auf solchen Böden gewachsen sind, bleiben gesund und frei von zahlreichen Krankheiten, deren Beschreibung unsere

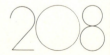

landwirtschaftlichen Fachzeitschriften zu medizinischen Abhandlungen über Giftstoffe umgewandelt haben.

Es gibt eine Reihe von Versuchsgütern, wo man seit mehreren Jahren den Boden bis zu einem bestimmten Maße hinsichtlich Mineralgehalt und Humusbeschaffenheit verbessert hat. Das Vieh, das auf diesen Böden weidet, hat man mit hochvirulenten Krankheitserregern geimpft. Etwa zwei Wochen später konnte man im Blut dieser Tiere keine Erreger mehr nachweisen. Es gelang nicht, bei diesen Tieren irgendeine Krankheit zu erzeugen, weder die Bangsche Krankheit noch die gefürchtete Maul- und Klauenseuche oder sonst eine der zahlreichen Krankheiten, mit denen der Züchter zu kämpfen hat. Die Produkte der Viehzucht und des Feld-, Obst- und Gemüseanbaus derartig gepflegter Böden könnte einen gesundheitlichen Fortschritt herbeiführen, der heute noch unvorstellbar ist. Mit Mineralien und Humus angereicherte Böden übertreffen selbst jungfräuliche Böden. Auf weniger als einem halben Hektar kann jeder den größten Teil der Nahrung ziehen, die seine Familie braucht, und hat noch riesigen Spaß daran. Land genug gibt es, und was man tun muß, weiß man auch. Würde man dieses Wissen anwenden, der Gewinn für die Menschen könnte unermeßlich sein.«

Wir sprachen von den großen Pionieren dieser neuen, an der Gesundheit orientierten landwirtschaftlichen Methode: Sir Albert Howard und seine aufsehenerregende Tätigkeit in Indien; Lady Balfour, die das so erfolgreiche Programm der »ganzheitlichen Ernährung« in England organisierte, der verstorbene Louis Bromfield, der seine Erfahrungen über die Wiederbelebung verarmter Böden in seinen Büchern »Pleasant Valley« und »Malabar Farm« so lebendig beschrieben hat. Er hatte in Ohio verschiedene abgewirtschaftete Farmen gekauft. Die Superklugen sagten, das Land sei nicht einmal seine Steuern wert. Als Schriftsteller hatte er keinerlei Ausbildung auf landwirtschaftlichem Gebiet und betrachtete sich auch nicht als Bauer. Er hatte in Frankreich gelebt und die Bauern dort beobachtet, hatte bestimmte Ideen und war bereit, zu lernen und zu arbeiten. Dieses heruntergekommene Land verwandelte er in ein Paradies, wo längst ausgetrocknete Brunnen wieder flossen, mit Seen, in denen man an heißen Tagen schwimmen konnte, und wo schmackhafte Fische fast in die Pfanne sprangen. Er ließ entlang der Zäune wilde Rosen und Brombeerhecken wachsen. Kleine Tiere versteckten sich dort mit ihren Jungen. Die Jagd war immer gut. Rebhühner und andere Vögel bauten Nester in den Büschen und fütterten ihre Jungen mit Würmern und Insekten, die nach Ansicht der Fachleute mit Sprühgiften vertilgt werden müßten. Das Paradies, das er geschaffen hatte, wurde zum Wallfahrtsort. Tausende von Farmern pilgerten zu ihm, um gesunde Anbaumethoden zu erlernen, wie sie die mit Steuergeldern bezuschußten Institute nicht anboten. Die Lehre von einer Ernährung, die beim Erdreich beginnt, verdankt ihm unschätzbare Anregungen.

Dann sprachen wir über Mr. J. I. Rodale, der die Ansichten der Fachleute über möglich oder unmöglich rundweg abgelehnt hatte. Er war Inhaber einer Elektrofirma in New York gewesen, bis er sich auf einmal für die Landwirtschaft begeisterte und in einen völlig brachliegenden Landstrich Pennsylvanias umsiedelte. Er glaubte an Mikroorganismen in der Erde, Komposthaufen und Regenwürmer. Als sich seine Gesundheit und die seiner Familie ebenso besserte wie die Güte des Bodens, kam ihm die Idee, daß andere daran interessiert sein könnten, seine Methoden kennenzulernen. Dieser Mann hatte den Mut, zu seiner Überzeugung zu stehen, obwohl seitens der landwirtschaftlichen Institute alles als reiner Unsinn abgetan wurde. Einige versuchten ihn zu widerlegen. Können Sie raten, was sie herausfanden? Daß er auf der ganzen Linie recht hatte! Durch seine Zeitschrift über organischen Gartenbau und Landwirtschaft und durch seine Bücher über Kompostaufbereitung und ähnliches hat Mr. Rodale Millionen von Amerikanern über gesunde Ernährung die Augen geöffnet, Tausenden den Weg gewiesen, wie sie zu erlangen ist.

Wir sprachen dem Anschein nach weiter über Landwirtschaft, in Wirklichkeit aber über Gesundheit, und zwar jene Art von Gesundheit, die man sich auf einem kleinen Fleckchen Land mit einer Familie, die eine Beziehung dazu hat, selbst erarbeiten kann. Schließlich auch über Gesundheit im weitesten Sinne, als Grundlage menschlicher Eigenschaften wie Charakter, Integrität, Heiterkeit, Gelassenheit und Liebe. Gesundheit in diesem Sinne ist für jedes Volk erreichbar, das gelernt hat, unverfälschte, gehaltvolle Lebensmittel zu verwenden.

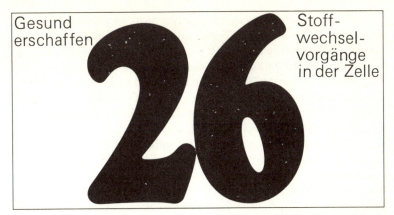

26
Gesund erschaffen — Stoffwechselvorgänge in der Zelle

Wie arbeiten nun alle diese Wirk- und Nährstoffe im Körper? Stellen wir uns vor, wir könnten eine Zelle bei ihrer Tätigkeit beobachten. Wir wollen annehmen, daß sie ganz gesund ist, d.h. alle Arbeitsgänge in dieser Zelle laufen perfekt ab.

Die Zelle hat etwa die Form eines Eis, Nährstoffe können durch ihre Wände hindurchtreten wie verschüttete Flüssigkeit durch ein Tischtuch. Jeden Augenblick, von der Geburt bis zum Tode, wird Protoplasma (flüssiger Bestandteil des Blutes) ständig hineingespült und herausgesogen. Die Zufuhr erfolgt durch den Blutdruck über die von den Arterien abzweigenden Kapillaren (kleinste Gefäße), der Abtransport durch die Anziehungskraft der Moleküle eines Eiweißkörpers, des Albumins, in Kapillaren, die in die Venen münden. Bei der Zufuhr gelangen neue Vorräte in die Zelle, während beim Abtransport Abfall beseitigt wird.

Wir können durch diese sich immerfort bewegende Flüssigkeit hindurch das Leben beobachten wie ein Taucher auf dem Meeresboden. Wenn wir in die Zelle selbst hineinschauen, sehen wir dort zahllose kleinste Teilchen in einer phantastischen und unaufhörlichen Bewegung. Wir sehen zuerst die Schaltzentrale der Zelle, den Zellkern. Dieser besteht aus Aminosäuren, die von den Proteinen stammen, die Sie gegessen haben, und aus Nukleinsäure, die z.B. durch Leber oder Hefe angeliefert wird. Unter Mitwirkung von mindestens drei B-Vitaminen (Biotin, Pantothensäure und Vitamin B_6) werden diese Substanzen zu sogenannten Nukleotiden umgebaut; diese wieder fügen sich zusammen zu Chromosomen und Genen, die Ihre Vererbungsfaktoren und damit auch das Lebensprogramm dieser Zellen in sich tragen. Rund um den Zellkern bewegen sich Schwärme von Eiweißteilchen oder -molekülen in ständigem Wechsel als Kolloide und bilden das Cytoplasma, die Zellflüssigkeit. Nukleotide und Cytoplasma werden zusammen Protoplasma genannt.

So viel ist beobachtenswert, daß wir fast nicht wissen, wohin zuerst schauen. Vor uns sehen wir Fett- und Glukosemoleküle in Verbindung mit Phosphor, winzige Stärkepartikel, die wiederum aus zahlreichen Glukosemolekülen bestehen, und kleine Kugeln aus den fettartigen Substanzen Cholesterin und Lecithin. Wir sehen alle bekannten Vitamine und Mineralien vor uns. Dann fällt unser Blick auf die Vorgänge in diesem wunderlichen Gebilde. Enzyme verändern die Molekularstruktur je nach ihrer Funktion. In den Genen sind sie spiegelbildlich enthalten. Erst dadurch wird Vererbung, wie sie z.B. in Augen- oder Haarfarbe zum Ausdruck kommt, überhaupt möglich. Enzyme bestehen aus Protein, doch enthalten viele auch ein Vitamin und/oder Mineral wie z.B. Magnesium oder Kobalt. Man hat sie nach ihrer Funktion benannt, etwa so, wie aus der Berufsbezeichnung Schmied der Name Schmidt geworden ist.

Wir können eine Enzymgruppe, Phosphatase, beobachten, die Phosphor von Glukose und Fettmolekülen ablöst, und damit die Energieproduktion in Gang setzt. Mit Hilfe anderer Enzyme, die Vitamin B_1 oder Pantothensäure enthalten, werden Kohlen-, Wasser- und Sauerstoffteilchen, aus denen sich Zucker und Fett zusammensetzten, getrennt. Trägerenzyme, die Vitamin B_2 enthalten, nehmen Sauerstoff aus den roten Blutkörperchen auf und transportieren ihn zum Fett oder Zucker. Andere, die eine lockere Bindung mit Vitamin C eingehen, verbinden sich beim Abbau der Nahrungsstoffe mit freiwerdendem Wasserstoff. Dank dieser und anderer Enzymgruppen verbindet sich der atmosphärische Sauerstoff mit Kohlen-, Wasser- und Sauerstoff aus Kohlehydraten und Fettsäuren, um in Kohlendioxyd und Wasser umgewandelt zu werden. Dieser Vorgang setzt Energie zur Wärmeproduktion frei. Wir können noch viele andere Enzymgruppen beobachten. Es gibt einige, die die Gene gealterter Zellen zersetzen und neu entstehende wieder aufbauen; man nennt sie Nucleotidasen.

Die Vitamin B_6 enthaltenden Enzyme bauen ständig Teile des Cytoplasmas ab und wieder auf. Wieder andere, die Pantothensäure enthalten, verfahren in derselben Weise mit proteingebundenen ungesättigten Fettsäuren, die Grundbestandteile dieses wundersamen Gebildes. Andere Enzyme zerlegen verbrauchtes Eiweiß in Zucker, Fett und stickstoffhaltige Substanzen. Weiterhin sehen wir Enzymgruppen der Glykogenase am Werk, die Glykogen in Glukose umwandeln, um das für die Energieproduktion verbrauchte Materiel wieder zu ersetzen. Auf diese Weise wirkende Enzymgruppen gibt es zu Hunderten.

Als nächstes begegnen uns die Hormone, Regulatorien für den Zellstoffwechsel. Thyroxin (Schilddrüsenhormon) z.B. ist an der Regelung des Energiebedarfs und der Arbeitstemperatur der Zellen beteiligt. Insulin, Hormon der Bauchspeicheldrüse, sorgt dafür, daß unbenötigte Glukose in Glykogen oder Fett zurückverwandelt wird. Cortison, ein Nebennierenrindenhormon, stimuliert den Abbau von Körpereiweiß bei Zucker- und Fettbedarf. Adrenalin, ebenfalls ein Hormon der Nebennieren, beschleunigt die Umwandlung von Glykogen in Glukose, wenn in Wut- oder Angstzuständen sofort Energie für Kampf oder Flucht zur Verfügung stehen muß. Auch von den Keimdrüsen werden Hormone ausgeschieden, um die Lebensvorgänge dieser wie auch aller anderen Körperzellen mitzusteuern.

Auf einmal sehen wir uns altbekannten Stoffen gegenüber: den Mineralien. Phosphor in freier Form und mit Eiweiß und Fett verbunden als Teil der Zellstruktur; Kalzium, das zur Verminderung, und Kalium, das zur Erhöhung der Zellaktivität beiträgt. Chlor, das im Speisesalz war, wirkt in molekularer Form im Innern der Zelle und ihrer Umgebung beim Abtransport des Kohlendioxyds mit.

Der Wirkungsmechanismus der Spurenelemente (Katalyse oder Reaktionsbeschleunigung) hält einen reibungslosen Zellstoffwechsel aufrecht. Ohne Spurenelemente kann der Zellstoffwechsel sich verlangsamen oder stellenweise zum Stocken kommen. Kobalt findet sich im Vitamin-B_{12}-Anteil gewisser Enzyme. Jod ist ein Bestandteil des Thyroxins. Zink unterstützt die Insulinwirkung. Magnesium, Mangan und alle anderen Mineralien sind am Zellstoffwechsel beteiligt. Direkt außerhalb der Zellwand findet sich molekulares Natrium, ursprünglich in Fleisch oder Speisesalz enthalten. Die Wechselbeziehungen zwischen Natrium und Kalium in der Zelle sind noch nicht restlos aufgeklärt. Man vermutet, daß es dabei um die Wasserversorgung geht. Bei erhöhtem Natriumgehalt enthält die Zelle mehr Wasser und das Kalium wird aus der Zelle verdrängt und im Urin ausgeschieden. Bei erhöhtem Kaliumgehalt werden Natrium und Wasser verdrängt. Regulierend ist wahrscheinlich Aldosteron, ebenfalls ein Nebennierenhormon.

Vielleicht verdankt die Zelle diesen beiden Stoffen wie auch dem Kalzium und Vitamin C die erstaunliche Fähigkeit der Auswahl und Unterscheidung. Eine gesunde Zelle kann das Eindringen von Giften, schädlichen Chemikalien, Allergenen oder Bakteriengiften, die mit der Gewebsflüssigkeit herangeschwemmt werden, verhindern. Andererseits bringt die Gewebsflüssigkeit bei guter Ernährung jeden Nährstoff in die Zelle. Die Zelle nimmt von allen in der Gewebsflüssigkeit enthaltenen Nährstoffen die auf, die sie benötigt. Der Rest wird zu anderen Zellen weiterbefördert. Wenn ein Nährstoff knapp ist, versorgt sich die Zelle, so gut es geht. Wird ihr aber zuviel angeboten, versucht sie, manchmal ohne Erfolg, das Übermaß abzuwehren. Obwohl jeder Nährstoff seine eigenen Aufgaben hat, ist er nur mit anderen zusammen wirksam. Vitamin E ist an der Wirkungsweise der Linolsäure beteiligt; dasselbe gilt für Linolsäure und Vitamin D, Vitamin D und Phosphor, Phosphor und Kalzium, Kalzium und Vitamin C usw. bis zur Unendlichkeit. Alle Nährstoffe wirken zusammen.

Viele Zellvorgänge werden noch durch andere Substanzen bewirkt. Sie können hier nicht alle beschrieben werden, obwohl sie der Wissenschaft bekannt und erklärbar sind. Darüber hinaus aber gibt es eine Unzahl von Prozessen und Wirkstoffen, die noch nicht erforscht sind.

Aus Milliarden von Zellen, in denen derartige Stoffwechselvorgänge ablaufen, baut sich jeder Organismus auf, letztlich auch Ihrer. In dem Maße, in dem diese Zelle ihre ideale Struktur behalten und ihre normale Funktion erfüllen kann, in dem Maße sind Sie gesund. Bereits ein kleiner Mangel an einem oder an mehreren Nährstoffen kann der Struktur schaden und/oder die Funktion stören. Ernste Mängel aber können Unheil bringen. Ihr Gesundheitszustand ist abhängig von der Versorgung der Zelle mit Nährstoffen. Fehlernährung bedeutet nicht zwangsläufig eine fehlerhafte Ernährung oder sogar unzureichende Absorption. Es ist damit lediglich zum Ausdruck gebracht, daß einer oder mehrere Wirkstoffe nicht in ausreichender Menge die Zelle erreichen.

Die Gesamtmenge aller dieser nimmermüden Zellaktivitäten nennt man Stoffwechsel. Wenn die Stoffwechselvorgänge auf das niedrigst mögliche Niveau absinken (z. B. wenn Sie ruhig liegen und nicht einmal verdauern), nennt man das den Grundumsatz. Ein Mangel an einem oder mehreren Nährstoffen kann die Stoffwechselvorgänge verlangsamen, so daß weniger Nahrung benötigt wird, und es kann zu unerwünschten Gewichtszunahmen kommen. Nur wenn der Nährstoffbedarf der Zelle gedeckt ist, können die motorischen Körperfunktionen mit idealer Geschwindigkeit ablaufen und der Stoffwechsel bleibt konstant.

Alle Organe dienen der Zellversorgung. Das Herz, dem die Menschen so viel Wichtigkeit beimessen, sorgt lediglich dafür, daß die Nahrungsstoffe die Zellen erreichen und der Abfall weggeschafft wird. Die Arterien, die Venen und das gesamte Kapillarsystem sind nur Kanäle zur Versorgung und Abfallbeseitigung. Über die Lungen wird Sauerstoff heran- und Kohlendioxyd abgeführt. Die Nieren reinigen das Blut, scheiden abgebaute Gewebsbestandteile aus. Die Harnblase ist nur ein Auffangbecken. Im Darmtrakt (Dick- und Dünndarm) werden die Nahrungsmittel so weit abgebaut, bis sie die Zelle aufnehmen kann. Im Knochenmark werden rote Blutkörperchen gebildet, die den Sauerstoff transportieren, und größtenteils in der Milz wieder vernichtet. Die innersekretorischen Drüsen schütten Hormone aus, die die Zellaktivität regulieren. Die Hypophyse überwacht die Funktionen der anderen Drüsen und damit aller Körperzellen. Das wichtigste Organ ist zweifellos die Leber. Hier werden Fette, Zucker und Eiweißkörper, die aus dem Darmtrakt kommen, aufbewahrt und bereitgehalten, damit sie der Zelle im richtigen Moment zur Verfügung stehen. In der Leber werden für die Zelle schädliche Substanzen entgiftet und stickstoffhaltige Abfallprodukte verbrauchter Zellproteine vernichtet. Albumin (nötig zur Urinansammlung) und Antikörper werden ebenfalls in der Leber gebildet. Sie produziert fettartige Substanzen wie Lecithin und Cholesterin; Galle, die für die Fettverdauung und für die Absorption der Vitamine A, D, E und K benötigt wird und speichert nicht nur diese, sondern auch Mineralien wie Eisen, Kupfer und die übrigen Spurenelemente. Sie verwandelt Glukose zur Speicherung in Glykogen. In Zusammenarbeit mit Insulin kontrolliert die Leber weitgehend den Blutzuckerspiegel, indem sie bei Überangebot Glukose zu Glykogen oder Fett umbaut oder bei Bedarf zurückverwandelt. Wenn man nichts gegessen hat und alles gespeicherte Glykogen verbraucht ist, werden Zellproteine zu Glukose und Fett umgewandelt. Es ist wiederum die Leber, die dem Blut diesen Zucker entnimmt und bei Bedarf abgibt. Weiterhin werden in ihr Enzyme gebildet und Hormone, deren Überschuß der Zelle schaden könnte, abgebaut. Trotz dieser und vieler anderer Leistungen besteht ihre Hauptaufgabe darin, das Leben der Zelle zu erhalten, zu regulieren und zu beschützen. Das Zusammenwirken der Körperorgane ähnelt somit dem der Nährstoffe.

Obwohl Struktur und Aktivität aller Körperzellen insofern gleich sind, als sie alle Sauerstoff und Nahrung brauchen und ihre Abfallprodukte entfernt werden müssen, sind die Zellen selbst ihrer Funktion nach unterschiedlich. Die Muskelzellen sind gleichsam kleine Flaschenzüge. Ihr Zytoplasma ist so beschaffen, daß es sich zusammenziehen kann, und wenn alle Zellen sich harmonisch zusammenziehen, verkürzen sich die Muskeln und ermöglichen eine Bewegung (Muskelkontraktion). Knochenaufbauende Zellen ziehen Mineralien an und bringen sie in feste Form, so daß der Körper sein gestaltgebendes Gerüst erhält. In Drüsenzellen werden Hormone gebildet. So ist also die Funktion der Milliarden von Zellgruppen zum Aufbau der einzelnen Körperstrukturen jeweils hochspezialisiert.

Man kann nun seine Ernährung so zusammenstellen, daß sie alle für jede Zelle notwendigen Nährstoffe beinhaltet. Wenn diese Nahrung auf guter Erde gewachsen ist und in einem möglichst natürlichen Zustand genossen wird, führt man sich wahrscheinlich auch jene Nährstoffe zu, von deren Existenz und Wirksamkeit noch nichts bekannt ist. Träger Verdauung und unzureichender Absorption kann man abhelfen, wie sich auch die Zerstörung von Nährstoffen im Darmtrakt und Blut und der Verlust wertvoller Substanzen durch Ausscheidung im Urin und Stuhl verhüten läßt. Der guternährte Körper kann sich selbst gegen Infektionen schützen und eindringende Fremdstoffe entgiften. Ich bin der Überzeugung, daß jeder Mensch, der sich vernünftig ernährt, vollkommen gesund sein oder werden kann, vorausgesetzt, es liegt noch kein unheilbarer Schaden vor.

Dr. Szent-Györgyi, der für seine erste Arbeit über Vitamin C den Nobelpreis erhalten hat, erzählt, daß ihm während seines Medizinstudiums alles am menschlichen Körper schlecht und falsch erschienen sei. Die unübersehbare Zahl von Krankheiten ließ es ihm aussichtslos erscheinen, sie alle im Kopf zu behalten. So habe er sogar Prüfungen über solche Themen nicht bestanden. Später, als er an seiner Dissertation in Biochemie arbeitete, die man auch Chemie des lebenden Körpers nennen könnte, war er sehr erstaunt, daß hier plötzlich alles so richtig, so vollkommen richtig war. Wahrscheinlich hat jeder Mensch, der sich mit den komplizierten Mechanismen, auf denen »Gesundheit« basiert, beschäftigte, ähnliche Erfahrungen wie Dr.Szent-Györgyi gemacht.

Wenn man bedenkt, daß der gesunde Körper eine in ständiger Funktion befindliche Struktur von Milliarden Zellen ist, die unzählige verschiedene Aufgaben haben, aber alle in perfekter Harmonie mit einer unvorstellbar genauen Synchronisation zusammenarbeiten, die auch die komplizierteste, von Menschenhand geschaffene Maschine nicht übertrifft, wird man unwillkürlich an die Philosophen erinnert, die behaupten, daß es nur eine Vollendung gäbe, nämlich Gott. Unerachtet dessen, wie skeptisch jemand der Religion gegenüberstehen mag: wenn er beginnt, die Funktionen des gesunden Körpers zu studieren, so wird er bald den Philosophen zustimmen und gleichzeitig erkennen, daß erst Krankheit Menschenwerk ist. Gott hat uns gesund erschaffen.

Keine halben Sachen

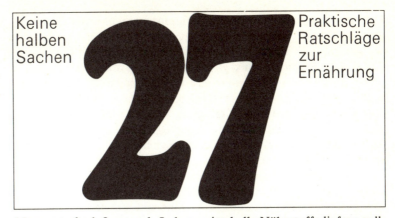

27 Praktische Ratschläge zur Ernährung

Man sagt oft, daß gesunde Lebensmittel alle Nährstoffe liefern sollten. Selbstverständlich sollte das so sein. Doch es ist immer außerordentlich schwer, gute und gesunde Lebensmittel zu bekommen. Ganz bestimmt hat unsere industriemäßig erzeugte, überraffinierte Ernährung, verdünnt mit gesüßten Getränken und unechten Fruchtsäften, unseren Naschereien und angeblich schnell energieliefernden Produkten wenig oder gar nichts mit Gesundheit zu tun. Daher ist es so wichtig, die bestmöglichsten Lebensmittel auszusuchen und diese auf die vernünftigste Art und Weise zuzubereiten. Von dieser Auswahl und Zubereitung hängt Ihre Gesundheit ab. Ergänzungspräparate können vielleicht helfen, doch die Nahrung an sich ist viel wichtiger. Selbst wenn man gesundheitsfördernde Lebensmittel bekäme, bei der Zubereitung gehen zwischen 60 und 100 Prozent bestimmter Vitamine und viele Mineralien verloren. Beobachtet man heutige Kochmethoden, läßt sich mit einiger Sicherheit voraussagen, wieviel Krankheit es in einer Familie geben wird und wie es um die Lebenserwartung dieser Familie steht. Sorgfältige Auswahl der Lebensmittel und ihre Zubereitung dürfen nicht unterschätzt werden. Selbst wenn es mit beidem zum besten steht, ist meines Erachtens Gesundheit noch keineswegs voll gewährleistet, obwohl es mit ziemlicher Sicherheit Krankheit bedeutet, wenn beides fehlt. Wir befinden uns hier in einer Zwickmühle. Wir brauchen Nährstoffe, um gesund zu bleiben. Weil die meisten von uns eine sitzende Lebensweise haben, können wir nur wenig Kalorien gebrauchen. Die erwünschten Nährstoffe aber sind mit unerwünschten Kalorien gekoppelt. Ohne Kalorien jedoch erhalten wir auch keine Nährstoffe. Das ist die eine Seite. Andererseits treiben die Belastungen des modernen Lebens jedoch unseren Bedarf an Nährstoffen gewaltig in die Höhe. Unsere gesamte Bevölkerung braucht wahrscheinlich mehr als je zuvor in der Geschichte. Wir sitzen wie Tiere in der Falle und leiden wie diese. Beim Menschen verhält es sich anders als bei Versuchstieren in einem ernährungswissenschaftlichen Labor. Versuchstiere erhalten eine Nahrung, die mit Ausnahme eines Nährstoffes in jeder Hinsicht vollwertig ist, dieser vielleicht nicht einmal gänzlich fehlt. Alle anderen Nährstoffe sind reichlich vorhanden, und ihre Bezugsquellen werden immer wieder aufs neue kontrolliert. Doch selbst dann entwickelt sich bei den Tieren langsam eine Krankheit, und ihre Lebenserwartung verkürzt sich. Beim Menschen mangelt es in der Ernährung manchmal an 20 bis 40 Nährstoffen zugleich. Es kann sein, daß der Mangel an einigen Nährstoffen hochgradig, an anderen nur mäßig ist. So, wie der Wissenschaftler bei Tieren eine Krankheit experimentell erzeugt, entstehen sie beim Menschen durch ihn selbst. Der Unterschied zwischen Mensch und Tier ist einerseits die gefürchtete, keinesfalls erwartete, andererseits die geplante und erwartete Krankheit.

Anstatt klar definierbarer, auf einen einzigen Mangel zurückgehende Symptome leiden die Menschen, wie in den vorhergehenden Kapiteln besprochen, meistens an mehrfachen Mängeln, deren Symptome sich überlagern. Ohne Interesse an Ernährungslehre kann jemand zum Beispiel unter den Symptomen eines schweren Mangels einiger Aminosäuren sowie mehrerer B-Vitamine leiden, zu denen sich die Zeichen eines weniger ernsten Mangels an Vitamin C, D, E, ferner an Kalzium, Eisen, Jod und Spurenelementen gesellen. Auch kann zu gewissen Tageszeiten ein Absinken des Blutzuckerspiegels alles andere überschatten. Dabei sind derartige Mangelzustände unschwer zu beheben. Ich glaube, daß man jeden Tag entweder das eine oder andere tut: nämlich seine Gesundheit erhalten oder Krankheit zu produzieren. Es gibt natürlich eine Skala mit gleitenden Übergängen. Sie reicht von der bestmöglichen Gesundheit über alle Zwischenstufen bis zur schweren Krankheit. Durch Auswahl Ihrer Lebensmittel können Sie den Platz auf dieser Skala weitgehend bestimmen. Weder Krankheit noch Gesundheit ist zufällig.

Auswahl und Zubereitung der Lebensmittel sind nicht allein ausschlaggebend. In der Hauptsache sind es psychologische Gründe, aus denen die Ernährungslehre wahrscheinlich niemals richtig angewendet werden wird. Essen ist ein Genuß, und die Freuden des Lebens sind spärlich genug. Wenn die verfeinerten und industriell fabrizierten Lebensmittel die einzigen sind, die uns Genuß zu versprechen scheinen, werden wir alles daransetzen, sie zu bekommen, wie die anderen bescheidenen Freuden des Lebens auch. Wir haben uns so sehr an falsche Ernährung gewöhnt, daß das Verlangen nach Süßigkeiten wie beim Alkoholiker zur Sucht geworden ist. Unsere Kinder werden schon von Geburt an zu dieser Sucht erzogen, da man ihnen anstelle des lebenserhaltenden Kolostrums (erste Milch nach der Niederkunft) in der Säuglingsabteilung des Krankenhauses Zuckerwasser gibt und bald danach zu einer Säuglingsnahrung übergeht, deren Trockensubstanz meist 50 Prozent oder mehr Zucker enthält. Später wirken Geldknappheit, Radio- und Fernsehwerbung, erschöpfte Mütter, Kinderfeste und unzählige andere Anlässe zusammen, um die Naschhaftigkeit unausrottbar zu machen. Die Leute werden auf die Barrikaden gehen, um diese Sucht zu befriedigen.

Im Interesse der Gesunderhaltung sind also vorbeugende Maßnahmen notwendig. Gedrückte Stimmung bei Tisch ist oft der Grund für spätere Abneigungen gegenüber den angebotenen Speisen. Viele der unangenehmen Situationen im Kindesalter werden vergessen, aber die damit verbundenen Abneigungen gegen bestimmte Speisen bleiben bestehen. Mich schaudert, wenn ich an die späteren Essensgewohnheiten von Menschen denken muß, denen man im Säuglingsalter, als sie nach der warmen Mutterbrust suchten, einen harten, kalten Löffel in den kleinen Mund zwängte, oder wenn ich mir vorstelle, daß man sie, was Nährwert betrifft, mit völlig unzulänglicher Fertignahrung füttert, oder mit versalzener, totgekochter Büchsennahrung vollstopft. Es ist möglich, daß später das Essen besser schmeckt, doch neben den Kindern sitzen die Großen, die sie anspornen, beschimpfen, drängen und ärgern. Die Kinder sind noch zu jung, um zu verstehen, daß es der besorgten Mutter um ihre Gesundheit zu tun ist. Sie werden zu aufgeregt, um bei Tisch richtig zu essen, und stillen ihren Hunger mit Naschereien zwischen den Mahlzeiten. Durch das Absinken des Blutzuckerspiegels wird ihr Verlangen, Süßigkeiten zu essen, gestärkt. Sie zu schätzen, hat man ihnen beigebracht. Dies sind nur einige psychologische Gründe, die gegen die Übernahme vernünftiger Ernährungsgrundsätze sprechen.

Nehmen wir einmal an, sie würden in die Praxis umgesetzt. Man kauft die besten Nahrungsmittel, die es gibt, und bereitet sie bestmöglichst zu. Wenn man das Essen dann nicht mag, wenn man zu müde ist oder während der Mahlzeit etwas Unangenehmes passiert, wenn bei Tisch über Sorgen gesprochen wird oder es heißt, das Essen sei so gesund oder so ähnlich, und wenn man vielleicht noch Angst vor Verdauungsbeschwerden hat, vermindert sich der Fluß der Verdauungssäfte oder hört ganz auf, und die Enzymproduktion gerät ins Stocken. Dieses ausgezeichnete, vorzüglich zubereitete Essen bleibt teilweise oder ganz unverdaut. Die darin enthaltenen Nährstoffe erreichen das Blut zum größten Teil nicht. Stuhluntersuchungen bei erfolgreichen Geschäftsleuten zum Beispiel erbrachten oft große Mengen unverdauter Fleischfasern. Sorgen, Müdigkeit, vielleicht auch die Belastung durch den Konkurrenzkampf beeinflußten ihre Verdauung negativ. Man sollte vor jeder Mahlzeit entspannt und freundlich gestimmt sein. Die Hausfrau, die den Tisch so schön wie möglich deckt, mit Porzellan oder mit schön glänzenden Emaillegeschirr, einer hübschen Tischdecke, Silber, Kristall, Blumen und Kerzen wirkt genauso im Interesse der Gesundheit wie jemand, der das Essen mit Sorgfalt zubereitet. Jeder, der gesunde Ernährungsprinzipien anwenden will, sollte an diese vielen psychologischen und physiologischen Faktoren denken, bevor er bezüglich der zu erwartenden Ergebnisse zu optimistisch ist.

Zwei Hauptregeln sollte man bei der Planung eines Ernährungsprogramms, ganz gleich, ob jung oder alt, gesund oder krank, befolgen. Erstens muß der als nötig erkannte Bedarf angemessen gedeckt sein. Zweitens sollten die Lebensmittel, mit Ausnahme der sachgemäß gekochten, nach Möglichkeit in ihrem natürlichen Zustand verzehrt werden. Frische Produkte sind gegenüber Tiefkühl- und Dosenwaren vorzuziehen, ebenso unraffinierte Lebensmittel den hochverfeinerten Industrieerzeugnissen. Es gibt bestimmte Lebensmittel, die jeweils die besten Bezugsquellen zur Bedarfsdeckung sind. Eine Zusammenfassung derjenigen Nahrungsmittel, die die Nährstoffe in optimal konzentrierter Form enthalten, kann als Grundlage für die tägliche Kost dienen:

1. Ein Liter Milch, entweder Vollmilch, möglichst Vorzugsmilch, die nicht homogenisiert ist, Buttermilch, Joghurt, Dickmilch oder Magermilch, die jedoch nur zu fetthaltigen Mahlzeiten gereicht werden sollte, oder eine Kombination dieser Milchprodukte, die insgesamt einen Liter ergibt. Darüber hinaus ist Kranken und Genesenden ein Becher Joghurt täglich zusätzlich zu empfehlen.

2. Vollkornbrot und Getreideprodukte aus ungemahlenem Korn mit Weizenkeimen als Zusatz, so viel Körpergewicht und Aktivität zulassen. Bei erhöhtem Vitamin-B-Bedarf täglich Hefe und Leber. Granuliertes Lecithin als Quelle für Cholin und Inosit. Der hohe Phosphorgehalt von Hefe und Lecithin muß durch Zugabe jeweils $^1/_4$ Tasse Kalziumlaktat und 1 Eßlöffel Magnesiumkarbonat (oder ein anderes Magnesiumsalz) pro Pfund ausgeglichen werden. Es gibt auch Hefe zu kaufen, die bereits Kalzium und Magnesium enthält. Bier- und Torulahefe sind beide ausgezeichnet.

3. Zuverlässige Quellen für Vitamin A: grünes und gelbes Obst und Gemüse, Leber, Sahne, Butter oder Margarine; Vitamin-A-Kapseln für Erwachsene, wenn der Bedarf erhöht ist und/oder nicht durch die Nahrung gedeckt wird; flüssiger Fischlebertran für Kinder.

4. Ganze Zitrusfrüchte, die möglichst mit der weißen Schale geges-

sen werden sollten. Man kann auch eine große Tasse frischen, ungesiebten oder 1½ Tassen tiefgefrorenen Orangen- oder Grapefruitsaft nehmen. Bei tiefgefrorenem Saft nichtgezuckerte Sorten bevorzugen.

5. Als zuverlässige Vitamin-D-Quelle ist für Kinder Dorschlebertran, für Erwachsene konzentrierter Fischlebertran in Kapseln vorzuziehen.

6. Ausschließlich Salz mit Jodzusatz verwenden. Bei salzarmer Kost muß eine andere zuverlässige Quelle für Jod gefunden werden (s. Seite 185).

7. Ein oder zwei Eßlöffel kaltgepreßtes Pflanzenöl zu Salatsaucen, zum Kochen und zum Verfeinern von gekochtem Gemüse. Zu empfehlen sind Soja-, Erdnuß- Färberdistel- oder Maisöl, eine Mischung daraus oder 2 bis 4 Eßlöffel ungesalzene Nüsse (50 Prozent Öl). Bewahren Sie Öl im Kühlschrank auf.

8. Ungekochtes Gemüse als Salat beim Mittagessen und/oder beim Abendessen. Drei oder mehr gekochte Gemüsesorten, ein grünes Blattgemüse (Artischocken, Grünkohl, Spinat). Bei hohem Kalorienbedarf stärkereiche Gemüse verwenden.

9. Außer Obstsaft zwei oder mehr ganze Früchte. Gelbes Obst ist besser als farbloses, rohes besser als gekochtes, selbstgekochtes besser als tiefgefrorenes, dieses wiederum besser als Konserven und ungesüßtes Obst besser als gesüßtes.

10. Zwei oder mehr Portionen Fleisch, Geflügel, Fisch, Eier, Käse oder ein Fleischersatz mit viel Protein. Innereien wie Leber, Lunge, Herz und Nieren möglichst zweimal in der Woche verwenden. Mehrmals in der Woche Meerestiere auf den Tisch bringen. Bei hohem Cholesterinspiegel Rind oder Lamm nicht öfter als dreimal pro Woche essen, Schweinefleisch meiden und Fisch und Geflügel eventuell bis zu fünfmal in der Woche servieren.

Jetzt gehen wir umgekehrt vor und vergewissern uns, daß für jeden Bedarf eine verläßliche Bezugsquelle zur Verfügung steht:

1. Vitamin A: Farbige Früchte und Gemüse, Sahne, Butter oder Margarine, Eier und Leber, Fischlebertran oder Vitamin-A-Kapseln.

2. B-Vitamine: Hefe, Leber und/oder Weizenkeime, Vollkornbrot und Schrotgetreideprodukte. Lesen Sie die Aufschrift, um sicher zu sein, daß man dem Brot keinen braunen Farbstoff zugefügt hat. Fabrikbrot meiden: es enthält meist einen Schimmel-Hemmstoff. Verschiedene B-Vitamine erhält man aus Milch (B$_2$), grünen Blättern (B$_2$ und Folsäure), Fleisch (Niazin), Lecithin (Inosit und Cholin).

3. Vitamin C: Zitrusfrüchte oder Saft, kleinere Mengen von frischem Obst oder Gemüse; nötigenfalls durch Ascorbinsäure (in Apotheken erhältlich und wesentlich billiger als Tabletten) zu ergänzen.
4. Vitamin D: Fischlebertran oder natürliches Vitamin D in Kapseln oder Milch mit Vitamin-D-Zusatz.
5. Vitamin E: Weizenkeime, unraffiniertes Sojaöl und andere Pflanzenöle; natürliches Alpha-Tocopherolacetat in Kapseln.
6. Vitamin K: wird durch Darmbakterien erzeugt. Bei Gesunden ist der Bedarf gedeckt, wenn die Nahrung genügend Milch und ungesättigte Fettsäuren enthält und keine Antibiotika eingenommen werden. Joghurt fördert das Wachstum der Darmbakterien.
7. Bioflavonoide: Zitrusfrüchte, besonders das Fruchtfleisch und das Weiße der Schale; nützlich, aber nicht unbedingt notwendig bei der Einnahme von Vitamin C in hoher Dosierung.
8. Linolsäure und ungesättigte Fettsäuren: Pflanzenöle wie Färberdistelöl, Maisöl, Sojaöl, Erdnußöl und Baumwollsamenöl, Nüsse und unhydrierte Nußbutter.
9. Kalzium: Milch (Vollmich oder Magermilch), Buttermilch, Joghurt und/oder »Pep-up«, Knochenpulver und/oder Kalziumtabletten oder Kalzium-Magnesiumtabletten.
10. Phosphor: Milch, Eier, Käse, Fleisch, alle unraffinierten und nicht aufbereiteten Lebensmittel.
11. Eisen: Leber, Hefe, Weizenkeime, Fleisch, Eidotter, Vollkornbrot und Vollkornflocken.
12. Jod: Jodhaltiges Salz, Kelppulver (pulverisierte Meeresalgen).
13. Magnesium: Obst, Getreide und Gemüse, vorwiegend Blattgemüse, wenn ohne Kunstdünger gezüchtet. $1/4$ oder $1/2$ Teelöffel Magnesiumpulver oder 2–3 Tabletten Magnesiumcarbonat, Magnesiumchlorid, Dolomit oder Magnesiumsulfat (Epsomsalz), allein oder zusammen mit Kalzium.
14. Kalium: Obst, Gemüse, Fleisch, Fisch, Nüsse, Vollkornbrot. Wenn eine zuverlässige Jodquelle vorhanden ist, kann Kaliumchlorid zu gleichen Teilen mit Speisesalz gemischt und in Salzstreuer gefüllt werden.
15. Spurenelemente: Alle Meerestiere, Leber, grünes Blattgemüse und Eidotter, unraffinierte, auf biologisch aufbereitetem Boden gewachsene Nahrungsmittel; Spurenelemente in Tabletten oder Kelppräparate.
16. Proteine: Verstärkte Milch oder »Pep-up«, Hefe, alle Milchsorten, Joghurt, Buttermilch, Käse, Fleisch, Wild, Geflügel, Fisch, Eier, Sojabohnen und Sojabohnenmehl.
17. Füllsubstanzen: Obst, Gemüse, Vollkornbrot und Vollkornflocken.

18. Flüssigkeit: Milch, Obstsaft, Suppen, alle Getränke, beliebige Mengen Wasser.

Diese vereinfachte Kontrollmethode ist nur oberflächlich. Jeder Bedarf muß individuell ermittelt werden. Die Mengenverhältnisse hängen ab vom Körpergewicht, von der körperlichen Tätigkeit und vom Gesundheitszustand jedes einzelnen. Es genügt nicht, daß alle Nährstoffe in der Ernährung enthalten sind. Wichtig ist vor allem, daß sie dem Körper *gleichzeitig* angeboten werden. Dieser Forderung entspricht auf die einfachste Weise das »Pep-up«-Getränk, das heißt mit Nährstoffzusätzen versehene Milch, die man selbst im Mixer zubereiten kann. Das Rezept sei hier nochmals wiederholt (vgl. Kapitel 13):

2 Eidotter oder ganze Eier (wenn nicht gekochte bevorzugt werden)
1 Eßlöffel granuliertes Lecithin
1 Eßlöffel Pflanzenöl oder gemischte Pflanzenöle
1 1/2 Teelöffel Kalziumlaktat oder 4 Teelöffel Kalziumglukonat oder 1 Teelöffel Knochenmehl
1/4 Tasse Joghurt oder 1 Eßlöffel Acidophiluskultur
2 Tassen Voll- oder Magermilch
1/4 bis 1/2 Tasse Hefe mit Zusatz von Kalzium und Magnesium (s. Seite 177 f.)
1/4 bis 1/2 Tasse natürliche Pulvermilch oder 1/2 bis 1 Tasse Instant-Pulvermilch
1 Teelöffel reine Vanille oder 1/2 Teelöffel Zimt oder Muskat
1/2 Tasse gefrorener, unverdünnter Orangensaft
Magnesiumcarbonat, -oxyd oder ein anderes Magnesiumsalz.

Nach Durchmischen im Mixer in ein Glasgefäß gießen, mit Milch auf 1 Liter auffüllen. Im Kühlschrank aufbewahren. Vor Gebrauch gut umrühren. Je nach Bedarf und Geschmack können noch folgende Zutaten beigefügt werden:
1/4 Tasse Sojamehl und/oder Weizenkeime erhöhen nochmals den Eiweißgehalt. 1 Teelöffel granuliertes Kelppulver liefert Jod. Bananen, Ananasstückchen oder ungesiebter Obstsaft können den Geschmack verbessern und den Kaloriengehalt erhöhen. Wenn Milch nicht gut vertragen wird, kann man Obstsaft oder Naturjoghurt, der von Bakterien durch den Umwandlungsprozeß leichtverdaulich gemacht wurde, als Grundlage verwenden. Soll die Gesamtmenge von der ganzen Familie auf einmal getrunken werden, füge man für jede Person 1/4 Teelöffel Magnesiumsalz hinzu, doch verändert Magnesium den Geschmack, wenn man das

Getränk stehenläßt. Man kann Magnesium als Tabletten nehmen, oder man kann es in jede einzelne Portion »Pep-up« hineinrühren. Soll der Kaloriengehalt niedrig sein, verwende man nur frische Magermilch und Pulvermilch, Hefe, Kalzium, Magnesium und Joghurt mit einem Teelöffel Öl und läßt Obst oder Obstsaft weg. Menschen mit Verdauungsstörungen oder Kranke sollten am Anfang nicht mehr als $1/4$ Tasse »Pep-up« zu jeder Mahlzeit oder zuerst zu den Zwischenmahlzeiten nehmen. Um zu verhindern, daß Luft mitgeschluckt wird, sollten sogar diese kleinen Mengen durch einen Strohhalm langsam getrunken werden. Wenn man das Getränk gut verträgt, kann man die Menge allmählich vergrößern. Für Menschen, die an akuten Infektionserkrankungen oder an Magen-Darm-Geschwüren leiden oder unter schweren Belastungen stehen, wäre es ratsam, eine kleine Tasse dieses Getränks (gegebenenfalls unter Zusatz von 50 Milligramm Pantothensäure und 1500 Milligramm Vitamin C) alle 2 oder 3 Stunden auch nachts beim Erwachen zu sich zu nehmen. Bei Deckung des restlichen Nährstoffbedarfs durch entsprechende Ergänzung kann man zeitweilig auf andere Nahrung verzichten. Für viele Menschen reicht jedoch bereits eine Tasse »Pep-up« zum Frühstück für eine beträchtliche Besserung ihres Allgemeinbefindens aus. Daneben kann die gewohnte Kost beibehalten werden. Da das Frühstück über die für den Tageslauf verfügbare Energie entscheidet, sollte es reichlich Eiweiß und etwas Fett und Kohlehydrate enthalten, braucht aber *keine große Mahlzeit* zu sein.

Auch das Mittagessen sollte eiweißreich sein und etwas Fett, aber nur wenig Kohlehydrate enthalten. Das Abendessen kann man vielleicht etwas netter servieren, doch was den Kaloriengehalt angeht, sollte dieser nicht höher sein als beim Frühstück oder beim Mittagessen. Alle Mahlzeiten sollten appetitanregend sein. Die tägliche Speisenfolge könnte zum Beispiel folgendermaßen aussehen:

Das Frühstück
Eine Orange oder eine Grapefruit oder frischen Zitronensaft oder ein Gramm Vitamin C mit Saft oder Obst.
$1/4$ Pfund Leber, Kotelett, Steak, mageres Hackfleisch, Nieren, Mixed Grill, Fisch oder anderes Fleisch; oder Eier mit anderen proteinhaltigen Lebensmitteln wie Schinken, Wurst, Käseomelett, Rührei mit magerer Pulvermilch oder Käse, überbackener Käsetoast mit Spiegelei oder Weizenkeime und andere naturbelassene Getreideflocken (Hafer, Mais) in Milch gekocht und/oder mit Pulvermilch angereichert; oder Waffeln, Pfannkuchen oder Brötchen aus eiweißreichem Mehl. Vollkornbrot oder Toast auf Wunsch.

Nach Belieben Käse und Erdnußbutter statt Butter oder Margarine. Milch oder ein Milchgetränk, am besten »Pep-up«.
Kaffee, wenn unbedingt nötig, am besten coffeinfrei, bei Pulverkaffee eventuell heiße Milch anstelle von Wasser verwenden. Gleich nach der Mahlzeit Kapseln oder Tabletten mit Vitamin A, C, D, E und dem Vitamin-B-Komplex, ferner Kalzium, Magnesium und andere Spurenelemente. Enzyme und/oder ein Salzsäurepräparat, wenn die Verdauung schlecht ist.

Das Mittagessen
Eier, Käse, Fleisch, Fisch, Geflügel oder eine Cremesuppe, oder ein Brötchen mit natürlicher Erdnußbutter oder einem eiweißhaltigen Aufstrich.
Grüner Salat mit Öl angemacht, oder gekochtes Gemüse als Salat mit Öl oder Mayonnaise, oder Gemüsesuppe.
Mager- oder Vollmilch, Joghurt, Buttermilch oder Dickmilch. Vollkornbrot mit Butter oder Margarine auf Wunsch.
Obst nach Belieben.
Kapseln oder Tabletten, falls welche genommen werden.

Die Zwischenmahlzeit am Morgen oder Nachmittag
Milch, »Pep-up«, wahlweise Joghurt oder Buttermilch, Obst oder Obstsaft. Nüsse und/oder Käse, wenn der Kaloriengehalt höher sein soll.

Das Abendessen
Suppe, Obst oder auf Wunsch eine Vorspeise mit Fisch, Fleisch, Geflügel oder ein Fleischersatz wie Eier, Käse oder Waffeln mit Schinken oder Thunfisch.
Salat aus grünen Gemüsen mit unraffiniertem Pflanzenöl.
Ein oder mehrere gekochte Gemüse, darunter ein grünes Blattgemüse.
Vollkornbrot mit Butter oder Margarine bei erhöhtem Kalorienbedarf.
Milch, Buttermilch, Joghurt oder »Pep-up«.
Obst, Käse und Nüsse nach Belieben.
Gegebenenfalls Kapseln oder Tabletten.

Vor dem Schlafengehen
Milch oder ein Milchgetränk oder Joghurt.

Als Europäer werden Sie bemerkt haben, daß die Anordnung der Mahlzeiten den anglo-amerikanischen Gepflogenheiten folgt, was Sie nicht davon abhalten sollte, diese Anregungen mit Geschick und

Einfallsreichtum in Ihre eigene kulinarische Sprache zu übersetzen.

Diese Zusammenstellung soll nur die verschiedenen Möglichkeiten aufzeigen. Um eine individuelle Auswahl zu ermöglichen, enthält sie mehr als benötigt wird. Sie kann als Grundlage zur Planung der Ernährung für Menschen jeden Alters und Gesundheitszustandes dienen. Mein Frühstück besteht meistens aus Obst oder frischem Obstsaft, Eiern, »Pep-up« und coffeinfreiem Kaffee; das meines Mannes aus frischem Obst oder Joghurt mit tiefgekühltem, unverdünntem Orangensaft und einem Vollkorn-Frühstücksbrei mit Weizenkeimen und Pulvermilch. Wenn ich nicht eingeladen bin, genügt mir zum Mittagessen Salat und »Pep-up« oder Joghurt. Habe ich keine Zeit, reicht ein Glas Joghurt oder »Pep-up«. Nachmittags nehme ich gern eine Kleinigkeit zu mir, meistens Obst oder ein Glas Joghurt oder Milch. Abends essen wir wenig, manchmal nur eine Milchsuppe oder Hüttenkäse mit Salat, Milch und Obst, oder Früchtejoghurt und selbstgebackenes Brot. Auch wenn ich Gäste habe, serviere ich nur Fleisch oder dem Fleisch Gleichwertiges (Ei etc.), gekochtes Gemüse, gemischten Salat, Vollkornbrot, Milch und Obst. Gewöhnlich gibt es als Nachtisch Vanillesoße, Käsekuchen oder eine andere Nachspeise.

Es werden manchmal Bedenken geäußert, daß diese Art Ernährung teuer sei. Ich halte das für ein Vorurteil. Man gibt dafür kein Geld für wertlose Lebensmittel aus, braucht weniger oder gar kein Geld für Arzt- und Zahnarztrechnungen. Viele, die sich eine gute Ernährung leisten könnten, ernähren sich vollkommen falsch. Sogar die kleinen Leute vergeuden viel Geld für »Lebensmittel«, die für die Gesundheit nutzlos sind. Mindestens 2/3 der Waren in unseren Lebensmittelgeschäften sind es nicht wert, nach Hause getragen zu werden, vom Bezahlen ganz abgesehen.

Leider gibt es eine immer länger werdende Liste von sogenannten Lebensmitteln, die einzig und allein nur wegen des Gewinns verkauft werden; die Hersteller dieser Lebensmittel machen sich nicht die geringsten Gedanken darüber, welche Krankheiten ihre Produkte, sogar schon bei Säuglingen und Kindern erzeugen können. Sie leugnen sogar lauthals, daß sie Krankheiten erzeugen, obwohl wissenschaftliches Beweismaterial das Gegenteil zeigt. Wenn man gesund bleiben will, muß man jeglicher Nahrung, die keine Nährstoffe enthält oder die man ihrer Nährstoffe beraubt hat, aus dem Wege gehen. Das sind: alle Süßgetränke, ganz gleich, auf welche Weise sie gesüßt sind, Obstsaftimitationen oder sogenannte »Frucht-Drinks«, Obstsaft in Pulverform, Produkte, die mit raffiniertem Zucker überladen sind wie Bonbons, Marmelade und die meisten handelsüblichen Nachspeisen, vor allem Gelatinedesserts, weißer Reis, die meisten verpackten oder vorbehandelten »Schnell«-Flocken (Hafer, Mais, Weizen), Lebensmittel aus raffiniertem Mehl wie Brot, Zwieback, Gebäck, fertige Kuchenmischungen sowie Nudeln, Makkaroni, Spaghetti, sofern sie nicht aus Naturprodukten bestehen, Brot mit Bleichmitteln oder mit dem Vermerk »gefärbt«, raffinierte Öle, die mit chemischen Mitteln aus den Pflanzen gewonnen sind, hydrierte Fette, wie man sie zum Braten benutzt, hydrierte Erdnußbutter und Schmelzkäse, Lebensmittel, die mit harten Fetten zubereitet sind, wie Kartoffelchips, Naschereien aus Mais und fast alle im Handel befindlichen bereits gebackenen Fischsorten und Röstkartoffeln.

Lebensmittel, die Kokosfett oder andere gesättigte Pflanzenfette enthalten, wie Milchersatz, Sauerrahmersatz, flüssiger oder pulverisierter Rahmersatz und einige Milchgetränke. Weiterhin Produkte mit hohem Gehalt an Konservierungsmitteln wie Fleischkonserven, vorgekochte Kartoffeln, Ketchup und viele andere vorgekochte, doch nicht tiefgefrorene Lebensmittel, auch überhitzte, stark gesalzene und zu teuere Säuglingsnahrung und schließlich die stark gesalzenen Knabbereien, die man zum Bier oder Wein anbietet.

Viele der hier genannten Lebensmittel sind an sich nicht besonders schädlich, verderben aber den Appetit und lassen für die wirklich gesunde Nahrung keinen Platz übrig. Ich stelle immer wieder fest, daß vernünftige Mütter, die diese nährstoffentleerten Lebensmittel selten kaufen, besonders gut aussehende Kinder haben. Ein Vater erzählte mir erst kürzlich, er habe seiner zehnjährigen Tochter erklärt, die Erdnußbutter, die sie esse, enthalte sehr viel Kohlehydrate und harte Fette, wodurch Herzkrankheiten entstehen könnten, natürliche Erdnußbutter helfe aber, den Blutcholesteringehalt vermindern. Das schlagfertige Kind antwortete: »Wenn du mich lieb hast und glaubst, was du sagst, würdest du mir nicht erlauben, diese Erdnußbutter zu essen.« Heutzutage wachsen Millionen von Kindern auf, die ihr hübsches und gesundes Aussehen, nach dem sie sich sehnen und worauf sie Anspruch haben, verlieren, weil man es zuläßt, daß sie überraffinierte Lebensmittel essen. Viele von ihnen werden es später ihren Eltern zum Vorwurf machen, nicht genügend auf eine gesunde Ernährung geachtet zu haben. Selbst wenn man wertlose Lebensmittel meidet, ist es nicht leicht, alle Bedürfnisse des Körpers entsprechend zu decken, es sei denn, man kann auf fruchtbaren Böden organisch gewachsene bekommen. Zudem ist der Nährstoffbedarf von Mensch zu Mensch verschieden, und alle Bedürfnisse steigern sich bei jedem, vielleicht mit Ausnahme des Kalorienbedarfs, zu Zeiten erhöhter Belastung. Zusatzpräparate können gesunde Nahrung nie ganz ersetzen, können aber ein

größeres Angebot an Nährstoffen liefern, die man vielleicht auch durch eine noch so ausgewogene Ernährung nicht erhält.
Ich werde oft gefragt, welche Zusatzpräparate ich nehme, obwohl mein Bedarf wahrscheinlich von dem Ihrigen ganz verschieden ist. Ich esse jeden Tag frische Zitrusfrüchte und Hefe und/oder Leber als Quellen für Bioflavonoide, Vitamin C und alle B-Vitamine, und fast alle Tage Joghurt, um die Bakterien zu erhalten, die Vitamin K und zusätzliche B-Vitamine aufbauen können. Jahrelang habe ich nach dem Frühstück eine Kapsel genommen, die 25 000 Einheiten Vitamin A und 2500 Einheiten Vitamin D enthielt (beide aus Fischlebertran gewonnen), ferner 200 oder 300 Einheiten Vitamin E oder d-Alpha-Tocopherolacetat aus Sojaöl sowie täglich eine Tablette mit 5 Milligramm Jod oder einmal pro Woche eine mit 100 Milligramm, dazu 500 Milligramm oder mehr Vitamin C, je nach den an mich gestellten Anforderungen. Nach jeder Mahlzeit nehme ich drei Kalzium-Magnesium-Tabletten und Spurenelemente, manchmal nur eine Tablette Magnesiumoxid, um das Kalzium in der Milch auszugleichen. Nach stark gesalzenem Essen, unter erhöhter Belastung oder wenn der Blutzuckerspiegel abgesunken ist, füge ich drei Tabletten Kaliumchlorid zu je 180 Milligramm hinzu. Außer Leber und Hefe nehme ich nach jeder Mahlzeit 2 Vitamin-B-Komplex-Tabletten, die mir im Laufe des Tages 1000 Milligramm Cholin und 1000 Milligramm Inosit liefern. Diese zwei B-Vitamine sind so wichtig, daß ich glaube, man sollte keine Vitamin-B-Komplex-Tabletten verkaufen, die nicht wenigstens 5 Milligramm Vitamin B_1, B_2 und B_6 enthalten.
Schwere Belastungen, wie zum Beispiel eine plötzliche Krankheit, erhöhen den Bedarf an allen Nährstoffen beträchtlich, besonders den an Pantothensäure und Vitamin C. Es gibt Menschen, die regelmäßig Zusatzpräparate einnehmen, während einer Krankheit aber, gerade wenn es am nötigsten ist, damit aussetzen. Weil man in dieser Zeit wenig essen kann, sollte man erst recht bis zur völligen Genesung genügend Zusatzpräparate einnehmen, um alle Vitamine und Mineralien in größeren Mengen als sonst zu erhalten. Außer diesen Zusatzpräparaten empfehle ich Kranken das Anti-Streß-Programm, das aus 50 oder 100 Milligramm Pantothensäure und 1000 oder 2000 Milligramm oder mehr Vitamin C besteht. Diese Vitamindosis sollte tagsüber alle 2 bis 3 Stunden, nachts auch beim Aufwachen mit $1/3$ oder $1/2$ Tasse »Pep-up« eingenommen werden. Bei akuten Erkrankungen wie Drüsenfieber, Gelbsucht, Allergien und heftigen Infektionen sind noch höhere Vitamindosen sowie öfters kleine Mahlzeiten zu empfehlen. Man sollte dieses Programm bis zur endgültigen Genesung beibehalten. Sobald der Appetit wiederkehrt, sollte täglich frische Leber, gekochtes grünes

Blattgemüse und Weizenkeime gegessen werden, um den Bedarf an Anti-Streß-Vitaminen zu decken.

Ich werde auch oft gefragt, wie lange Zusatzpräparate genommen werden sollten. Manchmal bin ich versucht zu antworten: »Bis Sie vor lauter Gesundheit strotzen.« Ich glaube, man sollte Zusatzpräparate so lange einnehmen, wie man die in ihnen enthaltenen Nährstoffe nicht aus anderen Quellen beziehen kann. Ich rechne damit, mein Leben lang Zusatzpräparate nehmen zu müssen, obwohl ich die Nährstoffe lieber aus den Lebensmitteln selbst bezöge.

Es ist umstritten, ob natürliche Vitamine den synthetischen vorzuziehen sind. Ich nehme nach Möglichkeit natürliche. Vitamin A aus Fischlebertran ist wirksamer als das wasserlösliche Präparat, und natürliches Vitamin D aus Fischlebertran ist in großen Mengen weniger giftig als das künstliche, durch Bestrahlung hergestellte Ergosterin. Viele Wissenschaftler berichten von besseren Ergebnissen bei Verwendung von natürlichem Vitamin E (d-Alpha-Tocopherolacetat aus Sojaöl) gegenüber synthetischem Vitamin E. Tabletten aus natürlichem Vitamin C, zum Beispiel von Hagebutten, beinhalten gewöhnlich 100 Milligramm oder weniger Bioflavonoide. Der weiße Teil einer Organgenschale dagegen kann bis zu 1000 Milligramm an Bioflavonoiden enthalten. Nach der chemischen Formel ist synthetisches Vitamin C und sind alle B-Vitamine mit den natürlichen identisch. Außerdem ist es oft nicht möglich, die erforderliche Menge eines Vitamins aus natürlichen Quellen zu erhalten, schon gar nicht derartig massive Dosen, wie sie zum Beispiel Dr. Klenner für Vitamin C empfiehlt (s. Seiten 134, 135). Im allgemeinen ist es wohl am besten, sich nach Möglichkeit auf natürliche Quellen zu stützen, bei Bedarf jedoch auch auf synthetische zurückzugreifen.

Der häufigste Fehler, der von Anfängern in der Ernährungslehre gemacht wird, ist, von einem einzelnen Nährstoff, was die Gesundheit betrifft, Wunderwirkung zu erwarten. Diese Haltung erklärt sich aus der Gleichsetzung von Zusatzpräparaten mit Medikamenten. Eine gesunde Ernährung sollte nach Möglichkeit aus zehn Aminosäuren von kompletten Proteinen, Linolsäure aus Ölen, und aus etwa 15 Vitaminen sowie 15 Mineralien bestehen. Alle Nährstoffe haben verschiedene Wirkungsweisen, keiner kann an die Stelle des anderen treten. Ohne ausreichende Bedarfsdeckung kann man keine Besserung der Gesundheit erwarten. Weiterhin müssen, wie groß auch die Unterschiede von Mensch zu Mensch und von Krankheit zu Krankheit sein mögen, zur Wiederherstellung der Gesundheit stets dieselben 40 lebenswichtigen Wirkstoffe in der Ernährung jedes einzelnen vollständig vertreten sein. Da viele dieser Nährstoffe in der täglichen Kost nicht in ausreichendem Maße

enthalten sind, werden Zusatzpräparate oft zur Notwendigkeit. Vielleicht sollte man Zusatzpräparate in einer Plastikschachtel mit einzelnen Fächern auf den Tisch stellen. In der Verpackung belassen, vergißt man sie leicht, findet es zeitraubend, jeweils das Richtige auszusuchen, und verwechselt sie häufig mit Medikamenten.
Es wird zwar oft das Gegenteil behauptet, aber es gibt keine Universalkapsel, die alle notwendigen Zusätze enthält. Zusatzpräparate, die darauf Anspruch erheben, sind in der Regel nur reich an billigen B-Vitaminen, aber arm an anderen, die teuer sind und von denen größere Mengen benötigt werden. Das Etikett solcher Präparate ist bewußt irreführend. Das Aufführen von Bestandteilen wie 100 Milligramm Leber oder Lecithin geschieht, weil nur wenige Leute sich klarmachen, daß eine Portion Leber etwa 125 000 Milligramm und ein Eßlöffel Lecithin etwa 15 000 Milligramm wiegt. Leider geben solche Zusatzpräparate, wie zum Beispiel Hefetabletten und Kapseln mit Lecithin und ungesättigten Fettsäuren sowie solche mit Weizenkeimöl, die als Quelle für Vitamin E ausgegeben werden, ein falsches Sicherheitsgefühl. 90 Hefetabletten entsprechen einem gehäuften Eßlöffel, und etwa 18 Lecithinkapseln pro Tag ergeben die Menge, die von Wissenschaftlern zur Senkung des Blutcholesteringehaltes verwendet worden ist. Diese Nährstoffe sind sehr wertvoll, doch die in einer Tablette oder Kapsel enthaltene Menge ist zu gering, um irgendeinen Wert zu haben. Auch die meisten Proteinpräparate, gewöhnlich Mischungen aus Hefe, Pulvermilch und Sojamehl, sind bezüglich ihres Nährstoffgehalts zu teuer. Es ist viel billiger, die Bestandteile einzeln zu kaufen.
Zur Feststellung des Bedarfs an Zusatzpräparaten sollten Sie einen Tag oder besser noch einige Tage lang alles aufschreiben, was Sie essen. Zur Analyse Ihrer täglichen Nahrungsaufnahme und zum Vergleich mit den empfohlenen Tagesmengen können Sie die Tabellen (s. Seite 286 f.) heranziehen. Die angegebenen Mengen sind ziemlich niedrig gehalten und gelten nur für Gesunde, deren bisherige Ernährung einigermaßen vollwertig war. Kranke oder falsch Ernährte brauchen, mit Ausnahme der Kalorienzufuhr, von allen Nährstoffen bedeutend mehr. Wenn Sie feststellen, daß Sie mit der täglichen Kost von diesem oder jenem Nährstoff zu wenig bekommen, ändern Sie diese entsprechend. Zusatzpräparate sollten nur genommen werden, wenn der Bedarf durch die tägliche Kost nicht gedeckt wird. Leider gibt es für viele Nährstoffe keine exakten Zahlenangaben, und bei anderen sind die Werte infolge der Bodenbedingungen so unterschiedlich, daß sie nicht brauchbar sind. Bevor Sie ein Zusatzpräparat kaufen, sollten Sie das Etikett lesen und Preise und Konzentration der einzelnen Wirkstoffe bei ver-

schiedenen Marken vergleichen. Die Preise sind selbst bei Produkten, die von derselben Firma hergestellt werden, äußerst unterschiedlich. Oft sind die billigeren ausgezeichnet. Ist Ihre Verdauung so schlecht, daß die Nahrung nicht genügend verdaut und absorbiert wird, hat es wenig Wert, Ihre Ernährung zu verbessern.
Zeigt Ihre Zunge die Symptome, die wir auf Seite 61 besprachen, oder bekommen Sie nach Hefe, Milch oder anderer Kost Blähungen, haben Sie, abgesehen von zu schnellem Essen oder Luftschlukken (s. Seite 163) die Gewißheit, daß Ihre Verdauung nicht normal funktioniert. Das Trinken kalter Flüssigkeiten durch einen Strohhalm kann die Gefahr des Luftschluckens erheblich vermindern. Auch Salzsäuretabletten, eine Zeitlang zu jeder Mahlzeit genommen, haben eine lindernde Wirkung. Außerdem ist in solchen Fällen als Magnesiumquelle Magnesiumkarbonat oder Dolomit gegenüber Magnesiumoxyd vorzuziehen (Seite 177f.). Tabletten mit Verdauungs- und Galleenzymen sind ebenfalls ratsam. Ein mir bekannter Arzt rät seinen Patienten, je 5 Stück von jeder Sorte nach den Mahlzeiten zu nehmen. Bei Nachlassen der Blähungen geht er auf 4, 3, 2 und schließlich eine Tablette zurück, erhöht aber die Dosis wieder, wenn erneut Beschwerden auftreten. Dieses Verfahren ist ausgezeichnet, aber ich empfehle gewöhnlich nur eine Tablette von jeder Sorte, um die Dosis später bei hartnäckigen Blähungen erhöhen zu können. Salzsäure- und Enzympräparate können abgesetzt werden, sobald die Verdauung wieder normal funktioniert oder etwa einen Monat nach Beginn einer guten Ernährung.
Menschen mit Übergewicht haben im allgemeinen keine Verdauungs- und Absorptionsstörungen und benötigen daher weder Salzsäure- noch Enzympräparate. Wenn sie Blähungen bekommen, liegt das meistens am zu schnellen und zu reichlichen Essen. Bewöhnlich trifft beides zu. Grundsätzlich gibt es zwei Möglichkeiten, eine mangelhafte Ernährungsweise zu verbessern. Die behutsamere besteht darin, die Mengen an Zusatzpräparaten und Lebensmitteln wie Hefe, Joghurt oder »Pep-up« allmählich zu steigern. Dadurch werden Verdauungsschwierigkeiten verhütet, und Sie haben außerdem die Möglichkeit, sich an den Geschmack zu gewöhnen. Mag auch eine Besserung langsamer vor sich gehen, ist es doch für die nicht unter ärztlicher Aufsicht Stehenden die sicherste Methode. Die andere Möglichkeit, die entweder zu einem glatten Mißerfolg oder zu schlagartiger Besserung führen kann, besteht darin, einige Tage lang Zusatzpräparate bis zur völligen Sättigung der Gewebe sowie reichliche Mengen von Lebensmitteln mit Eiweiß, B-Vitaminen und anderen Nährstoffen zu sich zu nehmen, danach aber, wenn der Bedarf des Körpers einmal gedeckt ist, alle

Mengen drastisch zu vermindern. Ich bevorzuge letztere, habe es aber manchmal bedauert. Wenn mehr Nährstoffe zugeführt werden, als der Körper benötigt, geht vieles durch die Exkremente verloren.

Ich nehme selbst Vitaminpillen und empfehle sie auch, aber eigentlich bin ich nach wie vor dagegen. Wenn man wirklich gesunde Lebensmittel bekäme, könnte man, vielleicht mit Ausnahme von Vitamin D, auf Zusatzpräparate weitgehend verzichten. Leider sind solche Lebensmittel nur wenigen zugänglich. Ich meine damit die, von denen unsere Vorfahren früher gelebt haben, also Feldfrüchte, Obst, Gemüse und Getreide, die auf natürlich mineralisiertem und mit Kompost gedüngtem Boden ohne Luftverschmutzung, Kunstdünger und Sprühgifte gewachsen sind. Milch von gesunden Tieren auf grünen Weiden, die man in der Regel nicht pasteurisieren und ihrer Hormone und Enzyme berauben mußte. Wenn schon »Pasteurisierung«, dann geschah das auf natürliche Weise, durch Verarbeitung zu Sauermilch oder Joghurt. Eier von Hühnern, die noch auf dem Hof herumliefen, Würmer suchten und im Misthaufen herumkratzten, der noch reich an natürlichem Vitamin B_{12}, Vitamin K und anderen Wirkstoffen war. Eier von Hennen, die auf dem Hof zusammen mit Hähnen gehalten werden (solche sind reich an Hormonen, die den handelsüblichen Eiern fehlen). Fleisch von Tieren, die man nicht kastriert hatte; Nahrungsmittel also, die nicht industriellen Verfeinerungs- oder Bearbeitungsprozessen ausgesetzt worden sind.

Obwohl ungezählte Generationen in der Vergangenheit von einer solchen Kost lebten, ist sie heute in dem Ausmaß nicht mehr möglich. Ich glaube, daß Tausende von Erwachsenen und Millionen von Kindern in unserem Lande nie einen einzigen Bissen wirklich gesunder Nahrung gekostet haben. Sie kennen weder die ausgezeichnete (medizinisch geprüfte) rohe Milch noch das köstliche frische Vollkornbrot und -mehl, noch das herrliche organisch gezogene Obst und Gemüse. Meine Kritiker griffen einstmals einen Satz wie diesen als lächerlich heraus, um ihn damit als falsch abtun zu können, was nichts daran ändert, daß er wahr und richtig ist.

Alles, was wir essen, ist irgendwie verpfuscht. Jede Manipulation bringt Verluste mit sich, manche klein und unumgänglich, andere bedeutend und vermeidbar. Die Häufung all dieser Verluste bringt Beunruhigung und birgt Schaden in sich. Deshalb sind wir beunruhigt, und deshalb trifft uns der Schaden. Wir müssen das Beste daraus machen, aber das Beste kann gar nicht gut genug sein. Deshalb wird es wohl nötig sein, Zusatzpräparate zu nehmen. Man sollte immer daran denken, daß zwischen den verschiedenen Nährstoffen im Körper offenbar ein bestimmtes Gleichgewicht bestehen muß, wie beispielsweise bei den B-Vitaminen. Weiter hängt die Absorption, die Verarbeitung und/oder das Festhalten eines Nährstoffes oft von der Anwesenheit eines anderen ab. Es ist zum Beispiel nicht klug, Kalzium zu nehmen, wenn nicht genügend Fett und/oder Vitamin D vorhanden sind, um das Kalzium zu absorbieren; zudem muß es mit der halben Menge Magnesium ausgeglichen werden. Es hat keinen Sinn, Geld für Vitamin A auszugeben, wenn nicht gleichzeitig Vitamin E zugeführt wird, um es vor der Vernichtung zu bewahren. Bei natürlicher Nahrung braucht man sich darüber keine Gedanken zu machen, doch sollte man die Zusammenhänge im Kopf haben. Mich erinnert dies an Schachteln, aus denen immer kleinere zum Vorschein kommen. Jede Schachtel muß als etwas in sich Geschlossenes und gleichzeitig auf alle anderen Bezogenes angesehen werden. Nehmen wir nun an, die kleinste Schachtel stelle den gesamten Komplex der Ernährung dar. Dieser reicht vom gut bestellten Boden über Ernte, Verarbeitung, Verkauf und sorgfältige Auswahl der Lebensmittel, damit möglichst jeder der 40 lebenswichtigen Nährstoffe garantiert ist, bis zu ihrer wohlüberlegten Zubereitung und gefälligen Darbietung, zur Behaglichkeit und Ruhe, die für die ungestörte Verdauung und Absorption so notwendig sind und schließlich bis zu jenen Faktoren, die die Zerstörung von Nährstoffen im Körper und deren vorzeitige Ausscheidung verhüten.

Die nächstgrößere Schachtel symbolisiert den Körper als Ganzes, das heißt das gesamte System der aufeinander abgestimmten Teile und Organe. Gesundheit ist nie von einem Teil des Körpers, sondern stets vom gesamten Zellgefüge abhängig. Ob man es glauben will oder nicht, Tatsache ist, daß nie nur ein Teil des Körpers, sondern jede Körperzelle bei einer Krankheit von ihr betroffen ist. Die dritte Schachtel könnte gleichgesetzt werden mit den Grundbedürfnissen des Menschen wie Liebe, Würde, inneres Gleichgewicht, Gelassenheit und Selbstachtung, ebenso wie der Bedarf an Bewegung, Schlaf, frischer Luft, Sonnenschein und Wärme. Die nun folgende könnte den einzelnen in der Beziehung zu seiner Umgebung darstellen, zu seiner Familie, seinen Freunden, zu Arbeit, Hobbys und Entspannung. Die größte könnte Symbol sein für die persönliche Lebensanschauung jedes einzelnen, für seine Religion, seine Überzeugungen, seine Ethik, Vorurteile und moralischen Grundsätze, die wiederum die Rolle bestimmen, die er in seiner Umwelt spielt. Ernährung in diesem Zusammenhang ist nur ein sehr kleiner Teil des Ganzen, aber immer noch ein sehr wichtiger.

Ein mit mir befreundeter Arzt nennt Menschen, die die Ernährung nicht als ein einheitliches Ganzes erkennen, das mit unserer Umwelt in Beziehung steht, in ihrer Denkweise beschränkt. Wenn jemand nur Vitamin B_1 einnimmt oder ein Arzt Vitamin-B_{12}-Injektionen gibt, geben beide zu, daß sie der Ernährungslehre keinen Wert beimessen. Eine Reihe begabter Mediziner hat durch ihre klinischen Untersuchungen über die Vitamine B_1, B_2 und Niazin so Bedeutendes geleistet, daß sie dadurch berühmt geworden sind. Doch auch diese brillianten Köpfe haben die Gesamtheit der Ernährung nicht erfaßt. Wer den Wert der Bodenbakterien, die Verluste infolge Raffinierung, die psychologischen Faktoren, die eine Rolle bei der Wahl oder bei der Absorption der Nahrung spielen oder irgendeinen anderen, damit zusammenhängenden Aspekt übersieht, hat nach Meinung meines Freundes die Komplexität der Ernährungslehre nur zum Teil erfaßt. Der Übereifrige jedoch, der die Wichtigkeit der Ernährungslehre übertreibt, schadet ihr damit am meisten. Die Beschränktheit seines Denkens ist meist neurotischer Art. Der Mann aber, der noch nicht begriffen hat, daß seine Ernährung eine Rolle dabei spielt, ob er ein guter Gatte und Vater ist, gut verdient und seine Freizeit genießt oder daß sie sein gesamtes Denken und Fühlen beeinflussen kann, dieser Mann hat, was Ernährungslehre angeht, noch nicht einmal die Grundvoraussetzungen verstanden.

Persönlich angewandte Ernährungslehre ist Mittel zum Zweck, ein Mittel, dem Sie für den Rest Ihres Lebens nur wenige Minuten täglichen Nachdenkens widmen müssen. Das endgültige Ziel ist Gesundheit in jeder Hinsicht, die körperliche Gesundheit, auf und in der die Gesundheit der Seele und des Geistes, des Gefühlslebens und des moralischen Empfindens beruht. Solch eine Zielsetzung wird sinnlos, wenn die errungene Gesundheit nicht vernünftig eingesetzt wird. Sollten sich dank Ihrer vorzüglichen Gesundheit auch Ihre geistige Frische und innere Ausgeglichenheit steigern und Sie dadurch den Mut gewinnen, nach Ihren persönlichen Überzeugungen zu leben, werden Sie in Ihrer Arbeit Erfüllung finden, Ihre Freuden nicht umsonst und Ihre Ziele der Mühe wert und Ihre Umwelt ein guter Platz zum Leben sein, ein noch besserer, weil Sie dort leben! Nur dann hat die Ernährungslehre ihren ureigensten Zweck erreicht.

Dr. Rountree sagte einmal, daß das Ziel der Ernährung das Wachstum des Körpers, des Geistes und des Gewissens sei. Sie meint damit, daß die Verbesserung des Zusammenlebens in der Familie, im Gemeinwesen und in der Welt dank vernünftiger Ernährung, wie auch die Anwendung ernährungswissenschaftlicher Erkenntnisse für die Wohlfahrt des Menschen eine Zukunftsvision sei, auf die jeder hinarbeiten sollte, die Kenntnis um Ernährung allein aber nichts wert sei, sondern nur das, was jeder daraus zu machen imstande ist. Sie erinnert uns daran, daß Unterernährung zwangsläufig mit Egoismus und Pessimusmus einhergeht und schlecht ernährte Menschen kein Interesse für abstrakte Ideen wie zum Beispiel Demokratie haben. Sie schreibt[47]: »Die Ernährungswissenschaft kann uns einen Sinn dafür geben, das Leben zu meistern, unsere Finanzen im Gleichgewicht zu halten, die Kosten für Ärzte und Medikamente zu reduzieren, kann ausgewogene Anweisungen für beruflichen Erfolg und langes Leben beinhalten, den Sinn für Humor verbessern, die Leistungsfähigkeit in der Schule und im Beruf erhöhen, das Familienleben enger gestalten und uns insgesamt ein Gefühl der Sicherheit verleihen. Wenn Ernährungslehre gut unterrichtet wird, werden die Menschen die amerikanische Lebensweise wieder schätzenlernen. Ich glaube, daß ein Mensch, der den Begriff ›Gesundheit‹ in dieser Weise versteht, der Ernährungslehre gegenüber aufgeschlossen ist.«

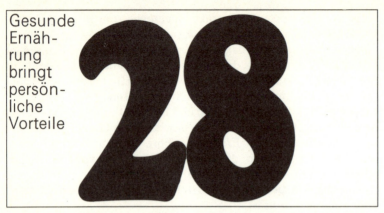

28 Gesunde Ernährung bringt persönliche Vorteile

Wenn man ein gutes Ernährungsprogramm gewissenhaft befolgt, lösen sich auch oft andere Probleme von selbst. Das ist ähnlich wie beim Glück, das dem Selbstlosen zufällt und sich dem entzieht, der ihm nachläuft. Niemand kann sagen, welche Nährstoffe oder wie deren Zusammenwirken diese Änderung herbeigeführt haben. Wahrscheinlich liegt der Grund in der positiveren psychischen Stimmungslage, die sich mit der Besserung des Befindens einstellt. Man weiß zum Beispiel schon seit Jahren, daß bei Menschen, die unmäßig trinken, eine Vielzahl von Nährstoffmängeln besteht. Dr. Roger J. Williams, Professor an der Universität von Texas, und andere Wissenschaftler haben bewiesen, daß der Drang zum Trinken an sich eine Folge von Nährstoffmängeln sein kann und eine ausreichende Versorgung mit Niazinamid bei der Überwindung dieses Dranges besonders wichtig zu sein scheint.

Dazu gibt es eine großangelegte Versuchsreihe, deren Verlauf und Ergebnis sich wie folgt zusammenfassen läßt: Man ließ eine große Zahl von Ratten zwischen 4 Getränken wählen: Wasser, Wasser mit 3 Prozent Alkohol, was etwa dem Bier entspricht, mit 10 Prozent Alkohol, leichtem Wein vergleichbar und mit 50 Prozent Alkohol, das heißt in der Konzentration harter Spirituosen. Jede Ratte wurde in einem Einzelkäfig gehalten und die Flüssigkeitszufuhr täglich gemessen. Alle erhielten dieselbe »normale« Nahrung. Bei dieser Behandlung wurden manche Ratten zu Abstinenzlern, andere zu Alkoholikern. Man gab nun den Abstinenten eine Mangelnahrung, bei der ein oder mehrere B-Vitamine fehlten. Die Alkoholiker bekamen eine sehr gute Nahrung mit überreichlichen Mengen an bestimmten Nährstoffen, vorwiegend an B-Vitaminen. Nach kurzer Zeit fingen die Abstinenzler unter den Ratten an zu trinken, und viele wurden zu Alkoholikern. Die Alkoholiker tranken durchweg weniger, und viele mieden den Alkohol ganz und gar. Als man die Jungen der Abstinenten und der Alkohol trinkenden

Ratten in derselben Weise ihre Getränke wählen ließ, zeigte es sich, daß männliche Nachkommen wie die ältere Generation reagierte. Sie wurden abstinent oder alkoholsüchtig.

Aus diesen Experimenten hat man eine Reihe von Schlußfolgerungen gezogen. Erstens gibt es nicht so etwas wie eine »normale« Ernährung. Was für den einen »normal« ist, braucht es für den anderen nicht zu sein. Zweitens ist der über das »normale« Maß hinausgehende Bedarf an bestimmten Nährstoffen erblich bedingt. Wenn ein solch außergewöhnlich hoher Nährstoffbedarf ungedeckt bleibt, entwickeln sich bei auffälligen Personen gewisse krankhafte Veränderungen, die Dr. Williams[48] als »vererbungsbedingte Erkrankungen« bezeichnet, zu denen auch der Alkoholismus zu rechnen sei. Wenn jedoch der Nährstoffbedarf ausreichend gedeckt wird, müssen Krankheiten dieser Art nicht zwangsläufig in jeder Generation auftauchen. Weiterhin läßt sich schlußfolgern, daß Alkoholismus zum Teil verhütet werden könnte, wenn es gelänge, unsere landesüblichen Eßgewohnheiten insgesamt zu ändern. Die dritte Schlußfolgerung, die man aus den Versuchen ziehen kann, ist, daß man Menschen mit dem zwanghaften Drang zum übermäßigen Trinken hohe Dosen an B-Vitaminen, hauptsächlich Niazinamid, geben und ihnen mit Verständnis begegnen sollte, weil damit die Chance besteht, daß das Verlangen nach Alkohol nachläßt.

Obwohl der Mangel an B-Vitaminen eine der häufigsten Ursachen für den Alkoholismus ist, spielt auch der Blutzuckergehalt eine sehr wichtige Rolle, um der Alkoholsucht vorzubeugen (nach Lit.-Zit. 3, S. 311). Obwohl die Anonymen Alkoholiker (Hilfsorganisation zur Bekämpfung der Trunksucht) keine Kritik verdienen, sind ihre Mitglieder doch unnötigem Leiden ausgesetzt, weil sie den Wert der gesunden Ernährung nicht erkennen. Anstelle von Alkohol trinken sie Unmengen von Kaffee und spülen damit die B-Vitamine aus dem Körper heraus. Durch große Mengen an Süßigkeiten wird bei ihnen die Insulinproduktion stimuliert und das Blutzuckerniveau fällt ab. Sie wechseln also nur die Krücken, wenn sie vom Alkohol zu großen Mengen von Kaffee, Zucker und Tabak übergehen, wodurch ihre ohnehin schon erschöpften Nebennieren noch mehr geschwächt werden. Da die einfachsten Regeln gesunder Ernährungsweise unbeachtet bleiben, ist es ohne deren oder psychologischer Hilfe erstaunlich, daß trotzdem so viele von ihnen den Alkohol aufgeben. Sicher ist die Ernährung nur ein Aspekt dieses Problems, aber gewiß ein sehr wichtiger.

In seinem Buch »Alcoholism: The Nutritional Approach« (»Alkoholismus, sein ernährungswissenschaftlicher Aspekt«), berichtet Dr. Williams[49] von vielen Zuschriften ehemaliger Alkoholiker, deren erfolgreiche Entwöhnung die Folge verbesserter Ernährung war. Auch ich bekomme häufig Zuschriften selben Inhalts, daß nämlich der Drang zum Trinken so lange nicht aufkam, solange alle B-Vitamine in reichlicher Menge, vor allem täglich Hefe und Leber, genommen wurden. Vor einigen Jahren verlangte ein sehr begabter junger Mann, der dabei war, sein Leben durch unmäßiges Trinken zu ruinieren, von mir, ihm wegen eines Hautausschlages einen Diätplan aufzustellen, erklärte jedoch kategorisch, daß er nicht daran dächte, den Alkohol aufzugeben. Die von mir empfohlene Diät enthielt viele B-Vitamine, Magnesium und Kalzium. Noch bevor der Ausschlag verschwunden war, hatte er das Trinken aufgegeben und hat seitdem keinen Tropfen Alkohol mehr angerührt. Viele psychologische Faktoren, wie Selbsthaß, Selbstzerstörungstrieb und seelische Unreife, die meist durch früh-kindliche Deprivation bewirkt sind, machen es dem Alkoholiker besonders schwer, ein gutes Ernährungsprogramm durchzuhalten. Wenn er sich an eine solche Diät halten kann, besteht die Möglichkeit, daß sein Alkoholkonsum nachläßt. Eine meiner Freundinnen, die bei den Anonymen Alkoholikern arbeitet, sagte mir, daß sie immer Tabletten bei sich hat, die pro Stück 500 Milligramm Niazinamid enthalten, dazu Kalzium- und Magnesiumtabletten und solche mit allen B-Vitaminen. Sie gibt denen, die versuchen nüchtern zu bleiben, alle drei Stunden 2 Tabletten von jeder Sorte. Sie erzählte mir, daß sie in erstaunlich kurzer Zeit sehr eindrucksvolle Besserung bemerkt habe.

Vor einiger Zeit bat mich ein Arzt darum, den Speisezettel nebst Zusatzpräparaten für eine Trinkerheilanstalt aufzustellen. Um einen normalen Blutzuckerspiegel zu gewährleisten und Leberschäden zu heilen, empfahl ich 6 kleine, sehr eiweißreiche Mahlzeiten ohne irgendwelche raffinierten Kohlehydrate. Zu jeder Mahlzeit und Zwischenmahlzeit gab es einen »Pep-up« oder ein Eiergetränk mit reichlich Hefe, Lecithin, Kalzium und Magnesium.

Auf jeden Tisch stellte man Schalen mit verschiedenen Tabletten: Magnesium-Kalzium-Tabletten, alle B-Vitamine mit viel Inosit und Cholin, Vitamin C mit Pantothensäure und Kapseln mit Vitamin A, D und E. Man sagte den Männern, daß dieses Programm dazu bestimmt sei, ihnen während der Entwöhnung zu besserem Befinden zu verhelfen und sie nach eigenem Ermessen daran teilnehmen könnten oder nicht. Sie arbeiteten dankbar mit. Der Arzt berichtete, daß er innerhalb von drei Tagen einen deutlichen Wandel beobachten konnte, besonders was die Gemütsverfassung der Männer betraf. Die sonst üblichen Streitereien hörten auf. Die Männer merkten, daß man ohne Schwierigkeiten nüchtern bleiben konnte, solange man nicht woanders zum Essen ging.

Bei Alkoholikern, bei denen depressive Zustände durch Alkohol im Vordergrund standen, hat man gute Erfolge erzielt, wenn zu jeder Mahlzeit, vor dem Schlafengehen und/oder zwischen den Mahlzeiten 1000 Milligramm Niazinamid gegeben wurden. Jahrelang hat man ohne erkennbare toxische Wirkung große Mengen Niazinamid gegeben, aber ich glaube, daß eine derartig hohe Dosierung bei ausreichender Gesamternährung selten nötig ist. Es ist übrigens auch berichtet worden, daß sogenannte Horrortrips nach Einnahme von LSD durch 1000 Milligramm oder mehr Niazinamid abgebrochen werden konnten. Das Delirium tremens jedoch (schwere Psychose der Alkoholiker) soll auf einen Magnesiummangel zurückgehen, und man hat dementsprechend Halluzinationen, Krämpfe, Zittern, Verwirrtheit und Muskelschwäche einige Stunden nach der Verabreichung von Magnesium verschwinden sehen.

Schwäche, Zittern und Depressionen gehören zu den charakteristischen Entziehungserscheinungen. Ein Süchtiger, der nicht viel von Ernährungslehre versteht, entwickelt gewöhnlich eine ganze Reihe schwerer Mangelzustände. Um die sich daraus ergebenden Beschwerden zu überdecken, ist er gezwungen, immer wieder Drogen zu nehmen. Drogen vernichten große Mengen Vitamin C, an dem es dem Drogensüchtigen ohnehin mangelt. Deshalb ist es heutzutage nicht ungewöhnlich, junge Leute zu sehen, die durch Skorbut ihre Zähne verloren haben.

Erst vorige Woche fragte man mich nach geeigneten Zusatzpräparaten für einen Mann, der schon mehrere Male versucht hatte, von Drogen wie Amphetamin, Beruhigungsmitteln und Schlaftabletten loszukommen, die er schon seit 11 Jahren in Mengen von 300 bis 500 Packungen pro Monat eingenommen hatte. Jedesmal hatten ihn die qualvollen Entziehungserscheinungen wieder rückfällig werden lassen. Sechs Stunden nach der letzten Dosis setzten bereits Depression und Schwächegefühl ein. Sein ganzer Körper zitterte wie Espenlaub. Am nächsten Tag nahmen Schwäche und Zittern noch zu und sein Gemütszustand war »einfach schrecklich«. Er konnte ohne Hilfe weder gehen noch sich anziehen. Jetzt erhielt er Zusatzpräparate, die man ihm gewissenhaft zu jeder »Mahlzeit« (er mußte gefüttert werden) und vor dem Schlafengehen eingab: 1000 Milligramm Niazinamid wegen der Depression, 25 Milligramm Vitamin B_6, 500 Milligramm Magnesiumkarbonat (2 Tabletten) und 1000 Milligramm Kalzium (2 Tabletten Knochenmehl), um das Zittern zu beheben, 2000 Milligramm Vitamin C zur Entgiftung des Körpers und 2 Vitamin-B-Komplextabletten sowie eine Antistreßtablette mit 100 Milligramm Pantothensäure. Sobald er etwas essen konnte, erhielt er zu jeder Mahlzeit Joghurt, der weitgehend vorverdaut ist. Zwei Tage hindurch war noch keine Besserung zu bemerken, außer daß er zum ersten Male seit dem Absetzen der Drogen gut schlief. Die nächsten zwei Tage aber brachten einen deutlichen Wandel. Am fünften Tag war der depressive Zustand überwunden, er wirkte wie ein anderer Mensch und machte einen ausgedehnten Spaziergang von drei Meilen, ohne müde zu werden. Die bewunderungswürdige Arbeit der Rehabilitationszentren für Alkoholiker und Drogensüchtige könnte noch weit mehr Erfolg haben und unzählige Leiden und Rückfälle verhüten, wenn die Ernährungslehre dort zweckdienlich angewandt und auch unterrichtet würde.

Da die meisten wirklich nährstoffreichen Lebensmittel wie Obst, Gemüse, Fisch, mageres Fleisch, Käse, Eier und Milch relativ wenig Kalorien enthalten, ist ein um richtige Ernährung bemühter Mensch selten zu dick. Im Laufe der Jahre kamen viele mit Übergewicht zu mir, die abnehmen wollten, aber viel zu krank waren, als daß ich sie auf eine Abmagerungsdiät hätte setzen können. »Wir wollen mindestens drei Monate lang das Abnehmen vergessen und uns zunächst einmal auf die Gesundheit konzentrieren«, pflegte ich ihnen zu sagen. »Nach dieser Zeit werden Sie Lust haben, zu arbeiten und Sport zu treiben, und es wird Ihnen leichter fallen, abzunehmen.«

Viele hatten sich so falsch ernährt, daß ich ihnen für eine gewisse Zeit 150 Gramm Protein täglich empfahl: große Portionen Fisch, Geflügel oder Fleisch und täglich Leber, je nach Geschmack; einen Liter »Pep-up«, Joghurt, Quark und täglich ein Ei und zu Mittag und zu Abend grünen Salat, der mit einem Teelöffel kaltgepreßtem Öl angemacht wurde. Dazu erhielten sie gewöhnlich 2 oder 3 Tabletten mit verschiedenen Mineralien, alle Vitamine sowie 500 Milligramm oder mehr Vitamin C nach jeder Mahlzeit und Vitamin A, D und E in Kapseln nach dem Frühstück. Ich riet ab von stärkehaltigen Gemüsen, Getreideprodukten, konzentrierten Süßigkeiten und üppigen Nachspeisen, und selbstverständlich hatten auch hochraffinierte Lebensmittel keinen Platz in einer Diät, die die Gesundheit wiederherstellen sollte. Die Zusammenstellung der Mahlzeiten richtet sich nach denen auf Seite 224–225. Sie tranken coffeinfreien Kaffee, falls auf ein Stimulanzmittel nicht verzichtet werden konnte.

Einige nahmen etwa 2 Wochen lang an Gewicht zu. Danach beklagten sie sich, sie könnten nicht so viel essen. Ihr Blutzuckerspiegel war hoch. Sie hatten kein Bedürfnis nach Süßigkeiten. Wenn die Ernährung vollwertig ist, braucht man weniger Kalorien. Nach drei Monaten hatten sie abgenommen. Einige von ihnen riefen an oder kamen zu mir und fragten: »Wie kann ich aufhören dauernd abzunehmen?« Es war eine 76jährige Frau darunter, die wegen Arthritis

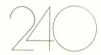

jahrelang an den Rollstuhl gefesselt gewesen war. Vorher wog sie 186 Pfund, nach der Kur wog sie 40 Pfund weniger und konnte mit Hilfe eines Stockes gut gehen. Ein herzkranker Mann war dabei, dessen Beine auf das Doppelte des normalen Umfangs angeschwollen waren. Jetzt hat er sein Normalgewicht, und seine Herzsymptome sind verschwunden. Nie werde ich eine Frau mittleren Alters vergessen, deren an sich lebhafter Geist nur noch träge funktionierte und die ihre ausgedehnten Krampfadern mit elastischen Strümpfen verdecken mußte. Sie hatte wiederholt Venenverschlüsse gehabt. Drei Monate später erkannte ich diese Frau nicht wieder: sie hatte sich in eine lebhafte, schlanke Person verwandelt mit neuer, lebensbejahender Ausstrahlung. Sie hatte keine Krampfadern mehr und nicht das kleinste Anzeichen eines Knötchens. So gibt es noch viele andere.

Schließlich wurde mir klar, daß diese Methode für jeden, der abnehmen sollte, die richtige ist. Jetzt rate ich Ihnen: Weg mit der Waage im Badezimmer, weg mit den Kalorientabellen. Vergessen Sie das Abnehmen, aber vergessen Sie nie, sich Ihre Gesundheit zu erhalten! Wenn Sie erst einmal gesund sind, kommt die Freude an der Bewegung ganz von selbst, und Sie werden zweimal soviel arbeiten, ohne müde zu werden. Sie werden merken, daß Sie Lust bekommen zum Skilaufen, zum Tanzen, zum Wandern oder zum Schwimmen. Ihre eigene Vitalität wird Sie dazu anspornen, aktiv zu sein. Vielleicht nehmen Sie nur langsam ab, doch wenn Sie sich an das Programm halten, bleibt der Erfolg nicht aus, und es wird eine dauerhafte Gewichtsabnahme sein.

Es gibt viele Menschen, die abnehmen wollen, doch ist Hunger bei ihnen hauptsächlich eine Sache des Unterbewußtseins. Essen wird zum Ersatz für Liebe. Das Kind hat seine erste Liebeserfahrung, wenn es von seiner Mutter ernährt wird, wobei sie zugleich ihm etwas erzählt, singt und es liebkost. Die glückliche, altmodische Mutter macht das vielleicht 1500mal. Unter diesen Umständen verbindet jedes Kind bald Liebe mit Nahrungsaufnahme. Später wird der Entzug von Liebe und Zärtlichkeit durch übermäßiges Essen kompensiert. Hier kann gewöhnlich nur ein Psychiater helfen.

Wenn man die Ansicht vertritt, Übergewicht sei nur von einem Überangebot an Kalorien bedingt, kommt das der Behauptung gleich, daß die Ursache der amerikanischen Revolution die »Boston Tea Party« gewesen sei. Für Übergewicht gibt es viele Gründe. Einer davon liegt meines Erachtens darin, daß unsere Nahrung in einem solchen Maße der Nährstoffe beraubt ist, nach denen unsere ausgehungerten Körper verlangen, und deshalb übermäßiges Essen einfach dem physiologischen Bedürfnis entspringt, sich das Vorenthaltene zu beschaffen, obwohl der Nährstoffbedarf der Gewebe so

gewöhnlich nicht gedeckt werden kann. Ein anderer Grund ist, daß oft eher zuwenig als zuviel gegessen wird. Deshalb fällt der Grundumsatz weit unter das normale Niveau, und es fehlt an Energie für Arbeit und Spiel, ganz zu schweigen von der Wärmeproduktion. Werden wenig Kalorien verbraucht, sinkt auch der Bedarf. Solche Menschen sitzen träge wie sich sonnende Eidechsen da, nehmen schon durch winzige Mahlzeiten an Gewicht zu und werden mit jedem zusätzlichen Pfund, das die Waage anzeigt, unglücklicher.
Wenn man sich über längere Zeit richtig ernährt, lösen sich viele Schwierigkeiten oft von selbst. Für mich war das eindrucksvollste Beispiel dafür eine Frau, die ich zum ersten Male sah, als sie 29 Jahre alt war. Sie war mager, blaß und lustlos. Ihr Haar war glanzlos, die Stirn voller Sorgenfalten und das Gesicht wirkte müde. Sie hatte zuwenig rote Blutkörperchen und zu niedrigen Blutdruck, litt unter Verstopfung und Hämorrhoiden und klagte über Blähungen. Schon bei etwas lauter gestelltem Radio oder Kinderlärm »geriet sie aus dem Häuschen«. Etwa zweimal pro Woche hatte sie starke Kopfschmerzen. Ich hatte mir notiert: »Kann nicht schlafen, geht wenigstens einmal pro Woche nicht zu Bett, um sicher zu sein, daß sie die nächste Nacht schlafen kann.« Sie erzählte mir von mehreren Fehlgeburten. Kurz bevor sie mich besuchte, hatte man ihr wegen Tumoren die Gebärmutter entfernt. Als diese Frau drei Jahre später zu meinen Vorträgen kam, war sie zu dem geworden, was ich mir unter natürlicher Schönheit vorstelle. Sie erinnerte mich an ein rassiges Rennpferd, das man vom Start zurückhalten muß. Ihre Augen waren hell und glänzend, ihre Haut von sattem, leuchtendem Ton und ihre Figur hätte jede Frau eifersüchtig machen können. Ihr Haar war geschmeidig und wunderbar locker. Sie hatte einen munteren Gesichtsausdruck und strotzte vor Gesundheit. Oft ging eine Gruppe von uns nach den Vorträgen mit ihr nach Hause zum »Kaffee«, was in Wirklichkeit eine Art von Smörgasbord (kaltes Bufett) mit kaltem Fleisch, verschiedenen Käsesorten und dunklem Brot bedeutete. Meistens saß ich da und betrachtete sie fasziniert. Jedesmal, wenn ich sie sah, fragte ich mich, wie man dieser Frau begegnen konnte, ohne von ihrer Schönheit überwältigt zu sein. Ich kannte die Antwort nur zu gut. Bevor diese Frau sich richtig ernährte, war sie nicht schön.
So manche Schönheit reicht nur so weit wie das Make-up, was immerhin noch besser ist als gar keine Schönheit. Wer sich damit zufriedengibt, ist meiner Ansicht nach nicht sehr anspruchsvoll. Schönheit sollte mindestens von Lebenslust erfüllt sein. Noch besser ist es, wenn sie gleichbedeutend ist mit Lebenslust und die gesamte Persönlichkeit durchdringt. Bevor ich sterbe, hoffe ich, daß ich die Schönheit habe, die von innen heraus wirkt. Eine gute

Ernährung ist unbedingt notwendig für die Schönheit, die in der Lebenslust zum Ausdruck kommt, und ich glaube, daß diese Art von innerer Schönheit für jeden einigermaßen gesunden Menschen jeden Alters erreichbar ist. Er muß sich nur die Mühe machen. Ausgesprochen falsch ernährte Menschen – leider gibt es nur allzu viele davon –, die an sich die Anlage zu einer solchen charaktervollen Schönheit haben, sind infolge ihrer Fehlernährung meist so krank, so sehr in ihrem ganzen Wesen gestört und so egozentrisch, daß sie diese höhere Form von Schönheit nicht erreichen können. Eine ernstzunehmende Unterernährung verhindert, heiter und gelassen zu sein, meiner Meinung nach unerläßliche Voraussetzungen für die seltene und unfaßbare Eigenschaft, die ich mir als Schönheit der Seele vorstelle.

Auch Probleme im Sexualbereich lösen sich oft nach verbesserter Ernährung. In der Annahme, daß 95 Prozent davon psychologischer Natur sind, wollen wir uns auf diejenigen beschränken, die mit Ernährung zu tun haben. Wahrscheinlich spielt jeder Nährstoff sowohl eine Rolle bei der Anregung einer normalen Hormonproduktion als auch bei der Gesunderhaltung der Prostata, der Gebärmutter und der Durchgängigkeit des Samenstrangs im Penis und des Eileiters in der Vagina, was alles von entscheidender Bedeutung für befriedigende sexuelle Beziehungen ist.

Viele haben mir erzählt, daß nach verbesserter Ernährung ihre sexuellen Schwierigkeiten verschwanden. Einige gaben sogar an, daß dadurch eine bevorstehende Scheidung verhindert wurde. Diese Berichte haben die verschiedensten sexuellen Probleme aufgedeckt. In einigen handelte es sich um Fälle von Impotenz, in anderen um den Versuch, wieder sexuelles Verlangen zu erwecken. Ein junger Ehemann beklagte sich darüber, daß seine Frau in einem Monat zuwenig sexuelles Interesse hatte und im nächsten zuviel. Ein 60jähriger Witwer erzählte mir, daß er sich viel besser fühle, seit seine Ernährung ausgeglichen sei, aber damit wieder aufhören müsse. Sobald er wieder verheiratet sei, würde er sie gern wieder befolgen. Viele Berichte handeln von entzündlichen Prostataerkrankungen, die den Sexualverkehr behindert hatten, andere von Ekzemen an den Genitalien oder von Soorbefall der Scheide oder des Penis, der nach Behandlung mit Aureomycin, Streptomycin oder anderen Antibiotica aufgetreten war. Heilungen von Beschwerden dieser Art ergaben sich immer als Nebenprodukt im Laufe einer verbesserten Ernährung, die aus anderen Gründen erbeten worden war.

Angst vor möglichem Versagen beim Geschlechtsakt scheint im männlichen Charakter begründet zu sein. Wenn die Männer besser verstehen würden, wieviel Einfluß die Ernährung auf die sexuelle

Funktion hat, könnte diese Angst verschwinden. Ich erinnere daran, daß die Hypophyse (Hirnanhangdrüse) gonadotrope Homone produziert, die in bestimmter Reihenfolge die Gonaden (Keimdrüsen), nämlich Hoden und Eierstöcke, dazu anregen, wieder andere Hormone herzustellen, die für die normale sexuelle Aktivität notwendig sind. Die gonadotropen Hormone bestehen aus Protein, die Sexualhormone aus fettartigen Substanzen, den sogenannten Steroiden. Weist die Ernährung einen Mangel an Protein, Fett, B-Vitaminen oder womöglich an fast allen Nährstoffen auf, sind die Hypophyse und/oder die Gonaden nicht imstande, diese Hormone in genügenden Mengen herzustellen. Ich fand es zum Beispiel sehr belustigend, daß Wissenschaftler bei männlichen Kaninchen den Vitamin-C-Gehalt der Hypophyse vor und nach der Kopulation gemessen haben. Wenn das Futter nicht genügend Vitamin C enthielt, hatten die Tiere keine Lust zum Kopulieren. Bei vollwertigem Futter war die Hypophyse vor der Kopulation mit Vitamin C gesättigt, danach aber entleert. Jeder Kaninchenzüchter wird zugeben, daß dies eine schnelle Verwendungsart eines Wirkstoffes ist!

Untersuchungen an freiwilligen Versuchspersonen, durchgeführt von der Universität von Minnesota, die sich damit beschäftigten, wie lange ein Mensch hungern kann, sowie zahlreiche klinische Beobachtungen zeigen, daß das sexuelle Verlangen bei unzulänglicher Ernährung nachläßt oder ganz verschwindet. Andererseits verlieren die innersekretorischen Drüsen bei durchschnittlichem Gesundheitszustand selten ihre normale Funktion. Ich kenne niemand, der sich über die Funktionstüchtigkeit seiner Schilddrüse, Bauchspeicheldrüse oder seiner Nebennieren Sorgen macht. Wenn diese nicht richtig arbeiten, geht er zum Arzt und bekommt Thyroxin, Insulin oder Cortison. Man kann auch Testosteron (männliches Keimdrüsenhormon) bekommen, doch wird es bei ausreichender Ernährung kaum benötigt. Sofern keine psychologischen Probleme oder Ernährungsfehler vorliegen, ist die Funktion der Sexualorgane wahrscheinlich so lange gewährleistet, wie man gesund ist. Ein Arzt erzählte mir von seinen dänischen Großeltern folgendes. Sein Großvater war, nachdem er den ganzen Morgen im Garten gearbeitet und eine herzhafte Mahlzeit zu sich genommen hatte, im Alter von 87 Jahren in seinem Lehnstuhl sanft entschlafen. Die um einiges jüngere Großmutter lebte noch viele Jahre. Einmal, als die Frauen der Familie beim Nähen zusammensaßen, fragte eine die Großmutter, in welchem Alter die Männer, ihrer Meinung nach, ihre Liebe nicht mehr durch den Geschlechtsakt ausdrücken könnten. Die Großmutter antwortete leise auf dänisch: »Aldrig« – das heißt niemals. Auch dieser Arzt betonte die Bedeutung einer richtigen Ernährung für das Zustandekommen befriedigender sexueller Beziehung und machte dann folgende Bemerkung: »Es ist so, als ob man Geld auf die Bank legt, von dem man weiß, daß man es mit Freude ausgeben wird.«

Jetzt muß ich noch auf ein Problem zu sprechen kommen, das man gar zu gern verdrängt, nämlich das Altern. In Wirklichkeit muß es meiner Überzeugung nach keines sein. Es gibt einige wenige, die anscheinend immer jünger statt älter werden.

Mit einer Ausnahme könnte ich allen Zweiflern Name und Adresse mitteilen. Diese Ausnahme ist eine 82jährige Frau, die sehr viel Spaß daran hat, daß die meisten Leute glauben, sie sei sechzig. Sie arbeitet halbtags als Sekretärin und schwirrt herum wie ein Kolibri. Dann ist da ein Herr G., der jetzt 86 Lenze zählt und immer davon spricht, daß er sich so sehr über diese geschenkte Zeit freue. Er liebt die Gartenarbeit und verwandelte einmal, als ich eine Gesellschaft gab, unser Haus in ein Blumengeschäft und brachte außerdem noch eine Kamelie für jeden Gast mit. Frau S. müßte jetzt fast 80 sein. Es ist kaum zu glauben, daß eine Frau so viel Gutes tut wie sie. Ich weiß, wieviel sie anderen Menschen hilft, da sie viele von ihnen mir zur Beratung schickt. Als ich sie vor 15 Jahren zum ersten Male sah, war sie krank und alt. Jetzt ist sie aktiv, jung und quicklebendig. Frau L. in dieser Gruppe ist eine ganz besondere Frau. Ich könnte wetten, daß sie in den letzten 12 Jahren keinen Bissen angerührt hat, der nicht der Gesundheit zuträglich gewesen wäre. Sie hat eine Figur wie eine 30jährige. Wenn sie zu mir kommt, sage ich ihr, daß ich ihr für ihren Besuch ein Honorar schulde, anstatt umgekehrt. Das Außerordentliche an ihr ist, daß sie eine vorzügliche Skiläuferin und Mitglied des Rettungsdienstes ist, mit Traggeräten die Pisten abfährt, um junge Leute, die sich etwas gebrochen haben, transportieren zu helfen. Sie selbst macht sich keine Sorgen über Knochenbrüche und muß es auch nicht.

Frau H. habe ich besonders gern. Sie kam zu mir, weil sie an perniziöser Anämie litt. Sie war erschöpft und niedergeschlagen, und Mund und Zunge schmerzten so sehr, daß sie kaum essen konnte. Sie hatte ein schweres Leben und nie viel Geld gehabt. Bevor die Kinderarbeit gesetzlich geregelt wurde, hatte man sie aus der Schule genommen und dazu gezwungen, in den Textilfabriken von Neu-England zu arbeiten. Sie mußte vor Tagesanbruch zur Arbeit und kam erst in der Dunkelheit wieder nach Hause. Bis zu ihrem 68. Lebensjahr hatte sie wenig Liebe und glückliche Stunden kennengelernt. Da begegnete ihr ein Jugendfreund, ein hervorragender Arzt. Eine Freundin und ich servierten Kaffee bei ihrer Hochzeit, einem großen Fest mit der vergnügtesten Gesellschaft älterer Leute, die ich je beieinander sah. Diese Frau schickte mir einen Bericht über eine Untersuchung im Johns-Hopkins-Krankenhaus: »Obwohl die Patientin behauptet, daß sie 74 Jahre alt sei, hat sie den Körper einer 50jährigen«. Sie und Dr. H. genießen jetzt ihr spätes Glück im Sommer in Vermont und im Winter in Florida. Beide luden mich nach Vermont zu sein ein. Ich sagte ihnen, ich könne mich nicht recht entscheiden, wann ich kommen solle. Ich würde gern zum Ahornsirupkochen da sein, aber auch im Herbst, weil ich die Herbstfarben so liebe. Seine Antwort war unübertrefflich reizend: »Wenn Sie nur einmal kommen können, dann kommen Sie im Frühling und bleiben bis zum Herbst.«

Ich wünschte, Sie alle könnten Herrn und Frau R. kennenlernen, zwei Menschen, die offensichtlich in ganz besonderer Weise füreinander geschaffen sind. Er ist 76 Jahre alt, sie 72. Jahrelang war sie schwer behindert infolge Arthritis, und er hatte die üblichen Altersbeschwerden: Zittern, Müdigkeit, Kurzatmigkeit, Sehstörungen, dazu seit Jahren Heufieber und Nebenhöhleninfektionen. Ihre Arthritis macht ihr kaum noch zu schaffen, und auch seine Beschwerden sind allmählich abgeklungen. Beide sind jetzt erstaunlich aktiv. Sie ist sehr beschäftigt mit einem Enkelkind, das bei ihnen lebt, ferner mit Spanischunterricht und allerlei geselligen Veranstaltungen. Herr R. hat sozusagen drei vollständige Berufe. Er ist Präsident einer Baugenossenschaft, was viel Zeit in Anspruch nimmt, betreibt drei Ölquellen, die dieselbe Aufmerksamkeit erfordern wie verwöhnte Kinder, und seit der mexikanische Gärtner, mit 40 Jahren ein alter Mann, erkrankt ist, kümmert er sich auch noch um seinen kleinen Landbesitz. Nebenbei spielt er zweimal in der Woche über 18 Löcher Golf. Als ich die Bemerkung machte, er spiele wahrscheinlich mit Männern, die 20 Jahre jünger seien als er, sagte er, daß sie manchmal sogar 30 Jahre jünger seien. Bei ihnen gibt es nur gutes selbstgebackenes Brot, und ich freue mich jedesmal darauf, wenn ich vorbeischaue.

Schließlich noch Dr. P., der vor fünfzig Jahren an der Columbia-Universität promovierte. Er und seine Familie lebten jahrelang in Shanghai, dann in Manila, wo er bei Ausbruch des Zweiten Weltkrieges interniert wurde. Die Kriegsjahre verbrachte er in dem schrecklichen Gefängnis von Santo Tomas. Seine Gesundheit litt dabei schweren Schaden, und er hat sich nie ganz davon erholt. Herzanfälle folgten, und danach erkrankte er an Beriberi. Er hatte so starke Schmerzen, die selbst Opiate nicht mehr lindern konnten. Obwohl viele Ärzte ihm B-Vitamine gaben, verschlechterte sich sein Zustand derart, daß man ihn aufgab. Zuletzt kamen seine Frau und seine Tochter zu mir. Die Zusammenstellung, die das Blatt wenden sollte, bestand aus anfänglich nur kleinen Mengen verstärkter Milch, Leber und Weizenkeimen, reichlich Pantothensäure, die vorher nicht gegeben worden war, Kalziumtabletten gegen die Schmerzen, Vitaminpillen jeglicher Art, Enzym- und Salzsäuretabletten, um die Verdauung der von mir angeratenen Nahrung zu unterstützen. Die Genesung grenzte an ein Wunder. Von Kind auf hatte Dr. P. eine prachtvolle Stimme, und Singen war seine Freude gewesen. Er hatte gern in der Kirche, in Klubs und bei Hochzeiten gesungen. Als er krank wurde, verlor er seine Stimme, aber jetzt glaubt er, sie sei besser denn je. Er singt wieder in Kirchen, in Klubs und bei Hochzeiten. Kurz bevor er nach Manila abreiste, um dort eine leitende Stellung bei einer Versicherungsgesellschaft zu übernehmen, sang er für mich ein Lied, das er, wie er sagte, für mich persönlich ausgesucht hatte. Es war: »I'll be loving you always« (Ich werde dich immer lieben). Und wenn ich die Tränen hätte zurückhalten können, hätte ich ihm das gleiche Lied gesungen. Alle diese Menschen sind »jung«. Die gute Gesundheit, der sie sich erfreuen, ist jedoch nicht zufällig. Jeder in dieser Gruppe hält seine Ernährung für eine ernstzunehmende Sache, nicht nur von Zeit zu Zeit, sondern bei jeder Mahlzeit, Tag für Tag und Jahr für Jahr. Und sie werden auf wundervolle Weise belohnt. Bei diesen Menschen gibt es keine Generationsunterschiede. Jeder von ihnen erscheint mir wie eine Aufmunterung, fast wie ein Zukunftsbild dessen, was für jeden Menschen nachvollziehbar sein könnte. Es kommt einem erneut in den Sinn, daß das Altern nicht unbedingt ein natürlicher Vorgang, sondern vielleicht das Resultat jahrelang anwachsender Ernährungsschäden ist. Ich sage meinen Freunden, daß ich mich darauf freue, 90 Jahre alt zu werden. Freuen Sie sich auch darauf?

29 Wie steht es um die Gesundheit unseres Volkes?

Tausende und Abertausende haben sich im Lauf der Zeiten bemüht, das Wesen der Krankheit zu erkennen. Auf den Gedanken, Gesundheit zu studieren, ist noch niemand gekommen.
Vor vielen Jahren machte Dr. Weston A. Price eine Weltreise, um Naturvölker zu untersuchen, die noch nicht mit der Zivilisation in Berührung gekommen waren. Er erforschte Bevölkerungsgruppen in einem damals noch isolierten Teil der Schweizer Alpen, in Norditalien, auf der Insel Man, auf den Neuen Hebriden, in Australien, Neuseeland, Zentralafrika, im Dschungel von Südamerika, in Nordkanada und Alaska und auf verschiedenen Inseln im Stillen Ozean. Die Nahrungsmittel vieler dieser Völker waren wirklich dürftig. In manchen Fällen bestand die Kost zum größten Teil aus Fleisch oder Fisch, ohne Gemüse oder Getreide. Andere lebten von Gemüse und Getreide ohne Fleisch oder Fisch. Es hatte den Anschein, als ob zwischen den verschiedenen Kostformen keinerlei Gemeinsamkeit bestünde. Und doch gab es bei diesen Völkern eine Gemeinsamkeit: ihre Ernährungsweise deckte den Bedarf des Körpers vollkommen und das Wissen um die Verfeinerung von Nahrungsmitteln fehlte völlig. Dank dieser Unkenntnis waren die primitiven Kostformen noch biologisch vollwertig.
Dr. Price berichtet von seinen Entdeckungen in dem Buch »Nutrition and Physical Degeneration«[50] (Ernährung und die physische Degeneration). Von Menschen mit aufrechter Haltung, erstaunlicher Ausdauer und Zähigkeit und einem fröhlichen, ausgeglichenen Charakter. Diese Menschen hatten eine hervorragende Knochenstruktur. Breite, gut entwickelte Gesichts- und Kieferknochen engten die Zähne nicht ein, so daß es nicht zu Zahnverfall kam, wie auch andere Krankheiten selten waren. Statistiken über das Vorkommen von Krebs, Magengeschwüren, hohem Blutdruck, Tuberkulose, Herz- und Nierenkrankheiten, Muskeldystrophie, multipler Sklerose und Schlaganfällen blieben durchweg ungeschrieben. Man

kannte die Namen dieser Krankheiten nicht, und man brauchte sie auch nicht. Dr. Price fand keine Ärzte, Chirurgen und Psychiater, weder Verbrecher noch Gefängnisse, weder Geisteskrankheiten noch Nervenheilanstalten und Heime zur Behandlung von Alkoholikern oder Drogensüchtigen, keine Jugendkriminalität und keine Homosexualität. Jede Mutter gab ihrem Baby selbst die Brust, eine Brust, die keine Milch gab, war etwas unbekanntes. Geistige, moralische und seelische Gesundheit war entsprechend der physischen.

Sir Robert McCarrison, ein englischer Arzt, untersuchte die Gesundheit der Hunzas, die hoch im Himalayagebirge leben. Es gab dort nicht viel zu essen, doch das Land wurde durch die Flüsse, die in der Gletscherregion entspringen und infolge der Verwitterungsprozesse reichlich Mineralien mit sich führen, gedüngt und bewässert. Die Statistiken von Dr. McCarrison stimmten mit denen von Dr. Price überein. Auch er konnte keine Magengeschwüre, Krebskrankheiten, Herz- und Nierenkrankheiten oder andere finden: keine Geisteskrankheiten, keine Kriminalität, keine Drogensüchtigen, keine Alkoholiker, keine Gefängnisse, keine Nervenheilanstalten, keine Probleme mit der Jugendkriminalität. Andere, die bei den Hunzas gewesen waren, berichteten über die Fröhlichkeit und das Durchhaltevermögen dieser Menschen. Ein Bote zum Beispiel trug eine Botschaft ins nächste Dorf, das 35 Meilen entfernt lag, und kam am gleichen Tage ohne ein Zeichen der Ermüdung zurück. Als Bergführer kletterten die Hunzas sicheren Fußes schwer bepackt über die gefährlichsten Felsen und lachten und sangen dabei.

Vor etlichen Jahren untersuchte eine Gruppe von Missionsärzten, Mormonen, mehr als eine Million Einwohner in einem bestimmten Landstrich von Zentralafrika. Sie fanden keine Krankheiten, keinen Krebs, kein Verbrechen, keine Geisteskrankheit, keine Alkoholiker, keine Drogensüchtigen. Dasselbe stellte eine ähnliche Gruppe bei gewissen primitiven Völkern Südamerikas fest. Der verstorbene Dr. Michael Walsh studierte die Gewohnheiten eines Indianervolkes in einem abgelegenen Teil von Mexiko, das nicht einmal Wasser zur Verfügung hatte. Das einzige Getränk war ein fermenthaltiger Kakteensaft, der so reich an Vitamin C war, daß die Menge, die jede Person täglich davon trank, einem Dutzend Gläser Orangensaft entsprach. Diese Menschen hatten noch nie ein Bad genommen, dennoch waren sie frei von Körpergeruch und kannten weder Krebs noch hohen Blutdruck oder Herzkrankheiten, auch kein Verbrechen oder Geisteskrankheiten.

Dieselben Forscher führten auch Untersuchungen in Dörfern durch, die nur wenige Kilometer entfernt lagen, die jedoch schon

mit der sogenannten Zivilisation in Berührung gekommen waren und weißen Zucker und ausgemahlenes Mehl verwendeten. In diesen Dörfern fand Dr. Price geschädigte Knochenstrukturen, Kieferdeformierungen, sich schnell ausbreitenden Zahnverfall, kurz Krankheiten jeglicher Art, Verbrechen, Gefängnisse, Verderbtheit, Geisteskrankheit und sexuelle Unmoral. Dr. McCarrison fand dort Magengeschwüre, Herz- und Nierenkrankheiten, Krebs, hohen Blutdurck, Darmerkrankungen und Tuberkulose. In Afrika und in Südamerika fanden Missionsärzte häufig Krebs bei Angehörigen der gleichen Stämme, die, solange sie von ihrer landesüblichen Kost gelebt hatten, nicht an Krebs erkrankt waren. Jetzt sterben Eingeborene in Afrika an einer Art Unterernährung, die man Kwashiorkor nennt, und bei 60 Prozent der Fälle, die seziert wurden, ist Krebs die Todesursache. In den dichtbevölkerten Teilen von Mexiko fand Dr. Walsh jede Krankheit, nach der zu suchen er den Mut hatte.
Überall in Amerika suchte ich nach Gesundheitsstatistiken, um sie mit den Nullwerten von Dr. Price und Dr. McCarrison vergleichen zu können. Ich fand nur Krankheitsgeschichten, die besagten, daß unzählige Menschen an diesen Krankheiten leiden. Die Statistiken über Anzahl und Ursache der Zurückstellungen vom Militärdienst während des Korea- und Vietnamkrieges im Vergleich mit denjenigen aus dem zweiten Weltkrieg stimmten mich tagelang äußerst niedergeschlagen. Die Zeitspanne zwischen diesen Kriegen ist so kurz und die Zunahme der krankhaften Befunde so entsetzlich. Dabei handelt es sich nicht um Krankheitsstatistiken, sondern um Untersuchungsmaterial an unserer jungen Generation auf dem Höhepunkt ihrer physischen Entwicklung.
Statistiken können wenig aussagen. Die Anzahl neuer Krebsfälle, die man jedes Jahr entdeckt, sagt nichts aus über Angst und Furcht in den Herzen von Millionen von Menschen, die wissen, daß sie vielleicht eines Tages selbst an dieser schrecklichen Krankheit leiden werden. Statistiken über chronische Krankheiten in den städtischen und staatlichen Pflegeheimen, Zahlen der unheilbar Dahinsiechenden, erfassen nicht die übermüdeten, unterbezahlten Krankenschwestern, die bereit sind, immer im gleichen Trott übelriechende Bettschüsseln wegzuräumen, offene, nässende Wunden vom Durchliegen zu versorgen, erfassen auch nicht die Verzweiflung in den Gesichtern derer, die schon längst die Hoffnung verloren haben. Statistiken über die Anzahl alter Menschen, die in den zahlreichen Pflegeheimen unseres Landes endlose und quälende Tage verbringen, lassen nichts durchscheinen von der Bitterkeit, der Angst und der Hoffnungslosigkeit in den Herzen dieser guten alten Leute. Wenn man viele solcher Heime gesehen hat, wundert man

sich darüber, daß unsere verlängerte Lebenserwartung immer noch mit unverkennbarem Stolz verkündet wird.

Es ist nicht schwer, Statistiken über Milliarden von Arbeitsstunden zu finden, die jedes Jahr verlorengehen, wenn jeden Tag 12 Millionen Menschen so krank sind, daß sie ärztlichen Rat benötigen. Aber sie sagen nichts über die Bagatellfälle aus, die oft schmerzvoll sein können, oder über die vielen Menschen, deren Krankheit zwar ernst genug ist, die aber keinen Arzt rufen, weil während der Nacht, wenn die Schmerzen am schlimmsten sind, keiner kommt. So gibt es über zahllose Dinge, die wirklich wichtig wären oder tatsächlich Schmerzen verursachen, keine Statistiken, zum Beispiel über erschöpfte Mütter, die eines kranken Kindes wegen die ganze Nacht nicht schlafen können und am nächsten Tag doch wieder ins Büro gehen müssen, oder die sich durch Berge von Hausarbeit wühlen und nebenbei noch andere Kinder zu versorgen haben. Keine Statistik führt die Stunden auf, die Väter und Mütter jahrelang in Sorge und Angst verbringen, oder wie oft schuldlose Kinder alljährlich von gereizten und enttäuschten Eltern geschlagen werden, oder die unzähligen Mahlzeiten, die jahraus, jahrein durch häuslichen Streit verdorben werden, oder all die Schulstunden, die vergeudet werden, weil zu viele Kinder zuwenig Nährstoffe erhalten, um aufnahmefähig zu bleiben, oder die vielen Eltern, die mit dem für die Ausbildung der Kinder zurückgelegten Geld den Zahnarzt bezahlen.

Statistiken, die sich mit Gesundheit befassen, waren nicht zu finden. Was ist Gesundheit? Es scheint ein Wort zu sein, das uns allzu leicht über die Lippen geht. In Amerika sprechen wir von einer Gesundheitsversicherung und meinen damit Krankenversicherung. Wir sprechen von Gesundheitshilfe und meinen die Unterstützung im Krankheitsfalle, oder über Gesundheitsprogramme und Gesundheitskontrollen und meinen die Verhinderung und Kontrolle von Krankheiten. Man redet über Gesundheitserziehung, über Vorträge zur Gesunderhaltung und über Gesundheitsbücher. Ich habe die Vorträge besucht, die Bücher gelesen. Man lernt etwas über Impfungen, Seuchen und Krankheiten. Niemand scheint zu wissen, was Gesundheit eigentlich ist. Sie bedeutet sicherlich mehr als nicht krank sein oder arbeiten zu können. Die beste Definition scheint mir die eines kleinen Jungen zu sein, als er den Begriff »Geld« zu erklären versuchte: »Es ist etwas, wovon wir nicht viel haben«.

Im Gegensatz zu den primitiven Völkern, die von Dr. Price und Dr. McCarrison untersucht worden waren, führt unser Land statistisch gesehen in der Anzahl der Todesfälle durch Herzkrankheiten und Krebs vor allen anderen in der Welt. Schlaganfälle, hoher Blutdruck, Emphysem (Lungenerweiterung), Zuckerkrankheit und andere typische Zivilisationsschäden nehmen rapide zu. Abnormalitäten, die es früher selten gab, wie Myasthenia gravis, Muskeldystrophie, Sklerodermie und multiple Sklerose sind häufiger geworden. Jedes Jahr erscheinen neue Krankheiten, von denen die meisten Veränderungen der Erbstruktur durch Medikamente sind oder infolge ärztlicher Behandlung; Krankheiten, die weitgehend die Verwendung all zu vieler Medikamente mit sich brachte. Dazu kommen angeborene Stoffwechselstörungen, höchstwahrscheinlich als Folge ungenügender Versorgung des Embryo im Mutterleib. Nur wenige verfügen über eine gesunde Knochenstruktur. 98 Prozent der Kinder leiden an immer mehr um sich greifendem Zahnverfall. Verbrechen, Alkoholismus, Drogensucht und Ehescheidungen sind häufiger denn je. Jedes Jahr werden mehr geistig behinderte Kinder geboren. Kurz gesagt: Unsere Krankheitsstatistik ist eine nationale Schande. Es ist schwer, einen einzigen Menschen zu finden, der wirklich gesund ist.

Je mehr das allgemeine Niveau an Gesundheit absinkt, desto weniger Geld werden wir haben. Bevor die Krankenversicherung eingeführt wurde, sollen die über 60jährigen 60 Prozent ihres Ersparten für ihre Gesundheit ausgegeben haben. Jedoch haben 60 Prozent der Leute in diesem Alter keine Ersparnisse. Somit bezahlen wir anderen ihre Arzthonorare. Mit Ihren Steuergeldern bezahlen Sie für die öffentlichen Krankenhäuser ebenso wie für die Nervenheilanstalten. Mit Ihren Steuern werden auch die Schulen unterhalten, ob die Kinder sie besuchen oder nicht, ob sie geistig aufnahmefähig sind oder nicht, und ob die Lehrer gesund oder krank sind.

Außer den Steuern soll man noch für allerlei Organisationen Geld spenden: den Komitees für Herzkranke, Hypoglykämie (Blutunterzucker), Hirnschlaggeschädigte, Krebskranke und so fort. Geldsammlungen sind zum großen Geschäft geworden, wofür eigens Experten ausgebildet werden. Soviel ich weiß, hat man bis jetzt für das, was ich vorbeugende Maßnahmen nenne, noch kein Geld gesammelt. Die primitiven Völker, deren Gewohnheiten Dr. Price und Dr. McCarrison studierten, verhüteten Tuberkulose nicht durch frühzeitige Röntgendiagnostik und Krebs nicht durch kostenlose Untersuchungen, sondern lebten lediglich von gesunder Nahrung.

Wenn nicht bald etwas geschieht, muß man mit noch mehr Reizbarkeit, Müdigkeit, Geistesträgheit, psychischer Abartigkeit, noch mehr Haltungsfehlern, defekten Knochenstrukturen und noch mehr deformierten und kariösen Zähnen rechnen. Chirurgische Eingriffe sind immer häufiger zu erwarten: mehr Tumore, mehr Krebs, mehr Gallenblasen- und Prostataoperationen, mehr

Nebenhöhlenausschabungen und mehr Gebärmutterentfernungen. Wir können sicher sein, daß all diese Krankheiten noch weiter um sich greifen werden: Krebs, Magengeschwüre, hoher Blutdruck, Herz- und Nierenkrankheiten, Zuckerkrankheit, Muskeldystrophie, multiple Sklerose, Hirnschläge und vieles andere, was man noch gar nicht kennt, geschweige denn beim Namen nennen könnte. Wie sehr hoffe ich, unrecht zu haben!

Hören Sie nicht auch schon die Gegenargumente? Die diagnostischen Methoden seien verbessert. Man sagt, die Menschen lebten einfach länger und erreichten damit das Alter, in dem Herzkrankheiten, Diabetes und Krebs überhaupt erst in Erscheinung treten. Zugegeben, diese Argumente enthalten ein Körnchen Wahrheit, jedoch keinesfalls die ganze Wahrheit. Bevor der Eiserne Vorhang fiel, wußte man, daß die Bulgaren älter wurden als andere Menschen auf der Welt, und zwar ohne all diese Krankheiten. Als man das Getreide in Dänemark zwischen 1914 und 1920 nicht völlig ausmahlte, erreichten die Menschen trotz der sogenannten erhöhten Anfälligkeit ein hohes Alter und erkrankten seltener. Unumstritten sind die Methoden zur Krankheitserkennung besser, ja heute so gut, daß man eine gewaltige Zunahme der Krebserkrankungen bei Säuglingen und Kleinkindern feststellt. Ich werde nie eine junge Frau vergessen, die neben meinem Schreibtisch saß und bitterlich weinte. Ihr dreijähriges Töchterchen, dessen Bild sie mir zeigte, war gerade an Krebs gestorben. Zwei weitere, das eine noch keine zwei, das andere gerade fünf Jahre alt, lagen im Sterben. Sie sagte immer wieder, sie würde am liebsten selber sterben. Doch sie kam, um mich für ihre beiden sterbenden Kinder um Hilfe zu bitten. Ich wollte, ich hätte ihr vor sechs Jahren helfen können!

Seit dem Beginn der industriellen Revolution, als die Familien ihre Bauernhöfe und damit die Selbstversorgung aufgaben, um in übervölkerte Städte zu ziehen, wurde die Gesundheit unseres Volkes schlechter. Sie verschlechterte sich noch mehr, als man die Maschinen erfand, die das Getreide feiner ausmahlten, und sie sinkt weiter ab mit jeder neuen Methode zur Verfeinerung und industriellen Bearbeitung der Lebensmittel und mit jedem neuen Kunstgriff in der Züchtung von Getreidesorten, durch die dem ausgelaugten Boden höhere Erträge abgezwungen werden. Jedes Jahr kommen neue Probleme hinzu und machen es immer schwieriger, vernünftige Ernährungsprinzipien anzuwenden. Dennoch bleibt die Tatsache bestehen, daß, wenn nur der Wille vorhanden ist, immer noch unraffinierte Lebensmittel erhältlich sind, daß überall in der Welt, wo die Ausgangsprodukte nicht raffiniert werden und die Ernährung vollwertig ist, die Gesundheit erhalten bleibt und keine Zusatzpräparate erforderlich sind und daß die physische, geistige

Degeneration und soziale Dekadenz im Verhältnis zum Konsum an raffinierten Nahrungsmitteln steht.

Eines Tages müssen wir der Tatsache ins Auge sehen, daß Krankheiten beim Menschen auf dieselbe Weise entstehen wie bei Versuchstieren im Laboratorium: durch mangelhafte Ernährung. Wir müssen ferner erkennen, daß auch soziale Probleme teilweise durch eine fehlerhafte Ernährung bedingt sind. Die Forschung hat erwiesen, daß Alkoholismus durch einen Mangel an B-Vitaminen entstehen kann. Die Hälfte aller Verkehrsunfälle, die Hälfte aller Festnahmen, die die Polizei vornimmt, haben mit übermäßigem Alkoholgenuß zu tun. Dr. Hoffer und andere, die seine Methoden anwenden (s. Lit.-Zit. 20, S. 312), haben Tausenden von hoffnungslos Schizophrenen durch bessere Ernährung ihre Gesundheit zurückgegeben. Obwohl die meisten Schizophrenen niemandem etwas antun, werden doch die schlimmsten Verbrechen durch die wenigen Gefährlichen verübt. Die Zahl der Selbstmorde ist unter Schizophrenen extrem hoch, konnte jedoch nach Verbesserung der Ernährung gesenkt werden. Schlechte Ernährung kann so viel Streit, Reizbarkeit und Egoismus erzeugen, daß daran Ehen zerbrechen, und die jetzt so häufige Impotenz bei 40- und sogar bei 30jährigen ist nichts Ungewöhnliches mehr. Wenn man beobachtet, was Schulkinder essen und was nicht, ist es nicht verwunderlich, weshalb es so viele gibt, die Drogen nehmen.

Alkoholismus, Verbrechen, Irrsinn, Selbstmord, Ehescheidungen und Drogensucht stehen mit der Ernährung der Menschen in untrennbarem Zusammenhang. Wir müssen darauf gefaßt sein, daß all diese sozialen Probleme sich zunehmend verschlimmern und immer größere Kreise unseres Volkes davon erfaßt werden, es sei denn, unsere Ernährung würde sich deutlich bessern. Ich behaupte keineswegs, daß falsche Ernährung die einzige Ursache dieser sozialen Probleme sei. Es spielen noch viele psychologische und soziologische Probleme hinein. Doch ist und bleibt schlechte Ernährung ein sehr wichtiger Faktor, den man, wie Dr. Margaret Mead es ausdrückte, »noch fast gänzlich unbeachtet gelassen hat«.

Wie gut oder wie schlecht ist unsere Ernährung? Zur Beurteilung dessen benötigt man einen einheitlichen Maßstab? Der Ausschuß für Nahrungsmittel und Ernährung des Nationalen Wissenschaftsrats der Nationalen Akademie der Wissenschaften, eine private Organisation, die von der Industrie unterstützt wird, empfiehlt zur Erhaltung der Gesundheit bestimmte Mengen verschiedener Nährstoffe, die als empfohlene Tagesmenge bezeichnet werden. Es ist durchaus fraglich, ob diese Mengen für die Erhaltung der Gesundheit tatsächlich ausreichend sind. Sicher ist, daß sie für nicht ganz Gesunde nicht genügen. Die empfohlene Tagesmenge für Vitamin

C ist zum Beispiel 30 bis 80 Milligramm, eine minimale Menge, wenn man bedenkt, welche Dosierung Dr. Klenner benötigte, um Menschen mit Arthritis von ihrem Rollstuhl zu befreien. Die empfohlene Tagesmenge von 9 bis 20 Milligramm Niazinamid hätte für Dr. Hoffer bestimmt nicht ausgereicht, um Schizophrene aus der Irrenanstalt wieder zurück auf die Universität zu schicken. Die empfohlenen Mengen der meisten anderen Nährstoffe sind genauso niedrig bemessen. Studien über die Ernährung von Tausenden von Amerikanern zeigen jedoch, daß die durchschnittliche Ernährung selbst diese Tageswerte noch lange nicht erreicht.

Dutzende von Ernährungsstatistiken, die vor kurzem in einer Übersicht zusammengefaßt wurden, behandeln die Versorgung mit 7 der 40 lebenswichtigen Nährstoffe: Kalzium, Eisen und die Vitamine A, B_1, B_2, C und Niazin.[51]

Studien über die Ernährungsweise von Tausenden von Menschen erbrachten, daß ein hoher Prozentsatz der Untersuchten von den genannten Nährstoffen viel weniger erhielt als die ohnehin zu tief angesetzten, empfehlenswerten Tagesmengen. Die Ernährung von weiteren Untersuchten enthielt nicht mehr als die Hälfte, von anderen nur ein Viertel der empfohlenen Mengen. Ermittelte man die Eiweißzufuhr, erwies sie sich gewöhnlich als zu niedrig. Ob wir es glauben wollen oder nicht, mit einer derartigen Ernährung werden Krankheiten hervorgerufen, wie es sie tatsächlich schon häufig gibt.

Kein Teilnehmer dieser Untersuchung kam aus einer armen Familie. Es waren die Menschen, die in kleinen Städten und in der ländlichen Umgebung der Universitätsstädte lebten, wo diese Studien gemacht wurden. Keine Statistik zeigte die grauenhafte Kost, wie sie in den Slums der Großstädte oder in Gebieten ländlicher Armut üblich ist. Niemand kümmerte sich um die Zufuhr von Magnesium, Kalium, Vitamin E, Cholin und viele andere Wirkstoffe, die gleichfalls lebenswichtig, aber viel häufiger unzureichend in der Kost vertreten sind als die Nährstoffe, um die es in der Untersuchung ging. Keine Statistik schließt schwangere Frauen, Kranke, Krankenhauspatienten oder Alkoholiker ein, deren unzureichende Ernährung bekannt ist.

Der Versuch, über solche Untersuchungen zu berichten, blieb in der Regel in Statistiken stecken. Im allgemeinen war die Ernährung bei Frauen und besonders bei jungen Mädchen noch schlechter als bei Männern und Knaben. Sie erhielten fast kein Kalzium, Eisen, Vitamin A und B_2. Blutanalysen ergaben ein erschreckend hohes Vorkommen an Blutarmut und Mangelzustände an Vitamin A, B_1, B_2, C und Karotin. Bauernfamilien, von denen sich nur wenige die Mühe machen, ihre Nahrungsmittel selbst anzubauen, waren meist nicht besser ernährt als Städter. In höheren Verdienstgruppen war die Ernährung besser als in niedrigen, aber ein hoher Prozentsatz ernährte sich ebenfalls unzureichend. Es ist besonders tragisch und absolut unverzeihlich, daß auch Säuglinge im ersten Lebensjahr in erschreckend hohem Maße unzulänglich ernährt werden. Oft stellte es sich heraus, daß diese kleinen Kinder weniger als die Hälfte oder sogar nur ein Viertel der empfohlenen Tagesmengen erhielten, die das Minimum darstellen, um die Gesundheit noch einigermaßen zu erhalten.[52] Je kleiner die Kinder waren, desto schlechter war ihre Ernährung. Kinder armer Familien, deren Mütter nicht die höhere Schule besucht hatten, erhielten sogar mehr Kalzium und Vitamin B_1, B_2, C und D als die, deren Mütter studiert hatten und deren Väter Universitätslehrer waren.[53] Die ärmeren Mütter konnten sich nämlich die Kinderärzte nicht leisten, die in Unkenntnis der Ernährungslehre den Säuglingen jene wertlosen Fertigpräparate und soviel Konservennahrung verschrieben, daß die eigentlich Nahrung, Milch, völlig verdrängt wurde. Aus solcher Fehlernährung entstanden Allergien, Infektionen, Hautausschläge, Krämpfe und zahlreiche andere Störungen, die bei amerikanischen Kleinkindern so häufig geworden sind. In Nordafrika, im Orient und allen europäischen Ländern war ich entzückt über die schönen, gesunden Kinder, aber in Amerika finde ich unter Hundert nicht einmal eines. Man weiß jetzt, daß sich bei Mangelernährung während der ersten Lebensmonate, wenn vor allem Eiweiß, Magnesium und Vitamin B_6 und E ungenügend vertreten sind, das Gehirn nicht normal entwickeln kann. In unserer Stadt soll der Intelligenzquotient der Schulkinder in den letzten zwanzig Jahren um 9 Punkte abgefallen sein. Ich fürchte, daß er in den nächsten 20 Jahren noch viel stärker absinken wird.

Die Zusammenfassung der Untersuchungen über unsere Ernährung endet mit den Worten: »In Amerika sind alle Alters- und Bevölkerungsgruppen von Ernährungsproblemen betroffen.« Anhand von Blutuntersuchungen wird in dieser Übersicht gezeigt, daß 48 Millionen Amerikaner an schweren Ernährungsschäden leiden und die Ernährung von 24 Millionen nicht einmal die Hälfte der Nährstoffe enthält, die zur Erhaltung der Gesundheit unbedingt notwendig sind. Auf diese Weise essen sich Millionen Menschen buchstäblich krank.

Im Januar 1969 übergab Dr. Arnold Schaefer dem Ausschuß für Ernährung und menschlichen Bedarf des amerikanischen Senats den ersten Bericht[54] über eine ernährungswissenschaftliche Untersuchung auf Bundesebene, die das Gesundheits-, Erziehungs- und Wohlfahrtsministerium durchgeführt hatten. Diese an 12 000 Personen durchgeführte Untersuchung hatte ein »beunruhigendes

Vorkommen« von Ernährungsschäden ergeben. Bei einem Drittel der Kinder und sehr vielen Erwachsenen fanden sich anämische Anzeichen. Ein weiteres Drittel der Kinder zeigte Vitamin-A-Mangel. Sehr häufig fand sich Jodmangel mit dementsprechender Zunahme der Kropfbildungen, die wiederum zu einer steigenden Häufigkeit von Kropfoperationen Anlaß gaben. Röntgenuntersuchungen erbrachten häufig den Befund verzögerter Knochenentwicklung. Bei Kindern war der Gehalt an Vitamin C und D »weit unter der Norm«. Nicht selten waren bei jungen Leuten die Zähne bis an das Zahnfleisch kariös, so daß die Kaufähigkeit eingeschränkt war. Es fanden sich sogar Fälle von Kwashiorkor, eine Krankheit, die durch sehr hohen Proteinmangel entsteht. Diese Zahlen vermitteln eindeutige Anzeichen von Unter- und Fehlernährung bei einem unerwartet großen Personenkreis; die Situation wurde als »furchtbare Krise« bezeichnet. Man betonte, daß unterernährte Kinder nicht lernen und unterernährte Erwachsene nicht arbeiten können.

Ein großer Prozentsatz der Familien, die Dr. Schaefer und seine Mitarbeiter untersucht hatten, waren für unsere Begriffe arm. Doch im Vergleich mit den gesunden Menschen, die Dr. Price und Dr. McCarrison und andere untersucht hatten, könnte man sie immer noch als reich bezeichnen. Die bloße Tatsache, daß diese Naturvölker gesund sind, zeigt, daß sie entsprechende Nahrungsmittel haben. Wie kann ein Land es zulassen, daß durch die Aufbereitung der Lebensmittel Krankheiten hervorgerufen werden können! Dr. Schaefer soll gesagt haben, daß die Menschen Lebensmittel brauchen und keine Zusatzpräparate. Dabei hat er offensichtlich übersehen, daß diese Menschen nicht durch Zusatzpräparate zu ihren Ernährungsschäden gekommen sind, sondern weil sie das aßen, was man Lebensmittel nennt. Das Landwirtschaftsministerium ließ in den Jahren 1955 und 1965 Untersuchungen über die Volksernährung durchführen.[55] Im Jahre 1955 lebte nur die Hälfte unseres Volkes von unzulänglicher Kost. Zehn Jahre später fand sich bei fast zwei Dritteln ein Mangel an Eiweiß, Kalzium, Vitamin A und C sowie allen anderen untersuchten Nährstoffen, ausgenommen Eisen. Innerhalb von nur 10 Jahren hatte der Verbrauch von solch wertlosen Lebensmitteln wie Limonade, Backwerk und abgepackten Getreideprodukten enorm zugenommen. Der Konsum von Vollmilch, Käse, frischem Obst und Gemüse war auffallend zurückgegangen. Auch der Verbrauch von gesunden stärkehaltigen Lebensmitteln wie getrockneten Bohnen, Gemüsen, Kartoffeln und Vollkornprodukten, denen viele Generationen auch mit wenig Geld eine relativ gute Gesundheit verdankt hatten, war deutlich gesunken. Wieder andere Untersuchungen haben ergeben, daß die amerikanische Ernährung sich zwischen 1960 und 1968 wesentlich verschlechtert habe. Aber welche Statistiken man auch immer heranziehen mag – und es gibt eine erstaunliche Menge –, immer wieder bestätigt sich die Erkenntnis, daß die Amerikaner nicht gesund sind und daß ihre Gesundheit von Jahr zu Jahr schlechter wird. Man fragt sich: Werden wir etwas dagegen tun?

30

Man glaubt es ja so gern!

Wer kennt nicht die Ansicht, Amerika sei das besternährte Land der Welt? Man hat sie so oft wiederholt, daß ein großer Teil unseres Volkes nicht daran zweifelt. Wenn irgend etwas immer und immer wieder als Tatsache hingestellt wird, dann wird es schließlich kritiklos als Wahrheit anerkannt. Und wenn noch so riesige Mengen hochraffinierter Lebensmittel angeboten werden, so bedeutet das noch keineswegs, daß unser Land das besternährte ist.
Jahrzehntelang sind viele irreführenden Behauptungen dieser Art in den Werbefeldzügen der umsatzstärksten Lebensmittelkonzerne wiederholt worden. Schon die unbedeutendste Aussage über den Wert der Ernährung ist direkte oder indirekte Kritik an einem Industriezweig, der es zugunsten höherer Gewinne zuläßt, daß während der Verarbeitungsprozesse viele Nährstoffe verlorengehen. Bewußte Ernährung kann sinkende Umsätze zur Folge haben, und das kann man nicht dulden. Deswegen muß die Werbung die Öffentlichkeit davon überzeugen, daß unsere Ernährung einwandfrei ist, daß die Nährstoffe, die durch die Bearbeitung der Lebensmittel verlorengehen, nur einen unwesentlichen Verlust bedeuten, und die abgetöteten Produkte, die übrigbleiben – die gewinnbringendsten –, tatsächlich gesundheitserhaltenden Wert besitzen. Doch wenn wir überleben wollen, müssen wir die Wahrheit von der Lüge unterscheiden.
Die enorme Macht der Nahrungsmittelindustrie ist kaum zu fassen. Millionen und Abermillionen Dollar werden ausgegeben, um die Lobby (Interessengruppe der Industrie zur Beeinflussung von Parlamentariern) zu bezahlen, die die Gesetzgeber des Bundes und der Staaten im Interesse der Lebensmittelkonzerne beeinflussen sollen. Diese mächtigen Industrieunternehmen kontrollieren die Werbung für Lebensmittel in jeder Radio- oder Fernsehsendung, in jeder Zeitung und jeder Zeitschrift. Sie bezahlen Hunderte von Artikeln, die ihre Auffassungen stützen und scheinbar nur wertneutrale und

realistische Informationen vermitteln, in Wirklichkeit aber darauf abzielen, den Absatz zu steigern und Tatsachen, die nachteilig sein könnten, zu vernebeln. Die Lebensmittelkonzerne werden von der gleichfalls mächtigen pharmazeutischen Industrie unterstützt, die durch Anzeigen in medizinischen Zeitschriften einen beträchtlichen Einfluß auf die Ärzteschaft ausüben. Ein gesundes Volk braucht eben nur wenig Arzneimittel. Wenn man uns jedoch einreden kann, wir seien das besternährte Volk und daß bearbeitete Lebensmittel wahre »Aufbaustoffe« seien, dann werden die Umsätze nicht sinken. Mann kann dann noch Jahr für Jahr auf Kosten unserer und unserer Kinder Gesundheit beachtliche Gewinne erzielen.

Dr. Arnold Schaefer hat mit meisterhaftem Understatement gesagt, daß die Lebensmittelindustrie zu der schlechten Ernährungssituation Amerikas ihren Beitrag leiste. Die Lebensmittelindustrie hat diesen Mißstand verursacht und ist Schuld an seinem Fortbestehen. Wenn jeder den Wert gesunder Ernährung schätzenlernte, würden freilich weniger nährstoffarme Lebensmittel verkauft. Niemand zwingt uns zum Kaufen. Doch man sollte daran denken, daß die gesunden, primitiven Völker, die von Dr. Price und Dr. McCarrison untersucht worden sind (S. 248/249), ihre gesunde Kost nicht etwa ernährungswissenschaftlichen Erkenntnissen verdankten, sondern weil die ihnen zugänglichen Nahrungsmittel eben nicht ihrer Nährstoffe beraubt waren. Niemand kann behaupten, daß die Lebensmittelindustrie an dem verursachten Schaden keine Schuld trüge. Eine große Firma für Süßgetränke, die der amerikanischen Volksgesundheit unübersehbaren Schaden zugefügt hat, produziert groteskerweise ein sehr nahrhaftes, proteinreiches Zusatzpräparat, dessen Export in die Entwicklungsländer wir Steuerzahler bezahlen. Viele andere Unternehmen, die angesichts des wachsenden Ernährungsbewußtseins um ihre Umsätze bangen, gehen ähnlich vor: sie fügen gewissen Lebensmitteln, zum Beispiel abgepackten Getreideprodukten, mikroskopische Mengen von Vitamin B_6 und Pantothensäure zu und gaukeln dem Publikum vor, diese Zusätze seien ein vollwertiger Ersatz für die verlorengegangenen Nährstoffe.

Brot ist bezüglich der allgemeinen Gesundheit eines Volkes, vor allem bei Kindern im Wachstumsalter und bei den niedrigen Einkommensgruppen, ein nicht zu unterschätzender Bestandteil unsere Ernährung. Sehen wir uns einmal die tatsächlichen Verluste an, die bei der Brotherstellung aus raffiniertem Mehl entstehen. Wenn Getreide zu Mehl zermahlen wird, wird das in den Körnern enthaltene Öl schnell ranzig, was Geschmack und Lagerfähigkeit verschlechtert. Wollte man die Körner Tag für Tag frisch mahlen und/oder einfrieren, so würde das die Kosten erhöhen und den Gewinn

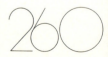

vermindern. Das Ziel ist immer, Millionen zu verdienen, nicht der Volksgesundheit zu nützen. Man hat den Amerikanern so oft erzählt, daß »angereichertes« Brot genau denselben Wert habe wie Vollkornbrot, so daß es sogar gebildete Leute und Autoritäten wie Ärzte, Diätspezialisten und Ernährungswissenschaftler offensichtlich glauben. Unser Landwirtschaftsministerium veröffentlichte Zahlen[56], aus denen hervorgeht, wieviel Nährstoffe Weißbrot im Vergleich zu Vollkornbrot verliert: Kalzium 60 Prozent, Kalium 74 Prozent, Eisen 76 Prozent, Magnesium 78 Prozent, Linolsäure 50 Prozent, Vitamin B_1 90 Prozent, Niazin 80 Prozent. Obgleich nur das Protein, das in den Keimen enthalten ist, verlorengeht, das heißt 22 Prozent, so ist doch gerade dieser Teil besonders reich an essentiellen Aminosäuren, wohingegen das übrigbleibende Protein nicht wachstumsfördernd ist. Der Verlust an Folsäure beträgt 79 Prozent[57], an Vitamin B_6 60 Prozent, an Zink 50 Prozent[58], an Pantothensäure 69 Prozent, Vitamin E 100 Prozent, Mangan 84 Prozent und Kupfer 74 Prozent. Konkrete Zahlen über die Verluste an Cholin, Inosit, PAB, Biotin, Kobalt und an weiteren Spurenelementen waren nicht zu ermitteln, aber man darf sicher sein, daß auch diese entsprechend hoch sind.

Die Behauptung, daß das mit Vitamin B_1, Niazin und Eisen »angereicherte« Brot denselben Wert habe wie Vollkornbrot, ist offensichtlich falsch. Wie beim Brot gehen auch während der Herstellung von abgepackten Getreideprodukten wie Makkaroni, Spaghetti, Nudeln, Crackers, Keksen, Backwerk, Kuchen und Kuchenmischungen, Füllungen und zahlreichen anderen Artikeln dieselben Nährstoffe verloren. Es genügt nicht, daß Weizen, der ursprünglich 3 Cent pro Pfund kostete, für einen Dollar verkauft werden kann, nachdem man ihn seiner Nährstoffe beraubt und zu allerlei Produkten verarbeitet hat, sondern man muß auch die Konsumenten noch davon überzeugen, daß diese Produkte auch »athletische Kraft« erzeugen, eine Behauptung, mit der sich unsere schlechternährte Jugend täuschen läßt und die nur allzu oft für bare Münze genommen wird.

Der Nährstoffverlust durch das Raffinieren des Weizens in den letzten 50 Jahren geht ins Astronomische. Unser Landwirtschaftsministerium teilte mir mit, daß der Weizenverbrauch für Ernährungszwecke in den letzten zehn Jahren durchschnittlich rund 16 Milliarden Tonnen betragen habe. Wenn wir annehmen, daß 10 Prozent dieser Körner – eine großzügige Schätzung – unraffiniert verwendet werden, dann betrüge allein der Kaliumverlust in einem einzigen Jahr 1934 454 610 000 Gramm. Bei anderen Nährstoffen liegen die Verhältnisse ähnlich. Es ist durchaus denkbar, daß diese Verluste, vor allem diejenigen an Vitamin E, Magnesium und

Kalium, zum größten Teil für die Todesfälle durch Herzkrankheiten verantwortlich sind. Sicherlich aber sind sie das Zünglein an der Waage zwischen gesund und krank. Kein Land mit einer so beschämenden Krankheitsstatistik wie der unsrigen kann sich eine solche Verschwendung leisten.

Ein anderes betrügerisches Verfahren besteht darin, weißem Brot eine braune Farbe zuzusetzen, die man als »Karamelfarbe« bezeichnet. Dann sieht das Brot so aus, als ob es aus Vollkorn sei. Es wird dann mit dem Etikett »Weizenbrot« versehen, wodurch der Eindruck entstehen soll, es sei nur aus Weizen hergestellt. Tausende von Frauen bringen solches Brot auf den Tisch und sind überzeugt davon, daß sie ihrer Familie etwas Gutes vorsetzen. In Minnesota zum Beispiel, im Zentrum unserer Kornkammer, habe ich kein einziges dunkles Brot gesehen, daß ohne weißem Mehl mit Farbzusatz hergestellt war. Genauso traurig ist die Situation in vielen Gemeinden unserer Südstaaten, wo man überhaupt kein unraffiniertes Brot mehr bekommen kann. Häufig werden auch dem leichtverderblichem Mehl Konservierungsmittel zugesetzt, obwohl ausgezeichnetes unraffiniertes Brot ohne Konservierungsmittel und Schimmelhemmstoffe in Reformhäusern und vielen anderen Läden verkauft wird. Es heißt, daß dem weißen Mehl ungefähr 30 chemische Substanzen zugesetzt werden. Da von ihm ohnehin keine Bakterien oder Käfer mehr leben können, sind Konservierungsmittel überflüssig.

Durch Raffinieren oder sonstige Bearbeitungsprozesse verlieren fast alle Nahrungsmittel teilweise oder völlig ihren Nährwert. Weißer Zucker zum Beispiel enthält nicht ein Milligramm an Vitaminen oder Mineralien. Ferner wird der Markt jetzt von künstlichen oder beinahe künstlichen Lebensmitteln überschwemmt, die wenig oder gar keine Nährstoffe enthalten. Alle Süßgetränke, künstliche Limonaden, künstliche »Fruchtsäfte«, Schnellpudding und vieles andere sind kaum mehr als gesüßte Chemikalien. Außer den schädlichen Konservierungsmitteln enthält ein großer Prozentsatz der Lebensmittel so viele Zusätze (es sind Tausende in Gebrauch), daß ein korrektes Etikett aussehen würde wie die Inventarliste einer Chemikalienhandlung. Solche Zusätze mögen einzeln harmlos sein, doch die Kombination vieler, deren Wirkung bis jetzt noch niemand untersucht hat, könnte sehr wohl Giftwirkung haben oder sogar Krebs erzeugen.

Ein großer Teil der Lebensmittelwerbung erscheint in Zeitungsartikeln, die von Ärzten oder Universitätsprofessoren geschrieben sind. Durch die Zuteilung großer Geldbeträge an die Universitäten für ernährungswissenschaftliche Forschungen hat man mit viel Geschick solche Stimmen für sich gewonnen, deren Gewicht und

Autorität für Glaubwürdigkeit bürgen. Dieses Vorgehen macht sich, ganz abgesehen von den Steuervorteilen, reichlich bezahlt. Das Image der Lebensmittelindustrie gewinnt dadurch den Charakter öffentlicher Wohltätigkeit. Die Forschungen an sich sind ausgezeichnet, aber die Industrie bestimmt die Wahl der Forschungsprojekte, sie schreibt die Richtlinien vor, sie wirkt mit bei der Beurteilung der Resultate, sie achtet darauf, daß kein Problem untersucht oder kein Ergebnis publiziert wird, das möglicherweise die Umsätze vermindern könnte, oder das mit der Werbung für den gesundheitsfördernden Wert der angebotenen Produkte nicht in Einklang steht.

Man mag sich fragen, wie hervorragende Leute auf den Universitäten dazu kommen, von den Industrieunternehmen, die einen so verheerenden Einfluß auf die amerikanische Volksgesundheit ausüben, Geld anzunehmen. Unglücklicherweise hängt bei Dozenten und Professoren der Universität das Bekanntwerden, ihr Status, die Möglichkeit, Karriere zu machen, und nicht zuletzt ihr Gehalt von der Anzahl ihrer wissenschaftlichen Veröffentlichungen ab. Forschung ist teuer und erfordert beträchtliche Mittel, die oft ausschließlich aus besagten Industrieunternehmen kommen. Durch Zuwendungen in Millionenhöhe an Institute für Ernährungs- und Hauswirtschaftslehre hat sich die Lebensmittel- und Arzneimittelindustrie an den Universitäten einen gewaltigen Einfluß gesichert. Auf diese Weise werden hochqualifizierte, gebildete und in ihrer Haltung standhafte Menschen zu ihren Wortführern. Wer Forschungsbeiträge erhalten hat und nicht dementsprechend mitarbeitet, dessen Verträge werden nicht erneuert. Wie hoch diese Zuwendungen sind, stellte sich kürzlich bei den Anhörungen über die Zusätze in Lebensmitteln heraus, die die Nahrungs- und Arzneimittelverwaltung durchführte. Das Einnehmen zusätzlicher Nähr- und Wirkstoffe ist inzwischen ziemlich verbreitet, das weist darauf hin, daß die Leute sich über die Mängel ihrer Kost klarwerden, eine Situation, die für den Umsatz raffinierter Nährmittel bedrohlich ist. 1966 gab die Nahrungs- und Arzneimittelverwaltung eine Verordnung[59] heraus, die den freien Verkauf von Vitaminen und Mineralien, mit Ausnahme von winzigen Mengen, verbot. Die Verordnung besagte weiter, daß keine Firma behaupten oder auf den Etiketten und in Anzeigen angeben oder vermuten lassen dürfe, daß bestimmte Nährstoffe Krankheiten verhüten oder Heilungen beschleunigen könnten. Ebensowenig dürfe angedeutet werden, daß die normale Nahrung keine ausreichenden Mengen an allen Vitaminen und Mineralien enthalte. Obwohl viele statistische Untersuchungen das Gegenteil bewiesen, hätte keine Firma in ihrer Werbung berichten dürfen, daß ein großer Teil unseres Volkes an

Ernährungsmängeln leidet oder die Gefahr dazu bestehe. Mit keinem Wort hätte erwähnt werden dürfen, daß durch Kochen, Verarbeitung, Transport, Lagerung oder schlechte Bodenverhältnisse Nährwertverluste entstehen können. Eine Übertretung dieser Verordnung sollte als strafbare Handlung betrachtet und empfindlich bestraft werden.

Millionen an Steuergeldern wurden für Anhörungen ausgegeben, bei denen Universitätsprofessoren, darunter viele Mediziner, bezeugten, daß irreführende und unwahre Behauptungen dieser Art tatsächlich existierten. Die Leute, die sich zugunsten dieser Vorlage aussprachen, waren fast ausnahmslos Empfänger von Forschungsbeihilfen seitens der Nahrungs- und Arzneimittelindustrie.[60]

Vor kurzem sagte Dr. Miles Robinson, der den Nationalen Verein für Gesundheit bei diesen Anhörungen vertrat, zu mir: »Früher kritisierte ich meine Kollegen, weil sie die Ernährungslehre nicht ernst nahmen. Jetzt bin ich davon überzeugt, daß sie durch die Werbung einer derartigen Gehirnwäsche unterzogen wurden, daß sie wirklich nichts dafür können, wenn sie glauben, unsere Nahrung liefere uns wirklich die Nährstoffe, die wir brauchen.«

Universitätsprofessoren und Millionen anderer Amerikaner erhielten dieselbe Gehirnwäsche mittels schlau angelegter Werbefeldzüge und sind jetzt davon überzeugt, daß unsere Ernährung vollwertig sei. Solch eine Situation konnte überhaupt erst entstehen, weil die Wissenschaftler Wissenschaft um ihrer selbst willen betreiben. Sie sind nicht nur an der praktischen Anwendung ihrer Untersuchungen nicht interessiert, sie halten das sogar für unwissenschaftlich. Diese typische Haltung geht aus einem Brief hervor, den ich von einer Frau erhielt, die gerade die praktische Bedeutung der Ernährung entdeckt hatte. Sie schreibt: »Das Schlimmste ist, daß ich 15 Jahre lang in der biochemischen Forschung gearbeitet habe und sorgfältig Tiere mit den nötigen Nährstoffen versorgte, ohne auf den Gedanken zu kommen, dieselben Prinzipien auch bei meiner eigenen Familie anzuwenden.«

Wieviel Einfluß die Lebensmittelkonzerne auf die ernährungswissenschaftlichen Fakultäten der Universitäten ausüben, sieht man an der üblichen Krankenhauskost. Gerade diese notorisch armselige Kost sollte doch besonders schmackhaft und nahrhaft sein. Voriges Jahr bat mich der Chefarzt eines Krankenhauses, seiner Diätassistentin bei der Planung von nahrhaften Mahlzeiten behilflich zu sein. Diese junge Frau hatte ihr Examen an einer unserer besten Universiäten abgelegt. Ihre technische Ausbildung war hervorragend. Doch das erste, was ich beim Betreten der Küche sah, waren große Haufen auftauender Pommes frites und gebackener Garnelen, die bereits in gesättigtem Fett, das den Cholesterinspiegel ansteigen läßt, vorgegart waren und die in ähnlichem Fett wieder erhitzt wurden. Obwohl es auf dem Markt genug frische Lebensmittel gab und in der Küche genügend Frauen waren, die wenig zu tun hatten, stammte das meiste Gemüse und Obst aus Büchsen oder aus der Tiefkühltruhe. Fleisch wurde zu lange bei zu großer Hitze gegart. Zum Mittag- und Abendessen gab es fette warme Brötchen und schwerverdaulichen Kuchen. Ich fand in dieser Küche nicht einen Teelöffel unraffiniertes Mehl oder Weizenkeime. Aber die Diätassistentin war überzeugt davon, daß weißes Mehl genauso nahrhaft sei wie Vollkornmehl. Ihr Handbuch des amerikanischen Verbandes für Diätassistenten war voller Empfehlungen für raffinierte Nahrungsmittel und enthielt keine Vorschläge für eine gesundheitsfördernde Kost, obwohl Menschen, die ins Krankenhaus müssen, schließlich schon krank sind und eine möglichst wertvolle Ernährung brauchen, um wieder gesund zu werden. Man schickte mir Hunderte ähnlicher unzureichender Ernährungsprogramme, die Diätassistentinnen aufgestellt hatten. Man hält einfach nichts von Ernährungslehre. Die Werbung, die behauptet, daß in unseren überraffinierten Lebensmitteln alles Notwendige enthalten sei, hat durchschlagenden Erfolg gehabt.

Die Kontrolle und Gehirnwäsche der ernährungswissenschaftlichen Institute der Universitäten hat verhängnisvolle und weitreichende Folgen, weil dort die Lehrer für Hauswirtschaft ausgebildet werden. In der höheren Schule unserer Stadt brachte man den Kindern im letzten Halbjahr des Hauswirtschaftsunterrichts bei, wie man Teig, Kuchen, Kekse, Zwieback, Brötchen und Kaffeegebäck zubereitet, alles aus weißem Mehl und harten Fetten. In einer Stunde wurden Sandwiches aus weißem Brot mit raffiniertem Schmelzkäse, hydrierter Erdnußbutter, oder mit kaltem Fleisch gemacht, das 50 Prozent gesättigte Fette enthielt. Während sie Salate und Nachspeisen mit Gelatine zubereiteten, erzählte man den Schülern, daß Gelatine Protein liefere, jedoch nicht, daß sie 5 essentielle Aminosäuren nicht enthält, statt dessen aber einen fast toxischen Überschuß an Glycin (Leimzucker). Anstelle einer Einführung in die Ernährungslehre wurde diesen Mädchen, die bald Frauen und Mütter sein werden, tatsächlich beigebracht, wie sie bei sich selbst, ihren zukünftigen Gatten und Kindern Krankheiten hervorrufen. In Tausenden von ähnlichen Hauswirtschaftsklassen in ganz Amerika wird es den Mädchen durch die Einstellung ihrer Lehrer und durch die Art, wie sie in die Praxis eingeführt werden, zu einer selbstverständlichen Überzeugung, daß »Ernährungslehre« etwas total Überflüssiges sei. Ihre Lehrer sind ebenso wie viele Diätassistenten bereits in diesem Sinne unterrichtet worden.

Da Millionen verdient und die Wirksamkeit der Werbung kontrolliert werden müssen, hat man keinen Bereich zur Einflußnahme übersehen. In vielen Großstädten zum Beispiel haben die großen Lebensmittelkonzerne einen Telefondienst eingerichtet mit dem Kennwort »Rufen Sie eine Diätspezialistin an«, der offenbar durch den amerikanischen Verband für Ernährung unterhalten wird. Bei den bereits erwähnten Anhörungen der Nahrungs- und Arzneimittelverwaltung stellte sich heraus, daß dieser Telefondienst eine großzügige Unterstützung durch die Lebensmittelindustrie bekam, wodurch diese eine zusätzliche Publicity in den Zeitungen und Zeitschriften erhielt, in denen sie ohnehin Werbung treibt. Wenn Sie dort anrufen, können Sie sicher sein, daß Ihnen Lebensmittel empfohlen werden, an denen diese Hersteller verdienen. Dieser Dienst kann Ihnen auch erzählen, welches Buch[61] über Ernährung Sie lesen sollten und welches besser nicht.

Es kam nämlich auch heraus, daß die Lebensmittelkonzerne über diejenigen Bücher, die irgendwie ihren gewaltigen Umsätzen schaden könnten, eine schwarze Liste führen lassen. Diese Liste »nicht empfohlener Bücher«, die auch durch den Telefondienst verbreitet wird, wurde von einer Professorin für Ernährungslehre an einer kleinen Universität im Osten des Landes zusammengestellt. Auf dieser Liste stehen Autoren, die mindestens ebensogut ausgebildet worden sind wie diese Professorin selbst, zum Beispiel Dr. Roger Williams, der als erster Pantothensäure isolierte und unzähligen Alkoholikern geholfen hat, das Trinken aufzugeben, und Dr. Carlton Fredericks, der in hervorragender Weise zur Verbreitung der Ernährungslehre beigetragen hat und dessen Bemühungen um hirngeschädigte, gelähmte Kinder einzigartig sind. Fast jeder Autor, dem es bei dem Versuch, die durch die Lebensmittelraffinierung heraufbeschworenen Leiden zu vermindern, um den Menschen ging, wurde auf dieser schwarzen Liste vermerkt. Sogar ein halbes Dutzend Kochbücher, die unraffinierte Zutaten empfehlen, werden auf dieser Liste als »gefährlich« angeführt. Bestimmte Universitäten, die Dr. Robinson als die »Keimzellen der Anti-Ernährung« bezeichnet, haben diese oder ähnliche Listen »nichtempfohlener« Bücher zirkulieren lassen und dafür gesorgt, daß die Bücher aus den Beständen der öffentlichen Bibliotheken verschwanden. Dieses Vorgehen erinnert peinlich an die »Bücherverbrennungen« der Hitlerzeit. Es ist eben schwer, solchen Menschen nicht zu glauben, vor deren Autorität, Rechtschaffenheit und Gelehrsamkeit man selbstverständlich Achtung hat, vor allem, wenn sie sagen, daß sie lediglich die ahnungslose Öffentlichkeit vor abwegigen Ideen und Quacksalberei bewahren wollen.

Rufmord, Schmähartikel und Gegendarstellungen sind die Methoden, mit denen man die herabzusetzen sucht, die sich weigern, raffinierte Lebensmittel zu empfehlen. Man hat uns oft als Sonderlinge und Narren bezeichnet, ohne Rücksicht auf unsere wissenschaftliche Qualifikation und die gesicherten wissenschaftlichen Erkenntnisse.

Erst seit kurzem weiß man, daß Millionen schlecht ernährter Amerikaner zuwenig Geld haben, um die nötigen Lebensmittel zu kaufen. Dem Senat hat man erzählt, die einzige Lösung dieses Problems sei darin zu suchen, Milliardenbeträge bereitzustellen und jeder dieser Familien genügend Beihilfen zu geben, damit sie die gewünschten Lebensmittel kaufen können. Mit viel Begeisterung unterstützen die Lebensmittelkonzerne und die von ihnen Abhängigen eine derartige Lösung, da sie sehr gut wissen, daß man einen großen Teil dieser Steuergelder für raffinierte Lebensmittel ausgeben wird, wodurch ihr Gewinn wieder enorm ansteigt. Da sie durch ihre Anzeigen die meisten unserer Kommunikationsmittel mittragen, werden diese bald die unkritischen Amerikaner davon überzeugen, daß das eine humane Lösung sei. Noch nie haben Sozialunterstützungen gesundheitsfördernd gewirkt. In einer Studie über die Ernährungsverhältnisse bei Schulkindern in New York kam man zu dem Ergebnis, daß bei 73,2 Prozent die häusliche Kost mangelhaft und nur bei 6,6 Prozent sehr gut war. In dem Bericht über diese Studie heißt es: »Bei den Empfängern von Sozialunterstützung waren schlechte Ernährungsverhältnisse häufiger und einwandfreie wesentlich seltener.« Die Ernährungslage besserte sich auch nicht durch ein kostenloses Mittagessen in der Schule.

Vor mir liegt ein Zeitungsausschnitt aus einer Gemeinde in New England, die ein Programm unter dem Kennwort »Vollwertige Ernährung durch Schulmittagessen für bedürftige Kinder« ins Leben gerufen hatte. In dem Artikel wird festgestellt, daß dieses Programm, obwohl es die Gemeinde viel Geld kostete, in vielen Fällen auf äußerste Ablehnung gestoßen sei. Die Kinder hätten sich über die »trockenen altbackenen Wurstbrötchen« beklagt. Sie hätten verlangt, daß die Süßgetränke gekühlt sein sollten und das Mittagessen mit Käse (vorbehandelten) auf altem Brot (weiß?), einer sauren Gurke und einem weichen, braunen Apfel ungenießbar gewesen sei.

Milch wird nicht erwähnt. Wenn man diesen Fall mit hunderttausend anderen Gemeinden in ganz Amerika multipliziert, dann wird verständlich, warum Geldzuwendungen an Leute, die von Ernährungslehre nichts verstehen, zwar Gewinne einbringen, aber nicht die Gesundheit fördern. Wenn Unterernährung bei niederen Einkommensgruppen durch Sozialunterstützung behoben werden soll, kann der Steuerzahler damit rechnen, doppelt zur Ader gelassen zu werden: Erstens für die raffinierten Lebensmittel, die die Gesundheit untergraben, zweitens für die Behandlungkosten, die für die Wiederherstellung der Gesunheit nötig sein werden. Die Gesamtsumme der Behandlungskosten liegt jetzt schon bei jährlich 10 Milliarden, die der Arzneimittel bei 6 Milliarden Dollar, und es ist sicher, daß sie weiter ansteigen.

Es scheint mir höchste Zeit, die Tatsache auszusprechen, daß es die grausamste aller Grausamkeiten ist, die Entstehung von Krankheiten beim Menschen zuzulassen. Die Zahl der Leiden in unserem Lande hat jetzt astronomische Höhen erreicht. Krankenhäuser, Irrenanstalten, Gefängnisse und Rehabilationszentren für Drogensüchtige sind sämtlich überfüllt und mehr und mehr Neugründungen werden noch auf Jahre hinaus erforderlich sein. Jeder Mensch, der in eine dieser Institutionen aufgenommen wird, leidet und hat gelitten, niemand weiß wie sehr. Auch die Angehörigen leiden und haben gelitten. Wenn man oft genug Menschen vor Schmerz hat schluchzen und schreien hören, wenn man gesehen hat, wie sie in endlosen Nächten nach Atem ringen, dann weiß man, was es bedeutet, Krankheit zu erzeugen. Man erkennt diese Grausamkeit auf den Plakaten, die die Menschen dazu verführen, Süßgetränke zu trinken, in der Fernseh- und Radiowerbung, in Zeitungen und in Frauenzeitschriften, in unzulänglichen Nährpräparaten, die die Kinderärzte empfehlen, in den Fertigmahlzeiten, die müde Mütter ihren Familien vorsetzen. Man versteht, entschuldigt vielleicht, aber die Tatsache bleibt, daß Menschen krank gemacht werden, und Krankheit zu verursachen grausam ist.

Wohin wird das alles führen? Die Kraft und die Macht eines Landes können erstaunlich schnell zusammenbrechen. Viele der heute noch Lebenden können sich noch gut an das britische Weltreich erinnern. Es ist verschwunden. Hunderte von Zivilisationen sind untergegangen, viele durch Ernährungsschwierigkeiten. Wie lange wird Amerika mit einer so minderwertigen Ernährung als Weltmacht bestehen bleiben? Wenn es möglich ist, ein Land davon zu überzeugen, daß es »das besternährte Land der Welt« sei, während Millionen seiner Einwohner dahinkränkeln und in der internatinalen Statistik, allein was die Todesfälle durch Herzkrankheiten betrifft, vom 11. auf den 37. Platz zurückgefallen ist, dann ist die Zeit gekommen, sich endlich Rechenschaft abzulegen: daß man uns nämlich einer Gehirnwäsche unterzogen hat, als ob wir hinter dem Eisernen Vorhang lebten. Wenn unser Land überleben will, dann sollte man dem Mythos vom »besternährten Land« als das ansehen, was er in Wirklichkeit ist: als einen Werbeslogan zum Zweck der Bereicherung weniger, nicht aber zur Gesunderhaltung aller.

31

Wissen bedeutet Verantwortung

Viele sind sich darüber einig, daß man angesichts der schlechten Ernährung unseres Volkes etwas unternehmen muß. Aber wer soll es tun? Manche sagen, die Universitäten oder das Landwirtschaftsministerium oder das Gesundheitsministerium oder die Ministerien für Erziehung und Soziales. Bis heute haben diese Organisationen wenig getan, um das Problem zu lösen. Mein Vater pflegte zu sagen: »Wenn man will, daß etwas geschieht, dann muß man es selber machen.« Würden genügend Menschen mit einer solchen Haltung sich für Ernährung interessieren, könnte man erstaunlich viel ändern. Es gibt heute mehrere hundert Gruppen junger Leute mit einer solchen »Mach es selbst«-Einstellung, die in ganz Amerika »zurück aufs Land« gehen. Sie bauen ihre Nahrungsmittel selbst an, ohne Kunstdünger oder Sprühgifte, und legen auch selbst Wintervorräte an. Manche ziehen auch ihr eigenes Obst. Sie machen Vollkornbrot und Mehl aus steingemahlenen Getreide. Viele halten Ziegen wegen der köstlichen rohen Milch, und Hühner wegen frischer Eier und frischem Fleisch. Zum Süßen der Speisen wird fast ausschließlich Honig, Ahornsirup und unraffinierte Melasse verwendet. Eine solche Gruppe lud mich zu einem Freude bereitenden Hochzeitsfest ein, bei dem die Hochzeitstorte aus Vollweizenmehl, Nüssen, geriebenen Karotten und Honig bestand. Statt Champagner und Pfefferminzlikör bekam man Mohrrüben, Apfelsaft und ungesalzene Nüsse. Diese jungen Männer und Frauen sind auf eine herzerfrischende Art unbeeindruckt von der Werbung der Lebensmittelfabrikanten. Als ich letztes Jahr an verschiedenen Universitäten Vorträge hielt, begegneten mir Hunderte von jungen Leuten, die Interesse an der Ernährungslehre hatten und etwas dafür tun wollten. An der Universität von Kalifornien in Santa Cruz hatten viele von ihnen sich geweigert, das in der Mensa der Universität angebotene wertlose Zeug zu essen. Statt dessen kochten sie in ihren Zimmern. Wegen der Brandgefahr hatte die Verwaltungsbehörde daraufhin verlangt, daß die Studenten die von ihnen gewünschten Speisen erhielten.

Als ich sie dort besuchte, servierte man den Studenten, denen an ihrer Gesundheit etwas lag, ein Fondue aus Eiern, Milch und naturbelassenem Käse. Außerdem gab es Sojabohnen, die mit Sellerie, Paprika und grünen Zwiebeln sehr appetitlich angerichtet waren, dazu braunen Reis, Apfelmus und Quark. Aus dem biologisch gedüngten Garten auf dem Universitätsgelände, den Studenten in freiwilliger Arbeit angelegt hatten, kamen Radieschen und Mohrrüben (in Stäbchen geschnitten), Kopfsalat für gemischten Salat und gedünsteter Kohl, der köstlich schmeckte. Es gab frisch gebackenes Brot aus Soja- und steingemahlenem Vollkornmehl. Als Nachspeise ein Obstsalat, bestehend aus frischen Orangen, Äpfeln, Bananen mit Nüssen, Sonnenblumenkernen und Weizenkeimen. Gesüßt wurde nur mit Honig, von dem ein großer Topf auf dem Tisch stand. Von Joghurt und Milch wurden riesige Mengen verbraucht.

Im Gegensatz dazu bestand das Menü für die anderen Studenten aus Frikadellen mit weißem Reis und Huhn (in hartem Fett gebacken), Kartoffelbrei, weißem Brot, frisch gebackenen Brötchen und süßem Teegebäck aus weißem Mehl. Es gab zwei Nachspeisen aus gesüßter Gelatine, einen Pudding aus Maisstärke und vier verschiedene Sorten schwerverdaulicher Torten. Dazu wurden große Mengen Kaffee und vor allem Süßgetränke getrunken. Ganz offensichtlich wurde hier Krankheit produziert. Leider fand ich in diesem Studentenheim auch junge Mädchen, die sich durch unvernünftiges Fasten sehr wahrscheinlich darum brachten, gesunde Kinder zu bekommen. Sie hielten sich an unvollkommene vegetarische Ernährung, tranken keine Milch, weil sie sich einbildeten, diese sei schleimbildend. Tatsache bleibt jedoch, daß es noch nie zuvor eine so große Gruppe reizender junger Leute gegeben hat, die nicht nur Interesse an der Ernährungslehre hatten, sondern auch den Mut, sie in die Praxis umzusetzen, was für jeden der erste Schritt ist.

Wenn Sie Hausfrau sind, fangen Sie am besten bei sich selbst an: verändern Sie nicht gleich das Essen, das Sie Ihrem Mann und Ihren Kindern vorsetzen, sondern nur ihr eigenes, damit Sie keinen Protest heraufbeschwören. Stellen Sie allmählich um, indem Sie zunächst bessere Grundnahrungsmittel kaufen und das wertlose Zeug beiseite lassen. Für die Kinder kaufen Sie Obst und Nüsse anstatt Süßigkeiten. Meiden Sie die gefärbten Lutschbonbons aus Zucker und künstlichem Aroma und machen Sie selbst welche aus reinem Obstsaft oder Joghurt, Vanille und ungesiebten, tiefgekühltem Orangensaft. Lesen Sie jedes Etikett genau und kaufen Sie möglichst nichts mit chemischen Zusätzen und Konservierungsmitteln.

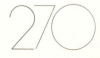

Sind keine legefrischen Eier und rohe Milch mit Gütezeichen erhältlich, dann versuchen Sie, Quellen ausfindig zu machen, vor allem für Vorzugsmilch, die Sie ohne Gefahr unpasteurisiert verwenden können. Trachten Sie auch danach, frisches, steingemahlenes Mehl zu erhalten und, vielleicht mit Hilfe Ihres Bäckers, Pulvermilch. Versuchen Sie, Ihr Brot selbst zu backen. Jeder wird es so gern essen, daß eine Ihrer Töchter oder sogar Ihr Sohn oder Ihr Mann Ihnen das Brotbacken abnehmen werden, falls Sie einmal viel zu tun haben. Wenn Sie selbst einige Zeit lang gesund gegessen haben, werden Sie bemerken, daß Sie doppelt soviel Energie haben wie früher. Das aber fordert zu mehr Betätigung heraus. Vor kurzem hörte ich einen Arzt sagen, daß seine Praxis größtenteils aus Frauen bestehe, die über Müdigkeit klagen und der Grund für diese Müdigkeit nichts als Langeweile sei. Meiner Ansicht nach ist es eher die Müdigkeit, die die Menschen daran hindert, sich mit etwas zu beschäftigen, und ist somit die Hauptursache für Langeweile. Die neugewonnene Tatkraft führt Sie zu nützlichen Beschäftigungen, wodurch das Leben für einen gesunden Menschen viel faszinierender wird als für jemand, der so dahinlebt. Gesunde Menschen beschäftigen sich gewöhnlich mit vielen Hobbys wie Gartenarbeit, Tennis, Golf, Wandern, Tanzen oder Yogaübungen, auch mit Malerei, Bildhauerei, Musik oder Laientheater, nicht zuletzt auch mit Tätigkeiten auf sozialem Gebiet oder im kirchlichen Rahmen. Selbstverständlich müssen sich Menschen, die gerade dabei sind, ihre allgemeine Konstitution zu verbessern, erst allmählich an diese vielfältigen Hobbys gewöhnen.

Wenn Sie nun eingesehen haben, daß ihre Gesundheit aus der Küche stammt, wird Ihr erstes Hobby sein, zu entdecken, welchen Spaß das Kochen machen kann. Sie werden sich Grundkenntnisse aneignen, wie man zum Beispiel Fleisch zubereitet, ohne daß es zäh, und Fisch, ohne daß er trocken wird. Bald werden Sie unglaublich köstliche Salate anrichten können und Gemüse kochen, das gern gegessen wird, und Nachspeisen zubereiten, die aus gesunden Ingredienzien bestehen. Mit selbstgemachtem Joghurt sparen Sie Geld ein. Vielleicht versuchen Sie einmal das, was die Schafhirten »Taschensuppe« nennen, eine steife Gallerte aus echter Fleischbrühe und Gemüsen, die so fest geliert, daß man sie in Würfel schneiden und in die Tasche stecken kann. Bald werden Sie die verschiedensten Küchenkräuter entdecken und gern verwenden. Es wird nicht lange dauern, bis Sie Ihre Freunde zum Essen einladen, um Ihre neuen Küchentalente vorführen zu können, und bald werden Ihre Bekannten sagen: »Sie sehen aber wunderbar aus. Wie haben Sie das nur gemacht?« Auch sie werden haben wollen, was Sie schon besitzen: die Energie und Vitalität, die ein gesunder

Mensch ausstrahlt. Auch sie werden anfangen, sich für Ernährung zu interessieren, und nach kurzer Zeit wird man Ihnen berichten, daß die bisherige Erschöpfung einem zunehmenden Gefühl von Kraft Platz macht. Beinkrämpfe und Kopfweh verschwinden, Verstopfung läßt nach, und das Aussehen bessert sich. Man wird Sie bitten, auch mit anderen, die derartige Schwierigkeiten haben, zu sprechen, Ihre eigenen Kinder werden Freunde oder Freundinnen nach Hause bringen, die Pickel oder Menstruationsbeschwerden haben. Es wird Ihnen warm ums Herz werden, wenn Sie sehen, daß Sie anderen helfen können. Das wird Sie ermuntern, noch mehr zu tun.

Vielleicht organisieren Sie einen Kreis, der sich mit Ernährungsfragen befaßt und sich einmal in der Woche trifft. Dabei können Sie im ersten Jahr allgemein über Ernährung sprechen, über aktuelle Bücher und Artikel in Zeitschriften berichten und Referenten zu Vorträgen einladen. Später beschäftigen Sie sich mit der Ernährung von Säuglingen und Kindern und werden es lohnend finden, ihre Probleme und Erfahrungen mit anderen zu teilen. In Amerika gibt es viele solche Gruppen. Da Sie jetzt wissen, daß keine Hausfrau erwarten kann, ihre Familie gesund zu erhalten, wenn sie nicht lernt, schmackhafte Mahlzeiten zu bereiten, können Sie Ihren Freundinnen anbieten, sie zum Beispiel in die Kunst des Brotbackens einzuweihen. Sie werden Spaß daran haben, und Ihre Küche wird bald zum Klassenzimmer für gesundes Kochen werden. Das machen viele, die ich kenne, doch gibt es auch einige, die sich für die Stunden etwas bezahlen lassen. Man könnte bei diesen Stunden auch zeigen, wie man preiswerte Fleischstücke durch langsames Schmoren weich bekommt, wie man den Geschmack von Gemüse verbessert, wie man Gewürze und Kräuter verwendet und wie man Joghurt, Hackbraten, eiweißreiche Puddings und Breie zubereitet, wie man Kekse mit Öl und köstliche braune Kuchen aus Weizenkeimen backt. In jeder Stunde wird über Ernährungslehre diskutiert.

Je mehr Ihr Interesse wächst, desto mehr möchten Sie tun. Vielleicht übernehmen Sie freiwillig die Aufgabe, in den Frauenklubs zum Tee gutes Gebäck zu servieren oder Sie sorgen bei Pfadfindertreffen und Geburtstagsfeiern für bessere Verpflegung. Sie könnten aus den Erfrischungsbuden der Kinderklubs die Süßgetränke entfernen, weil Sie ja die Gesundheit der Kinder für das bißchen Geld, das sie damit verdienen, nicht mehr aufs Spiel setzen wollen. Wenn Sie auf dem Land wohnen, werden Sie sich bald für die dort bestehenden Klubs interessieren und sie leicht für die Ernährungslehre gewinnen. Männer können die Mahlzeiten beim Breakfastclub und Rotary- und Kiwanisclub besser gestalten. Wenn Sie Arbeitgeber sind, werden Sie erkennen, daß es dumm ist, für mangelnde Leistungsfähigkeit durch Zwischenmahlzeiten wie Kaffee und Süßgetränke mit Kuchenstücken auch noch zu bezahlen. Sorgen Sie dafür, daß Nüsse, Milch, Milchgetränke und frisches Obst zu bekommen sind!

Wenn Sie etwas für Kinder übrig haben, dann beweisen Sie das, indem Sie versuchen, die Süßgetränke- und Bonbonautomaten aus den Schulhäusern entfernen zu lassen. Essen Sie mal im Erfrischungsraum einer Schule und betrachten Sie die Berge von weißem Brot, die süßen Gelatine-Nachspeisen, die ausgelaugten, totgekochten Gemüse und den Mangel an jeglichem Wohlgeschmack, der doch dazu gehört, um das Essen erfreulich zu machen. Vielleicht sprechen Sie einmal mit dem Schulleiter oder gehen vorher zum Elternbeirat oder bieten nur einfach Ihre Hilfe an.

Eine Freundin von mir, die von guter Ernährung überzeugt ist, plante die Menüs und kontrollierte auch mehrfach die Zubereitung des Mittagessens im Schulspeiseraum einer Grundschule in den 5 Jahren, in denen ihre Kinder dort aßen. Sie kaufte häufig biologisch gezogenes Gemüse und achtete darauf, daß es schnell gedämpft oder gebacken wurde, und ließ nie zu, daß der Geschmack durch Einweichen oder Kochen verlorenging. Täglich gab es Salat. Hackfleisch, Suppen und Eintopfgerichten wurden Pulvermilch, Weizenkeime, Reis und Hefe zusätzlich beigegeben. Fisch wurde mit Mayonnaise bestrichen, in Weizenkeimen gewendet und dann gebacken. Jeden Tag wurde frisches Brot aus steingemahlenem Vollkornmehl gebacken. Es schmeckte so herrlich, daß die Eltern bald erzählten, die Kinder lehnten das weiße, schwammige Fabrikbrot zu Hause ab. Oft kamen sie in die Schule, um Brot für die ganze Familie zu kaufen. Da viel pasteurisierte Milch verdarb, begann meine Freundin, rohe Vorzugsmilch zu kaufen. Die Kinder tranken sie so gern, daß sich der Milchverbrauch bald verdoppelte und verdreifachte. Zum Süßen verwendete man Honig. Als Nachspeise gab es meistens frisches Obst, Käse und Datteln. Ab und zu gab es einen Gewürzkuchen, hausgemachte Kekse oder Gebäck aus Vollkorn- und Sojamehl mit Reisfasern, Weizenkeimen und Pulvermilch. Wenn ein Kind, ohne gefrühstückt zu haben, in die Schule kam, konnte es selbstgebackenes Brot, Butter und Milch in der Cafeteria bekommen. Da kein Pfennig für wertlose Nahrungsmittel oder für Süßgetränke ausgegeben wurde, verminderten sich die Betriebskosten der Cafeteria. Die Angestellten freuten sich über den herzhaften Appetit und über die Komplimente, die sie anstelle der früheren Klagen erhielten. Die Lehrer der Schule und fast alle Eltern erklärten spontan und übereinstimmend, die Kinder seien viel leichter zu erziehen, viel munterer und hätten eine bessere Auffassungsgabe, die Noten seien besser geworden, die Kinder glücklicher und würden weniger weinen und zanken, und es gäbe beinahe keine sogenannten Problemkinder mehr. Lehrer wie Kinder waren seltener krank und versäumten weniger Schultage. Leider ist dieses Beispiel noch selten, aber man könnte in ähnlicher Weise auf jeder amerikanischen Schule vorgehen.

Jetzt werden Sie erkennen, daß Ernährungslehre in jeder Klasse, angefangen vom Kindergarten bis zur höheren Schule und Universität, gelehrt werden sollte. Leihen Sie Ihre Bücher, Ihre Zeitschriften und alles Material, was Sie über Ernährungslehre haben, an die Lehrer aus; sie werden diese auch anwenden, wenn das Interesse dafür einmal geweckt ist. In dem Maße, wie sie sich gesünder fühlen, werden sie auch ihren Schülern dazu verhelfen wollen. In einigen Gemeinden haben bereits Leute, die mit einer Organisation wie dem Verband für nationale Gesundheit zusammenarbeiten, begonnen, in verschiedenen Grundschulen Kurse über Ernährungslehre abzuhalten. Auch an jeder Abendschule sollte Ernährungslehre unterrichtet werden, und wenn Sie keine Krankenschwester oder Diätassistentin finden, dann bieten Sie an, den Unterricht selbst zu übernehmen. Vielleicht belegen Sie vorher an der Universität einige Seminare über Ernährungslehre und Chemie.

Wenn Sie bei Hauswirtschaftslehrern Interesse für Ernährungslehre wecken können, dürfen Sie sicher sein, daß diese nicht mehr jene ungesunden Ingredienzien dulden, wie sie jetzt noch Jahr für Jahr verwendet wurden. Ich kenne eine Hauswirtschaftslehrerin, die jahrelang aus jeder Lehrstunde eine Lektion für praktische Ernährungslehre machte. Sie lehrte ihren Schülerinnen, die bald Ehefrauen sein würden, wie sie gesunde Mütter von gesunden Kindern werden könnten, von Kindern, die die führende Schicht der nächsten Generation sein werden. Sie erzählte mir, daß jetzt fast kein Tag vergeht, an dem nicht eine junge Mutter zu ihr kommt, um ihr ein besonders wohlgeratenes Kind zu zeigen.

Da Sportlehrer schon vom Beruf her an Gesundheitsfragen interessiert sind, können Sie helfen, deren Kenntnisse in der Ernährungslehre zu vertiefen, indem Sie ihnen alle Bücher und Zeitschriften, die Sie haben, ausleihen. Sie werden begeistert sein, da jeder von ihnen will, daß seine Mannschaft gewinnt. Eine Bekannte von mir, die in der Cafeteria einer höheren Schule arbeitet und sich für Ernährungslehre interessiert, nahm die Footballmannschaft als Vorwand, damit alle Schüler eine bessere Verpflegung erhielten. Sie gab den Sportlern etwa dasselbe nahrhafte Essen, wie ich es schon beschrieben habe (Seite 220/221). Eine Zeitlang gab es in der Cafeteria zwei Menüs. Eines für Sportler und ein zweites, das aus wertlosem Zeug bestand, von dem man sicher war, daß es bevorzugt werde. Doch bald entdeckten die Studenten, daß die nahrhafte Kost viel besser schmeckte, und das zweite wurde aufgegeben.

Der Trainer war darüber besonders erfreut, weil die Footballspieler viel mehr Ausdauer bekommen hatten, weniger schnell außer Atem waren und nicht so schnell ermüdeten. Es gab seltener Verletzungen und wenn, heilten sie schneller ab. Die Zahl der Krankheitsfälle ging deutlich zurück und damit auch die Häufigkeit versäumter Trainings- und Schulstunden. Die Basketballmannschaft gewann in diesem Jahr dank der guten Ernährung eine Meisterschaft. Der Schularzt berichtete, daß er die von ihm bestätigte Zunahme der Leistungsfähigkeit nicht für möglich gehalten habe. Wie bereits in der Grundschule, entdeckten die Lehrer, daß die Kinder schneller lernten, besser mitarbeiteten und fröhlicher waren, wodurch der Unterricht aufgelockert wurde. Alles das wäre an jeder Schule unseres Landes ohne weiteres nachvollziehbar.

Sollten Sie Hochschullehrer sein oder auch die Mutter von Kindern, die weiße Mäuse oder Ratten lieben, können Sie ein Ernährungsexperiment durchführen. Setzen Sie einzelne Tiere oder Tiergruppen in getrennte Käfige und geben Sie allen Vollkornbrot und Wasser. Bieten Sie dazu einigen Tieren Milch, anderen ein Süßgetränk an. Die Käfige müssen auf ein Drahtgitter über einer flachen Schale gestellt werden, damit die Tiere nicht an ihre Fäkalien heran können, die reich an im Darm gebildeten B-Vitaminen sind. Wenn nach einigen Wochen das Tier oder die Tiere, die das Süßgetränk bekommen haben, so aussehen, als ob sie sterben würden, kann man die Fütterung umkehren. Dieser Versuch zeigt, daß eine bessere Ernährung nicht mehr ausgleichen kann, was bei einer früheren schlechten gefehlt hat, und daß schlechte Kost in einer späteren Entwicklungsphase weniger Schaden anrichtet als in einer früheren. Anstatt Milch und Süßgetränk können Sie auch Vollkornbrot aus steingemahlenem Mehl mit dem sogenannten »angereicherten« Weißbrot vergleichen oder eine süße Gelatine-Nachspeise mit einem Milchpudding oder Brei aus der Packung mit Weizenkeimen. Natürlich muß man den Tieren auch immer Wasser zu trinken geben. Wenn man solch ein Experiment zu Hause gemacht hat, könnte man es in der Schule vorführen und dort vielleicht andere Klassen daran teilnehmen lassen.

Gerade weil sie einfach sind, machen solche Experimente auf Kinder einen bleibenden Eindruck.

Wenn Sie jemals daran gedacht haben, eine Privatschule zu eröffnen, dann sollten Sie einiges über eine Schule im Norden von New York wissen, wo man mit viel Erfolg gesunde Ernährung praktiziert. Alles Gemüse und ein großer Teil des Obstes, das dort verwendet wird, kommt aus eigenem biologischen Anbau. Die Kinder helfen bei der Gartenarbeit, melken die Kühe, mahlen den Weizen und anderes Getreide mit einer Steinmühle und backen ihr eigenes Brot. Sie sammeln Äpfel aus aufgegebenen Obstgärten, die nicht mit Spritzmitteln vergiftet sind, und machen Apfelmus und Apfelbutter. Die einzigen Süßigkeiten sind Honig und Ahornsirup. Die geistige und psychische Gesundheit dieser Kinder ist erstaunlich. Ihre Schulleistungen übertreffen bei weitem diejenigen von Schülern gleichen Alters in den staatlichen Schulen. Im Sport sind Kinder in anderen Privatschulen mit ihnen nicht zu vergleichen. Ich sah Filme von diesen Kindern, wie sie alle möglichen Sportarten mit Begeisterung betreiben, einschließlich Skifahren, Bergsteigen, Fußballspielen im strömenden Regen und Nachtwanderungen, bei denen sie sich selbst verpflegen mußten. Als die Schule neu eröffnet wurde, hielt man es für nötig, einen Arzt und eine Krankenschwester anzustellen. Da kein Kind krank wurde, entließ man den Arzt nach dem ersten, die Krankenschwester nach dem zweiten Jahr.

Wenn sie erkennen, daß eine Familie, die ihre Nahrungsmittel teilweise oder ganz selbst anbaut, viel gesünder ist, als eine, die nur das kauft, was auf dem Markt angeboten wird, werden Sie sich immer mehr für einen Garten interessieren. Haben Sie nur einen kleinen Garten, können Sie ein paar Kohlköpfe, Tomaten und Zuccini zwischen die Blumen pflanzen. Viele, die in den Vororten wohnen, könnten einige Obstbäume anpflanzen. Ich habe in unserem kleinen Garten allein acht davon. Oft ist es möglich, ein unbebautes Stück Land zu pachten, wo man auch zum Einfrieren oder Einkochen Gemüse anpflanzen kann. Viele Jungverheiratete, die erkannt haben, daß unser Boden erschöpft und das Schlachtvieh und die Pflanzenwelt krank sind, ziehen in die Vororte, gerade um einen kleinen Garten zu haben und vielleicht eine Ziege oder eine Kuh und ein paar Hühner halten zu können. Doch man kann kilometerweit durch den Mittelwesten fahren und sieht fast nie einen Garten, obwohl es genügend Land gibt, wo früher jede Bauernfamilie ihre eigenen Nahrungsmittel anbaute. Es gibt jedoch eine ausgezeichnete Organisation, die sich Verein für natürliche Nahrung nennt und die Überzeugung vertritt, daß der Boden mit natürlichen Mineralien, Kompost und Asche wiederbelebt werden kann. Die Produkte, die auf diesem Boden wachsen, schmecken viel besser als die frischesten Gemüse und Früchte, deren Wachstum durch chemische Düngemittel erzwungen wird. Zwar gibt es in unserem Lande einige Farmen, die biologische Anbaumethoden anwenden, aber es sind zu wenige, wenn man bedenkt, daß fast jeder Quadratmeter Land in Amerika wieder von Grund auf neu aufgebaut werden müßte, um ihn wieder wirklich fruchtbar zu machen. Dagegen sahen mein Mann und ich, als wir im vorigen Jahr viertausend Kilometer auf der Landstraße durch Frankreich fuhren, daß jedes Haus einen eigenen Garten und jeder Garten und jeder Hof einen Komposthaufen hatte. Der Geschmack und das schöne Aussehen der Feldfrüchte bezeugten die Fruchtbarkeit eines Landes, dessen Bewohner den Boden nicht so vernachlässigt haben, wie es bei uns geschehen ist.

Je mehr Sie sich für Ernährung interessieren, desto mehr werden Sie auch selbst mithelfen wollen, unseren heimatlichen Boden wieder zu verbessern. Sie können mit dazu beitragen, daß neue Verordnungen oder Gesetze erlassen oder sinnlose und veraltete außer Kraft gesetzt werden, indem Sie an die zuständigen Verwaltungsstellen, an die Nahrungs- und Arzneimittelverwaltung oder sogar an den Präsidenten selbst schreiben. Wenn man zum Beispiel die erschreckend hohe Zahl von Erkrankungen an Schilddrüsenkrebs vermindern will, so muß man nach meiner Überzeugung ein Gesetz erlassen, daß Speisesalz grundsätzlich, wie in der Schweiz, jodiert werden muß und Jodzusätze von 5 Milligramm erlaubt sind. Es sollte gestattet sein, PAB und Folsäure (mit Vitamin B_{12}) rezeptfrei zu kaufen. Ich glaube, daß ein Gesetz erforderlich ist, das den Bäckern verbietet, dem Brot Bleichmittel beizufügen, und das unter Androhung hoher Geldstrafen die Lebensmittelwerbung zu ehrlichen Informationen zwingt. In die Umweltschutzgesetze sollte aufgenommen werden, daß jede Gemeinde ihre Abwässer in Kläranlagen wieder nutzbar machen muß, damit sich die Humusschicht des Bodens regeneriert. Wegen der großen Menge giftiger Fluoride in der verschmutzten Luft sollte man damit aufhören, das Wasser mit Fluor zu versetzen, jedenfalls so lange, bis man den Einfluß von Fluor auf Herzkrankheiten erforscht hat. (Seite 205.)

Unter allen Umständen sollte man alle Gesetze, die sich mit der Kennzeichnung von Lebensmitteln befassen, verbessern. Ihre Zusammensetzung sollte genau und mit vollständiger Aufzählung der Bestandteile angegeben werden. Man hat das Recht zu erfahren, ob eine Zutat, die als »Pflanzenfett« deklariert wird, unraffiniertes Öl oder hartes Kokosfett ist, ob kaltes Fleisch oder Büchsenfleisch 50 Prozent gesättigte Fette enthält anstelle des Proteins, das Sie kaufen wollen, oder ob ein eiweißhaltiges Nahrungsmittel tatsächlich wachstumsfördernd oder nicht viel wert ist. Auf dem Etikett jeder Flasche Süßgetränk sollten alle Bestandteile einschließlich Coffein genau aufgeführt sein.

Alle Konservierungsmittel sollten deutlich mit ihrem vollständigen chemischen Namen angegeben sein und nicht mit den so harmlos aussehenden Abkürzungen wie BHA und BHT. Das Gesetz sollte verlangen, daß keine Kombinationen von Zusätzen erlaubt werden, die nicht zuvor im Tierversuch geprüft sind. Amerikaner konsumieren heute (geschätzt) ca. 3 Pfund synthetische Chemikalien pro Jahr, wobei das Zusammenwirken der Stoffe überhaupt noch nicht untersucht ist. Viele Nahrungszusätze hat man jahrelang verwendet, bevor man entdeckte, daß sie krebserzeugend sind.

Die Überwindung fehlerhafter Ernährung bedarf meiner festen Überzeugung nach Gesetze, die den Verkauf von weiteren neu entwickelten Lebensmitteln, die keine natürlichen Nährstoffe enthalten, verbieten, damit endlich der Vertrieb immer neuer wertloser Produkte wie Süßgetränke, künstliche Fruchtsäfte und synthetische Fruchtaromastoffe eingeschränkt wird. Weiterhin scheint es mir notwendig, daß derartige Produkte, soweit sie schon auf dem Markt sind, mit einer Zusatzsteuer belegt werden. Warum sollen alkoholische Getränke, die man Kindern ja selten gibt, so hoch besteuert werden, während Süßgetränke, die den Kindern unermeßlichen Schaden zufügen, steuerfrei verkauft werden? Ich wünschte, jeder Leser würde mir zustimmen, daß der Gesetzgeber für jede Flasche Süßgetränk eine Steuer in Höhe eines Pfennigs erhebt wie auch für jedes Pfund weißes Mehl und raffinierten Zucker und für jede Packung von Lebensmitteln, denen die Nährstoffe entzogen sind.

Sie können mir glauben, daß Gesetze dringend notwendig sind, die die Lebensmittelfabrikanten davon abhalten, die wertvollen Nährstoffe aus unserem Getreide zu entfernen. Eine Freundin von mir, die im Iran lebte, erzählte mir, daß der Schah in seinem Lande verboten habe, weißes Mehl zu verwenden. Sie sagte mir, daß das Brot dort so herrlich sei, daß man jedesmal, wenn man zum Bäcker geht, doppelt soviel Brot kaufe, als man eigentlich vorhatte. Die Hälfte davon esse man unterwegs, die andere hebe man für eine Mahlzeit auf. Die einzige Stelle im ganzen Lande, wo man weißes Mehl kaufen könne, sei die amerikanische Botschaft. Sie erzählte mir, daß sie nie einen Perser mit häßlichen Zähnen gesehen habe, und man dort fast keine Herzkrankheiten kenne. Genauso war es in Dänemark während des Ersten Weltkrieges und in England während des Zweiten Weltkrieges, als das Korn nicht ausgemahlen wurde. Krankheiten wie hoher Blutdruck und Diabetes nahmen ab, und die Todesfälle durch Herzkrankheiten wurden trotz der schweren Belastungen seltener. Sicherlich könnte Amerika dasselbe tun, was man in Dänemark und in England mit Erfolg praktiziert hat, wenn uns auch die Methode, die der Schah anwendet, nicht gerade demokratisch vorkommt. Da die Ernährung in unserem Lande immer schlechter zu werden droht, dürften mit der Zeit einige Gesetze nicht mehr zu umgehen sein, die bestimmen, daß sowohl Weizenkeime wie auch andere Nährstoffe im Mehl erhalten bleiben müssen.

Vielleicht fragen Sie: »Welche Gesetze sind notwendig, um zu verhindern, daß Millionen von Steuergeldern verschwendet werden, ohne daß etwas gegen den Hunger und die schlechte Ernährung der unteren Einkommensgruppen getan wird?« Ich will nicht behaupten, daß ich eine Antwort auf diese unendlich schwierige Frage geben könnte.[62] Man hat jedoch in anderen Ländern Lösungen für dieses Problem gefunden, die im Rahmen des Staatshaushalts finanziert werden konnten.

In Haiti zum Beispiel war die Unterernährung eine der Haupttodesursachen. Schwerer Proteinmangel war weit verbreitet, obwohl Obst und Gemüse aus eigenen Gärten in großer Menge zur Verfügung stand. Es wurden »Unterrichtsstätten für Frauen« eingerichtet, wo man den ungebildeten Frauen einen Brei bereiten lehrte, der aus zwei Teilen Mais und einem Teil Bohnen bestand, einer Kombination, die zuerst von einer Gruppe von Wissenschaftlern in den Vereinigten Staaten getestet worden war.[63] Die im Mais fehlenden Aminosäuren sind in den Bohnen enthalten, so daß diese Kombination fast die Qualität von Milcheiweiß erreicht. Dieser Mais- und Bohnenbrei erwies sich sogar für 6 Monate alte Säuglinge als schmackhaft und bekömmlich. Für weniger als 9 Cents (ca. 22 Pfennig) pro Tag wurde damit die Kalorienzufuhr pro Familie um 30 Prozent und die Aufnahme von Eisen und den B-Vitaminen um 50 Prozent erhöht. In den Gebieten, wo man diesen Mais- und Bohnenbrei eingeführt hatte, war innerhalb von zwei Jahren die Unterernährung verschwunden. Es hatte keine Million gekostet und die geleistete Entwicklungshilfe war gegenüber dem Erfolg bescheiden gewesen. Das Wichtigste dabei war jedoch, daß man keine wertlosen Lebensmittel angeboten hatte. Eine andere Gruppe von Wissenschaftlern aus den USA war gleichfalls erfolgreich bei der Bekämpfung der Unterernährung in Gebieten von Mittelamerika, wiederum mit Hilfe einer billigen Breimischung und der vollständigen Ausschaltung von Lebensmitteln, die ihres Nährstoffgehaltes beraubt sind. Wenn wir in den USA Hunger wie Mangelernährung beseitigen wollen, müßten wir ähnliche Maßnahmen ergreifen: Eine billige Grundernährung oder nährstoffreiche Lebensmittel müßten zur Verfügung gestellt und die Menschen darüber aufgeklärt werden, wie diese Lebensmittel zu verwenden sind. Wertlose Produkte, die keine Nährstoffe enthalten, müßten vom Markt verschwinden.

Und wenn Sie schließlich noch mehr über richtige Ernährung gelernt haben, merken Sie vielleicht, daß sie auch zur Lösung gewisser persönlicher Probleme beitragen kann, und werden zu einem Arzt gehen wollen, der der Ernährungslehre gegenüber aufgeschlossen oder zumindest tolerant eingestellt ist. Tausende von Leuten schreiben mir jedes Jahr, um die Namen von Ärzten zu erfahren,

die sich auf die Ernährungslehre spezialisiert haben. Wie kann es solche Ärzte geben, wenn an keiner einzigen medizinischen Fakultät Vorlesungen über dieses Thema gehalten werden?
Der Fehler liegt nicht bei den Ärzten selbst, denn man hat ihnen beigebracht, Ernährungslehre für unwichtig zu halten. Wenn es genügend Menschen gibt, die Fragen stellen wie »Woher bekommt mein Kind genügend Linolsäure, wenn ich ihm nur Magermilch geben soll?« und »Warum darf es kein Vitamin E bekommen?« oder »Wieviel Milligramm Pantothensäure muß ich täglich nehmen, damit ich meine Allergien los werde?« oder »Warum verschreiben Sie mir ein Antibiotikum statt Vitamin C, das doch nicht giftig ist?«, und wenn die Ärzte viele solcher Fragen hören, die sie ohne Kenntnisse in der Ernährungslehre nicht beantworten können, dann wird man sich vielleicht auch an den Universitäten mit diesem Thema befassen. Denn die dort Lehrenden sind zum großen Teil praktizierende Ärzte.
Wenn unser Land eine führende Weltmacht bleiben will, dann liegt hier eine große Aufgabe vor uns, die jeden angeht, und zwar gerade den, den man zu Unrecht als den »kleinen Mann auf der Straße« bezeichnet und durchaus nicht verdient, klein genannt zu werden. Viele von ihnen, die ich kenne, haben das Leben fast aller ihrer Mitbürger in ihren Gemeinden verändert. Ohne eine spezielle Schulung, ohne eine besondere Organisation, ohne eine Hierarchie von Funktionären, und dazu mit sehr wenig Geld, könnte das Problem der Fehlernährung bei uns in den USA gelöst werden, wenn es nur genug Menschen gäbe, die bereit wären, sich damit zu befassen. An Aufgaben mangelt es nicht. Für jede Begabung gibt es genug zu tun. Die wissenschaftliche Forschung, das Bemühen der Ärzte um den Menschen und die Begeisterung des Laien sind in gleicher Weise von Wichtigkeit. Ernährungslehre ist mehr als nur eine Wissenschaft über die Wege, die zur Gesundheit führen. Sie hat etwas mit der grundsätzlichen Frage zu tun, wie erfüllt ein Leben gelebt werden kann. Francis Bacon schrieb einmal: »Ein gesunder Körper ist ein freigiebiger Gastgeber für die Seele, ein kranker Körper ist ein Gefängnis.« Durch unsere Arbeit können wir den Menschen helfen, freigiebige Gastgeber zu sein, oder sie zum Gefangensein verurteilen.
Jeder Mensch, der weiß, wie es um unser Land steht, kann mithelfen, das zu ändern. Es ist ein Teil meiner innersten Überzeugung – meines religiösen Gefühls, wenn Sie so wollen –, daß man es bei der bloßen Fähigkeit, seinen Mitmenschen zu helfen, nicht belassen darf, sondern daß diese Fähigkeit zur Verantwortung entwickelt werden muß. Diese Verantwortung sollten alle Menschen auf sich nehmen.

Anmerkung des Verlages
Wie Sie bemerkt haben werden, hat sich die Autorin in den letzten zwei Kapiteln mit der marktbeherrschenden Stellung der Lebensmittelkonzerne und deren Einfluß auf die Volksgesundheit in Amerika auseinandergesetzt.
Obwohl diese Verhältnisse nicht ohne weiteres auf Europa übertragen werden können, sind auch bei uns unübersehbare Tendenzen vorhanden, die in diese Richtung gehen.

Tabellen über die Zusammensetzung der Lebensmittel

Die in den folgenden Tabellen angeführten Nährstoffe sind genauso wichtig wie Magnesium, Cholin, Pantothensäure und viele andere. Ein Vergleich zwischen den Nährstoffen, die man täglich zu sich nimmt, und den empfohlenen Tagesmengen decken jedoch oft Ernährungsfehler auf. Da die empfohlenen Tagesmengen auf Gesunde abgestimmt sind, sollten Kranke, mit Ausnahme von Natrium und eventuell auch der Kalorien, die doppelte oder dreifache Menge sämtlicher Nährstoffe erhalten. Leider stehen für Speisen mit hohem Nährwert, die zu Hause zubereitet werden können, keine Angaben zur Verfügung.
Mit Rücksicht auf Personen, die auf salzarme Ernährung achten müssen, sind die Lebensmittel ungesalzen angeführt, ausgenommen Erzeugnisse, bei denen Salz bei der Zubereitung hinzugefügt wird (z. B. verpackte Getreideflocken und Dosensuppen). Wer leicht gesalzen ißt, sollte dem Essen 3000 mg Kochsalz täglich zufügen, wer gut gesalzenes Essen bevorzugt 7000 mg. Normalerweise soll die Kaliumzufuhr etwa ebenso hoch sein wie die Natriumaufnahme, während die eingenommene Kalziummenge zwei Drittel oder mehr der Phosphormenge betragen sollte.
Sowohl tierische als auch pflanzliche Fette enthalten große Mengen teilweise ungesättigter Ölsäure, einer nichtessentiellen Fettsäure, die bei Arteriosklerose anscheinend in den Gefäßwänden abgelagert wird. In der folgenden Übersicht habe ich deshalb die Ölsäure mit den gesättigten Fettsäuren kombiniert. Wo die gesamte Fettmenge größer ist als Ölsäure, gesättigte Fettsäuren und Linolsäure zusammen, besteht die Differenz aus der vorhandenen Menge aus Linolen- und Arachidonsäure. Der tägliche Bedarf an Linolensäure ist nicht bekannt, dürfte aber ungefähr 15 g betragen. Im Hinblick auf die Förderung des Wachstums wertvoller Darmbakterien sollte die Nahrung außerdem mindestens 15 g Zellulose enthalten.

Empfohlene Tagesmengen[64]

	Alter von	bis	Gewicht in kg	Größe in cm	Kalorien	Proteine in Gramm
Männer	18	35	73	175	2900	70
	35	55	73	175	2600	70
	55	75	73	175	2200	70
Frauen	18	35	61	162	2100	58
	35	55	61	162	1900	58
	55	75	61	162	1600	58
während der letzten 6 Monate der Schwangerschaft					+ 200	+ 20
während der Stillzeit					+ 1000	+ 40
Kinder	1	3	14	83	1300	32
	3	6	19	102	1600	40
	6	9	25	120	2100	52
Jugendliche (männl.)	9	12	34	135	2400	60
	12	15	47	150	3000	75
	15	18	64	166	3400	85
Jugendliche (weibl.)	9	12	34	135	2200	55
	12	15	49	152	2500	62
	15	18	56	157	2300	58

Maßangaben zu den Tabellen
1 Liter = 4 Tassen
1 Tasse = ¼ Liter
= 16 Eßlöffel
2 Eßlöffel = 0,03 Liter
1 Eßlöffel (E) = 3 Teelöffel (T)

Ständig wiederkehrende Abkürzungen
S = Spuren von ...
* = Ölsäure eingeschlossen
– = keine Angaben

Kalzium mg	Eisen mg	Vitamine A Einheiten	B 1 mg	B 2 mg	Niazin mg	C mg	D Einheiten
800	10	5000	1,2	1,7	19	70	
800	10	5000	1	1,6	17	70	
800	10	5000	0,9	1,3	15	70	
800	15	5000	0,8	1,3	14	70	
800	15	5000	0,8	1,2	13	70	
800	10	5000	0,8	1,2	13	70	
+500	+5	+1000	+0,2	+0,3	+3	+30	400
+500	+5	+3000	+0,4	+0,6	+7	+30	400
800	8	2000	0,5	0,8	9	40	400
800	10	2500	0,6	1	11	50	400
800	12	3500	0,8	1,3	14	60	400
1100	15	4500	1	1,4	16	70	400
1400	15	5000	1,2	1,8	20	80	400
1400	15	5000	1,4	2	22	80	400
1100	15	4500	0,9	1,3	15	80	400
1300	15	5000	1	1,5	17	80	400
1300	15	5000	0,9	1,3	15	70	400

Anmerkungen zu den nachfolgenden Tabellen

a) siehe Rezept Seite 105, 222, 233
b) wird aus Torulahefe, angereichert mit Kalzium, gemacht. Da Lecithin und Milchzucker offenbar keine Kalorienträger sind, enthalten 4½ Tassen nur 425 kcal
c) enthält weniger als 0,1 mg
d) ergiebigste Quelle für Erdnußsäure
e) reich an Inulin, wird vom Körper nicht verwendet
f) mit Mayonnaise
g) gesalzen
h) fritiert, in Öl gebacken
i) ungesüßt
j) wenn gelb
k) mit raffiniertem Mehl zubereitet
l) angereichert mit den Vitaminen B_1, B_2, Niacin und Eisen
m) enthält 4% Milchbestandteile
n) vor dem Kochen abgemessen
o) mit Tomaten
p) mit Butter oder angereicherter Margarine zubereitet
q) mit Malz
r) mit Überzug aus raffiniertem Mehl und harten Fetten
s) + 200 mg bei gesalzenen Nüssen
u) enthält 370 mg Cholin, 74 mg Inositol, 5,5 mg Pantothensäure und 18,5 Mikrogramm Vitamin B_{12} und andere B-Vitamine
v) entspricht der doppelten Menge frischer Hefe
w) vgl. Seite 220
*) mit Zucker und harten Fetten

Zusammenstellung der Lebensmittel[65]

Lebensmittel	ca.	Gewicht in g	Kalorien	Proteine in g	Kohlehydrate in g	Zellulose in g	Fett in g	gesätt.* Fettsäur. in g
Fleisch								
Kalbsbraten		85	305	23	0	0	14	13
Kalbskotelett, gebraten		85	185	23	0	0	9	8
Lamm-Kotelett		115	480	24	0	0	35	33
Lammschlegel, vom Rost		86	314	20	0	0	14	14
Lammschulter, gebraten		85	285	18	0	0	23	21
Cornedbeef		85	185	22	0	0	10	9
Cornedbeef aus der Büchse		85	120	12	6	S	8	7
Dörrfleisch		56	115	19	0	0	4	4
Fleischpastete	1	227	460	18	32	S	28	25
Frühstücksspeck	2 Schb.	16	95	4	1	0	8	7
Gulasch mit Gemüse	1 Tasse	235	185	15	15	S	10	9
Hackfleisch, mageres		85	185	24	0	0	10	9
Hamburger		85	245	21	0	0	17	15
Rindskotelett, gebraten		85	245	23	0	0	16	15
Rostbraten		85	390	16	0	0	36	35
Steak – fett		85	330	20	0	0	27	25
Steak – mager		85	220	24	0	0	12	11
Büchsenschinken		57	165	8	1	0	14	·12
Schinken		57	170	13	0	0	13	11
Schweinebraten		85	310	21	0	0	24	21
Schweinefleisch, gepök.		60	470	3	0	0	55	–
Schweinekotelett		100	200	16	0	0	21	18
Speck, geräuchert, in der Pfanne ausgelassen		85	290	16	0	0	22	19
Geflügel								
Ente		100	370	16	0	0	28	–
Huhn, gebraten		85	185	23	0	0	9	7
Huhn, vom Rost		100	290	25	0	0	20	16
Hühnerteile, gebacken		85	245	25	0	0	15	11
Truthahn, gebraten		100	265	27	0	0	15	–
Chili con carne m. Bohn.	1 Tasse	250	325	19	30	1,2	15	14
o. Bohn.	1 Tasse	255	510	26	15	S	38	36
Innereien								
Herz, gebraten		85	160	26	1	0	5	4
Hirn vom Rind, Kalb, Schaf, Schwein		100	125	10	0	0	8	–
Hühnerleber, gebacken	3 Schb.	100	140	22	2,3	0	14	12
Kalbsleber		100	261	29	4	0	13	–
Kalbsbries (Thymusdrüse), gebr.		100	170	32	0	0	3	–
Leber vom Lamm	2 Schb.	100	260	32	3	0	12	–

Linols. in g	Eisen mg	Kalzium mg	Minerale Phosphor mg	Kalium mg	Natrium mg	A Einheiten	Vitamine B1 mg	B2 mg	Niazin mg	C mg
S	2,9	10	200	390	70	0	0,1	0,3	6,6	0
S	2,7	9	230	400	70	0	S	0,2	6	0
1	3,1	10	140	275	75	0	0,1	0,2	4,5	0
0	2,8	9	190	270	70	0	0,1	0,2	5	0
1	2,4	8	170	260	60	0	0,1	0,2	4	0
S	3,7	17	100	60	1200	20	S	0,2	2,9	0
S	1,1	20	125	180	540	10	S	0,1	2,4	0
0	2,9	10	60	190	30	S	S	0,2	2,2	0
1	2,5	20	150	318	620	2800	S	0,1	3	S
1	0,5	2	42	65	600	0	S	S	0,8	0
S	2,8	30	150	500	75	2500	0,1	0,2	4,4	14
S	3	10	158	340	110	20	S	S	5,3	0
S	2,7	9	145	320	100	30	S	S	5,1	0
S	2,9	10	110	340	50	30	S	0,18	3,5	0
S	2,1	7	105	350	60	60	S	S	3	0
1	2,5	8	150	320	60	50	S	S	4	0
S	3	11	180	300	62	20	S	S	4,8	0
1	1,2	5	170	280	800	0	0,2	0,1	1,8	0
1	1,5	5	170	290	700	0	0,2	0,1	1,6	0
2	2,7	9	240	360	40	0	0,8	0,2	4,4	0
–	0,4	S	S	19	1350	0	S	S	S	0
2	2,2	8	250	390	30	0	0,6	0,2	3,8	0
2	2,2	8	240	370	1000	0	0,4	0,1	3	0
–	2,4	9	170	285	74	–	S	0,4	7,9	0
2	1,4	10	250	350	50	260	S	0,1	7	0
4	1,9	10	220	280	58	960	S	0,2	7,4	0
2	1,8	13	218	320	50	200	S	0,1	5	0
–	3,8	23	320	320	60	0	S	0,1	8	0
S	4,2	98	360	500	1060	100	S	0,2	3,5	0
1	5,9	14	365	520	1000	130	S	0,3	5,6	0
S	6	14	203	190	90	30	0,2	1	6,8	–
–	2,4	10	312	219	125	0	0,2	0,2	4,4	0
2	7,4	16	240	160	51	32200	0,2	2,4	11,8	20
–	14,2	13	537	453	118	32000	0,2	4,2	16,5	37
–	0,8	7	360	244	116	0	0,1	0,3	5	0
–	17,9	16	572	330	85	74000	0,5	5,1	24,9	36

Lebensmittel	ca.	Gewicht in g	Kalorien	Proteine in g	Kohlehydrate in g	Zellulose in g	Fett in g	gesätt.* Fettsäur. in g
Nieren gebraten		100	230	33	1	0	7	–
Rinderleber, in Öl gebacken		100	320	26	5	0	10	7
Rinderzunge		85	205	18	S	0	14	13
Schweineleber	2 Schb.	100	241	29	3	0	11	–
Wurst								
Bologneser Wurst	2 Schb.	50	124	7	2	S	10	9
Frankfurter Würstchen		102	246	14	2	S	20	18
Leberwurst		56	132	8	1	0	11	–
Schweinswurst		100	475	18	0	0	44	40
Fisch und andere Meerestiere								
Austern, rohe		120	85	8	3	0	2	0
Austern in Soße m. Milch	1 Tasse	230	200	11	11	0	12	–
Fischstäbchen, paniert, gebacken	5	112	200	19	8	0	10	5
Flunder, gebacken		100	200	30	0	0	8	0
Garnelen, gedämpft		85	110	23	0	0	1	0
Heilbutt, gebraten		100	182	26	0	0	8	0
Hering, geräuchert		100	211	22	0	0	13	0
Hummer, gedämpft		100	92	18	S	0	1	0
Kammuschelfleisch, paniert, geb.		100	194	18	10	0	8	–
Kabeljau, gebraten		100	170	28	0	0	5	0
Kabeljaufilet, gebacken		100	175	15	9	–	8	–
Krabbenfleisch, gekocht		85	90	14	1	0	2	0
Lachs aus der Büchse		85	120	17	0	0	5	1
Makrele aus der Büchse		85	155	18	0	0	9	0
Muscheln, gedämpft od. in Büchsen		85	87	12	2	0	1	–
Sardinen aus der Büchse		85	180	22	0	0	9	4
Shad (am. Süßwasserhering) geb.		85	170	20	0	0	10	0
Schellfisch, gebacken		85	135	16	6	0	5	4
Schwertfisch, gebraten		100	180	27	0	0	6	0
Thunfisch aus der Büchse		85	170	25	0	0	7	3
Gemüse und Feldfrüchte								
Artischocken	1 große	100	8-44	2	10 e)	2	S	S
Aubergine, gedünstet	1 Tasse	180	30	2	9	1,2	S	0
Bohnen, grüne	1 Tasse	125	25	1	6	0,6	S	S
Bohnen, weiße	1 Tasse	160	140	8	24	3	S	S
Bohnen, weiße, getrocknet, gekocht	1 Tasse	192	260	16	48	2	S	S
Bohnen, braune, geb. mit Schweinefleisch	¾ Tasse	200	250	11	37	2	6	6
Bohnen, Feuer-, aus der Büchse	1 Tasse	260	230	15	42	2,5	1	0

		Minerale				Vitamine				
Linols. in g	Eisen mg	Kalzium mg	Phosphor mg	Kalium mg	Natrium mg	A Einheiten	B1 mg	B2 mg	Niazin mg	C mg
—	13,1	18	220	320	250	1150	0,5	4,8	10,7	0
2	9	8	476	380	184	53400	0,3	4,1	16,5	27
S	2,5	7	180	240	90	0	S	0,3	3	0
—	29	15	539	390	111	14000	0,3	4,4	22,3	22
S	1,2	4	54	110	550	0	S	S	1,3	0
1	1,2	6	50	215	1100	0	0,1	0,2	2,5	0
—	2,8	4	120	75	450	2860	0,2	0,6	2,3	0
3	2,4	7	165	270	958	0	0,8	0,3	3,7	0
0	6,6	113	150	120	80	320	0,2	0,2	3,3	0
—	3,3	269	230	310	940	640	0,1	0,4	1,7	0
5	0,4	12	180	140	—	S	0	S	1,6	0
—	1,4	22	344	585	235	0	S	S	2,5	0
0	2,6	98	250	205	130	50	S	S	1,9	0
0	0,8	14	267	540	56	440	S	S	9,2	0
0	1,4	66	254	—	—	110	S	0,1	3,4	0
0	0,6	65	192	180	210	0	0,1	S	1,9	0
—	1,4	110	338	470	265	0	S	0,1	1,4	0
—	1	30	270	400	110	180	S	0,1	3	0
—	—	—	—	—	—	—	—	—	—	0
0	0,8	38	170	100	900	—	S	S	2,1	0
0	0,7	160	280	340	45	60	S	0,2	6,8	0
0	1,9	221	260	—	—	20	S	0,3	7,4	0
—	5,4	74	110	230	170	100	S	S	0,9	0
4	2,5	367	490	540	480	190	S	0,2	4,6	0
0	0,5	20	300	350	75	20	0,1	0,2	7,3	0
S	0,7	11	200	510	56	0	S	S	2,6	0
0	1,1	20	250	780	51	2000	S	S	10,3	0
4	1,2	7	300	240	700	70	S	0,1	10,9	0
0	1,3	50	69	300	30	150	S	S	0,7	8
S	0,9	17	60	390	2	10	S	S	0,9	8
0	0,9	45	20	204	2	830	S	0,1	0,6	16
0	2,5	44	105	320	2	290	0,2	0,1	1,9	15
0	1,5	15	75	306	1	S	0,3	0,1	1,3	0
0	4,2	112	226	420	960	S	0,1	0,1	1,3	S
S	4,6	74	350	750	6	0	0,1	0,1	1,5	0

Lebensmittel	ca.	Gewicht in g	Kalorien	Proteine in g	Kohlehydrate in g	Zellulose in g	Fett in g	gesätt.* Fettsäur. in g
Bohnensprossen, ungekocht	1 Tasse	50	17	1	3	0,3	S	0
Blumenkohl, gedämpft	1 Tasse	120	30	3	6	1	S	0
Brokkoli, gedämpft	1 Tasse	150	45	5	8	1,9	S	0
Brunnenkresse, frische	1 Tasse	50	9	1	1	0,3	S	–
Endiviensalat	½ Kopf	57	10	1	2	0,6	S	–
Eisberg-Salat	¼ Kopf	100	13	S	3	0,5	S	–
Erbsen, grüne, a. d. Bü.	1 Tasse	100	68	3	13	1,4	S	–
Erbsen, frische, gedünst.	1 Tasse	100	70	5	12	2,2	S	–
Erbsen, tiefgefroren	1 Tasse	100	68	5	12	1,8	S	–
Spalterbsen, gekocht	½ Tasse	100	115	8	21	0,4	S	–
Spalterbsen mit Mohrrüben, eingefroren	1 Tasse	100	53	3	10	1	S	–
Feldsalat, gedünstet	1 Tasse	150	48	5	7	3,2	S	–
Grünkohl, gedünstet	1 Tasse	110	45	4	8	0,9	1	–
Gurken	6 Scheib.	50	6	S	1	0,2	0	0
Kartoffeln mit Käse	¾ Tasse	100	145	6	14	0,4	8	7
Kartoffel-Chips	10	20	110	1	10	S	7	4
Kartoffelbrei mit Milch und Butter	1 Tasse	200	230	4	28	0,7	12	11
Bratkartoffeln	¾ Tasse	100	268	4	33	0,4	14	6
Pellkartoffeln		100	80	2	19	0,4	S	–
Pommes-frites	10 Stück	60	155	1	20	0,4	7	3
Salzkartoffeln		100	100	2	22	0,5	S	–
Süßkartoffeln, gebraten		110	155	2	36	1	1	–
Süßkart. mit Zuckerguß		175	235	2	60	1,5	6	5
Kohlrabi, roh, geschn.	1 Tasse	140	40	2	9	1,5	S	–
Kohlrüben, gedünstet	⅔ Tasse	100	32	S	8	1,4	0	0
Kürbis	1 Tasse	210	35	1	8	0,6	S	–
Krautsalat f)	1 Tasse	120	140	1	9	1	14	4
Linsen	1 Tasse	200	212	15	38	2,4	S	–
Löwenzahn, grüne Blätter gedünstet	1 Tasse	180	80	5	16	3,2	1	0
Mangoldgemüse, gedä.	1 Tasse	150	30	2	7	1,4	0	0
Mais, gedünstet		100	92	3	21	0,8	1	S
Mais, gekocht aus der Büchse	1 Tasse	200	170	5	41	1,6	S	0
Mohrrüben, gekocht	1 Tasse	150	45	1	10	0,9	S	0
Mohrrüben, rohe	1 Tasse	110	45	1	10	1,2	S	0
Mohrrüben, rohe, geschn.		50	20	S	5	0,5	S	0
Mostrich, der grüne Teil, gedünstet	1 Tasse	140	30	3	6	1,2	S	–

Linols. in g	Eisen mg	Kalzium mg	Phosphor mg	Kalium mg	Natrium mg	A Einheiten	B1 mg	B2 mg	Niazin mg	C mg
			Minerale				**Vitamine**			
S	3,8	19	170	514	3	40	0,2	0,1	1,3	S
S	1,2	26	84	220	11	100	S	0,1	0,6	34
S	2,1	190	100	405	15	5100	S	0,2	1,2	105
–	0,8	75	27	140	25	2500	S	1	0,4	80
–	1	45	28	215	9	1700	S	S	0,1	6
–	0,5	20	22	175	9	300	S	S	0,3	6
–	1,8	25	67	96	270	500	0,1	S	1	8
–	1,9	22	122	200	1	960	0,3	0,1	2,3	24
–	1,8	19	86	135	115	600	0,2	S	1,7	13
–	1,7	11	89	296	13	40	0,2	S	0,9	0
–	1,1	25	57	160	84	9000	0,2	S	1,3	10
–	1	460	100	–	–	14650	0,1	0,4	1,4	120
–	1,3	130	57	260	29	8000	S	0,2	0,8	60
0	0,1	5	9	80	3	0	S	S	0,1	4
S	0,5	127	122	310	450	320	S	0,1	0,9	10
3 h)	0,4	6	38	210	200	S	S	S	0,6	0
S	1	45	150	654	660	470	0,2	0,1	1,6	16
8 h)	1,1	15	100	775	225	0	0,1	S	2,8	20
–	0,8	11	56	407	3	10	0,1	S	1,2	15
4 h)	0,7	9	6	510	6	0	S	S	1,8	8
–	0,7	13	66	500	4	10	0,1	S	1,2	15
–	1	36	58	300	12	8900	0,1	S	0,7	24
1	1,6	50	70	360	18	11600	0,1	0,1	1,1	30
–	0,8	66	70	520	10	S	S	S	0,3	85
0	0,4	40	35	170	4	350	S	S	0,7	21
–	0,8	8	32	480	8	700	S	0,1	1,3	24
9	0,5	47	30	240	150	80	S	S	0,3	50
–	4,1	50	238	505	15	40	S	S	1,2	0
S	5,6	337	126	760	130	27300	0,3	0,2	1,3	29
S	3,6	155	54	475	120	8100	S	0,1	0,1	17
S	0,5	4	120	300	S	300	S	S	1,1	12
S	1,3	10	102	400	472 g)	520	S	0,1	2,4	14
S	0,9	38	55	600	75	18130	S	S	0,7	6
S	0,9	43	29	410	51	13000	S	S	0,7	7
S	0,4	20	19	205	25	5000	S	S	0,3	3
–	4,1	308	60	510	68	10050	0,1	0,2	1	60

Lebensmittel	ca.	Gewicht in g	Kalorien	Proteine in g	Kohlehydrate in g	Zellulose in g	Fett in g	gesätt.* Fettsäur. in g
Okra (eßb. Eibisch), gedünstet	1½ Tassen	100	32	1	7	1	S	–
Paprikaschoten aus der Büchse	1		38	10	S	2	S	S	–
Paprika, roh, grün, süß	1		100	25	1	6	1,4	S	–
Paprika, gefüllt mit Rindfleisch und Brotkrümel		150	255	19	24	1	9	8
Pastinak, gedünstet	1 Tasse	155	95	2	22	3	1	–
Petersilie, roh, gehackt	2 E	7	2	S	S	S	S	–
Pilze, gekocht oder aus der Büchse	½ Tasse	120	12	2	4	S	S	–
Radieschen, roh	5	50	10	S	2	0,3	0	–
Rosenkohl, gedämpft	1 Tasse	130	60	6	12	1,7	S	0
Rüben, rote, gekocht	1 Tasse	165	68	1	12	0,8	S	0
Salat, grüner	¼ Kopf	100	14	1	2	0,5	S	–
Sauerkraut aus der Büchse	1 Tasse	150	32	1	7	1,5	S	0
Sellerie, gekocht	1 Tasse	100	20	1	4	1	S	0
Sellerie, roh		40	5	1	1	0,3	S	0
Sojabohnen, frische	1 Tasse	200	260	22	20	3,2	11	0
Spargel, grün	6 Stang.	96	18	1	3	0,5	S	S
Spinat, gedünstet	1 Tasse	100	26	3	3	1	S	–
Steckrübenblätter, gedünstet	1 Tasse	145	45	4	8	1,8	1	–
Steckrüben, geschnitten und gedünstet	1 Tasse	155	40	1	9	1,8	S	–
Tomaten, ganz, aus der Büchse	1 Tasse	240	50	2	9	1	S	–
Tomaten, frische		150	30	1	6	0,6	S	–
Tomatensaft aus der Büchse	1 Tasse	240	50	2	10	0,6	S	–
Tomaten-Ketchup	1 E	17	15	S	4	S	S	–
Weißkohl, gedämpft	1 Tasse	170	40	2	9	1,3	S	0
Wirsing, gedämpft	1 Tasse	150	51	5	8	2	S	0
Zwiebeln, große, gekocht	1 Tasse	210	80	2	18	1,6	S	–
Zwiebeln, grüne, roh	6 kleine	50	22	S	5	1	S	–

Getränke

Lebensmittel	ca.	Gewicht in g	Kalorien	Proteine in g	Kohlehydrate in g	Zellulose in g	Fett in g	gesätt.* Fettsäur. in g
Bier (4% Alkohol)	2 Tassen	480	228	S	8	0	0	0
Gin, Whiskey, Wodka		28	70	0	S	0	0	0
Ingwerbier		346	105	0	28	0	0	0
Kaffee, schwarz, unges.	1 Tasse	230	3	S	1	0	0	0
Kola-Getränke, gesüßt		346	137	0	38	0	0	0

		Minerale				Vitamine				
Linols. in g	Eisen mg	Kalzium mg	Phosphor mg	Kalium mg	Natrium mg	A Einheiten	B1 mg	B2 mg	Niazin mg	C mg
–	0,7	82	62	370	1	740	S	S	0,8	20
–	0,7	9	10	50	S	800	0,1	S	1,7	20
–	0,4	11	25	170	S	370	S	S	0,4	120
S	3	60	180	387	420	420	0,1	0,2	3,5	60
–	1,1	88	120	570	11	0	S	0,2	0,3	19
–	0,4	14	7	80	1	580	S	S	0,2	14
–	0,9	8	105	180	400 g)	0	S	0,3	3	3
–	0,5	5	53	130	4	15	S	S	0,1	12
S	1,7	44	95	400	14	520	S	0,1	0,6	60
S	1	24	44	324	64	30	S	S	0,5	10
–	2	35	26	260	9	1 900	S	S	0,3	18
S	0,8	54	45	210	915	0	S	0,1	0,2	24
S	0,5	54	40	300	80	0	S	S	0,4	7
S	0,2	20	18	130	30	0	S	S	0,2	3
7	5,4	150	360	1080	4	60	0,4	0,1	1,2	0
0	1,7	18	43	130	3	700	S	S	0,9	18
–	0,2	124	33	470	74	11 800	0,1	0,2	0,6	30
–	3,5	375	75	–	–	15 300	0,1	0,6	1	90
–	0,8	62	51	345	87	S	S	S	0,6	28
–	1,5	27	44	552	18	2 500	0,1	S	1,7	40
–	0,9	16	40	360	5	2 600	S	S	0,8	35
–	1	17	80	540	36	2 500	0,1	S	1,8	38
–	0,1	2	3	160	260	300	S	S	0,4	2
S	0,8	78	50	240	23	150	S	S	0,3	53
S	1,2	282	75	393	40	11 700	S	0,2	1,6	75
–	1	67	88	315	14	0	S	S	0,4	10
–	0,4	65	12	115	2	500	S	S	0,2	16
0	S	10	60	50	14	0	S	S	1	0
0	0	0	0	S	S	0	0	0	0	0
0	0	0	–	–	–	0	0	0	0	0
0	0,2	9	9	40	2	0	0	S	0,6	0
0	0	0	–	–	–	0	0	0	0	0

Lebensmittel	ca.	Gewicht in g	Kalorien	Proteine in g	Kohlehydrate in g	Zellulose in g	Fett in g	gesätt.* Fettsäur. in g
Limonade, künstlich gesüßt (süßer Sprudel)		346	0	0	0	0	0	0
Sodawasser		346	0	0	0	0	0	0
Sprudel mit Fruchtgesch.		346	161	0	42	0	0	0
Tee, ohne Milch, unges.	1 Tasse	230	4	0	1	0	S	0
Wein, Dessert- (18,8% Alkohol)	½ Tasse	120	164	S	9	0	0	0
Wein, Tisch- (12,2% Alkohol)	½ Tasse	120	100	S	5	0	0	0
Getreideprodukte								
Brötchen a. Weizenschrot	1	28	100	3	23	0,7	1	–
Brötchen, süße	1	50	411	3	23	0,1	12	11
Brötchen, aus raffiniertem Mehl [1])	1	38	115	3	20	S	2	2
Brötchen, aus Vollweizenmehl	1	40	102	4	20	0,1	1	–
Brot aus Naturhafer	1 Scheibe	23	60	2	12	0,1	1	1
Cornflakes [1])	1 Tasse	25	110	2	25	0,1	S	–
Crackers, Graham	2	14	55	1	10	S	1	–
Crackers, Soda	2	11	45	1	8	S	1	–
Haferflocken	1 Tasse	236	150	5	26	4,6	3	2
Maisbrot	1 Scheibe	50	100	3	15	0,3	4	2
Makkaroni, gekocht	1 Tasse	140	155	5	32	0,1	1	–
Makkaroni, überbacken mit Käse	1 Tasse	220	475	18	44	S	25	24
Maismehl, grob, raffiniert, gekocht	1 Tasse	242	120	3	27	0,2	S	–
Maizena, gelb	1 Tasse	118	360	9	74	1,6	4	2
Mehl, feingemahlen	1 Tasse	238	105	3	22	0	S	–
Muffins (engl. Teegeb. aus raffin. Mehl) [1])	1	48	135	4	19	S	5	4
Nudeln	1 Tasse	160	200	7	37	0,1	2	2
Pfannkuchen, aus Buchweizenmehl	4	108	250	7	28	0,1	9	–
Pfannkuchen aus raffiniertem Weizenmehl [1])	4	108	250	7	28	0,1	9	–
Pizza, Käse-	1	75	180	8	23	S	6	5
Popcorn, in Öl gebacken, gesalzen	2 Tassen	28	152	3	20	0,6	7	2
Puffreis	1 Tasse	14	55	S	12	S	S	–
Puffweizen gesüßt [1])	1 Tasse	28	105	1	26	0,6	S	–
Reis, brauner (Naturreis)	1 T. [n])	208	748	15	154	1,2	3	–
Reisflocken [1])	1 Tasse	30	115	2	26	0,1	S	–

Linols. in g	Eisen mg	Kalzium mg	Phosphor mg	Kalium mg	Natrium mg	A Einheiten	B1 mg	B2 mg	Niazin mg	C mg
0	0	0	–	–	–	0	0	0	0	0
0	0	0	–	–	–	0	0	0	0	0
0	0	0	–	–	–	0	0	0	0	0
0	S	S	S	58	S	0	0	S	S	0
0	S	4	S	37	2	0	S	S	0,1	0
0	0,5	10	12	100	6	0	S	S	0,1	0
–	1	13	122	116	1	0	S	S	1,3	0
S	0,4	42	54	56	185	70	S	S	0,8	0
0	0,7	28	39	34	202	S	0,1	S	0,8	0
–	1	46	112	100	225	0	0,1	0,1	1,5	0
0	0,4	16	25	50	125	0	S	S	0,3	0
–	1,2	6	15	40	165	0	0,1	S	0,6	0
–	0,3	3	56	45	90	0	S	S	0,2	0
–	0,1	2	19	12	110	0	S	S	0,1	0
1	1,7	21	140	142	508	0	0,2	S	0,4	0
2	1,1	60	205	75	314	100	S	S	0,3	0
–	0,6	11	82	276	1	0	S	S	0,4	0
1	2	394	363	132	1192	970	0,2	0,5	1,9	0
–	0,7	2	24	200	2	S	S	S	0,4	0
2	1,8	6	178	284	1	500	0,4	0,1	2	0
–	0,8	31	29	20	33	0	0,1	S	1	0
S	0,7	74	80	62	221	60	S	0,1	0,7	0
S	1	16	52	–	–	60	S	S	0,7	0
–	1,2	249	360	245	464	230	0,1	0,2	0,7	0
–	1,3	158	159	135	470	110	0,1	0,1	0,9	0
S	0,7	157	147	96	525	570	S	0,1	0,8	8
4	0,8	4	90	–	646	0	S	S	0,7	0
–	0,3	2	82	57	S	0	S	S	0,6	0
–	0,5	4	38	110	180	0	0,1	S	1,4	0
–	4	78	608	310	18	0	0,6	0,1	9,2	0
–	0,5	9	44	60	329	0	0,1	S	1,7	0

Lebensmittel	ca.	Gewicht in g	Kalorien	Proteine in g	Kohlehydrate in g	Zellulose in g	Fett in g	gesätt.* Fettsäur. in g
Reis, poliert	½ Tasse	50	132	6	28	1,2	6	–
Reis, unpoliert	1 T. n)	187	677	14	142	0,4	S	–
Reis, weißer l)	1 T. n)	191	692	14	150	0,3	S	–
Roggenbrot	1 Scheibe	23	55	2	12	0,1	S	S
Sojamehl, feingemahlen	1 Tasse	110	460	39	33	2,9	22	0
Spaghetti mit Fleischsoße o)	1 Tasse	250	285	13	35	0,5	10	6
Spaghetti mit Tomaten und Käse	1 Tasse	250	210	6	36	0,5	5	3
Span. Reis mit Fleisch	1 Tasse	250	217	4	40	1,2	4	–
Vollkornbrot	1	454	1100	48	216	67,5	14	10
Vollkornbrot	1 Scheibe	23	55	2	11	0,3	1	–
Waffeln m)	1	75	240	8	30	0,1	9	8
Weißbrot, 20 Schn. l, m)	1	454	1225	39	229	9	15	12
Weizen, ungemahlen, gekocht	¾ Tasse	200	275	12	35	4,4	1	–
Weizenflocken aus unraffiniertem Mehl	¼ T. n)	30	103	4	25	0,7	1	–
Weizenkeime	1 Tasse	68	245	17	34	2,5	7	3
Weizenkeimflocken, geröstet q)	1 Tasse	65	260	20	36	2,5	7	3
Weizenkleie (aus dem Reformhaus)	1 Tasse	25	117	3	32	1,3	S	–
Weizenmehl, gemischt, einfach l)	1 Tasse	110	400	12	84	0,3	1	–
Weizenmehl, Vollkorn	1 Tasse	120	390	13	79	2,8	2	–
Zwieback k)	1	38	130	3	18	S	4	3

Eier

Lebensmittel	ca.	Gewicht in g	Kalorien	Proteine in g	Kohlehydrate in g	Zellulose in g	Fett in g	gesätt.* Fettsäur. in g
Eidotter allein	2	34	120	6	S	0	10	8
Eier, gekochte, verlorene, rohe	2	100	150	12	S	0	12	10
Rühreier, Omelett, Spiegeleier	2	128	220	13	1	0	16	14

Käse

Lebensmittel	ca.	Gewicht in g	Kalorien	Proteine in g	Kohlehydrate in g	Zellulose in g	Fett in g	gesätt.* Fettsäur. in g
Cheddarkäse	1 Würfel	17	70	4	S	0	6	5
Cheddar, gerieben	½ Tasse	56	226	14	1	0	19	17
Emmentaler Käse		28	105	7	S	0	8	7
Hüttenkäse m. Rahmzus.	1 Tasse	225	240	30	6	0	11	10
Hüttenkäse o. Rahmzus.	1 Tasse	225	195	38	6	0	S	S
Rahmkäse		28	105	2	1	0	11	10
Roquefort		28	105	6	S	0	9	8
Streichkäse		28	105	7	S	0	9	8

			Minerale			Vitamine				
Linols. in g	Eisen mg	Kalzium mg	Phosphor mg	Kalium mg	Natrium mg	A Einheiten	B1 mg	B2 mg	Niazin mg	C mg
–	8	35	553	357	S	0	0,9	0,2	14	0
–	1,6	53	244	300	6	0	0,3	S	7,6	0
–	1,6	46	258	247	4	0	S	S	1,6	0
0	0,4	17	29	52	120	0	S	S	0,3	0
11	8,8	218	613	1826	1	121	0,9	0,3	2,3	0
3	2	25	162	670	1017	690	S	0,1	2,1	13
2	2	45	135	407	955	830	S	S	1	15
–	1,5	35	98	577	790	1260	S	S	1,7	15
4	10,4	449	1083	810	2880	0	1,2	1	12,9	0
–	0,5	23	54	40	144	0	S	S	0,7	0
1	1,4	124	150	114	327	310	0,1	0,2	1,1	0
2	10,9	318	662	207	2655	0	1,1	0,7	10,4	0
–	1,1	15	130	126	1	0	0,2	0,1	1,4	0
–	1,6	40	400	174	1	0	0,1	0,1	4,8	0
3	5,5	57	744	550	5	0	1,4	0,5	3,1	0
3	4,9	32	722	630	1	110	1,6	0,9	4,1	0
–	2	25	248	480	960	0	0,1	0,1	3,4	0
–	3,2	18	87	86	1	0	0,4	0,2	3,2	0
–	3,9	49	464	445	3	0	0,6	0,2	5,1	0
S	0,7	61	58	40	208	0	S	S	0,7	0
1	1,8	48	175	33	9	1180	S	0,1	S	0
1	2,3	54	205	129	122	1180	S	0,3	S	0
1	2,2	60	222	140	338	1200	S	0,4	S	0
S	0,1	133	128	30	180	230	S	0,1	S	0
S	0,6	435	390	90	540	700	S	0,2	S	0
S	0,2	270	140	25	225	320	S	0,1	S	0
S	0,9	207	360	170	625	430	0,1	0,6	0,2	0
S	0,9	202	380	180	620	20	0,1	0,6	0,1	0
S	0,1	18	170	25	180	440	S	0,1	S	0
S	0,2	122	100	22	284	350	S	0,2	0,1	0
S	0,1	210	190	22	370	350	S	0,1	S	0

Lebensmittel	ca.	Gewicht in g	Kalorien	Proteine in g	Kohlehydrate in g	Zellulose in g	Fett in g	gesätt.* Fettsäur. in g
Milch								
Buttermilch	1 Tasse	246	127	9	13	0	5	4
Magermilch	¼ l	984	360	36	52	0	S	S
Milchpulver, fett	1 Tasse	103	515	27	39	0	28	24
Milchpulver, mager, sofort löslich	1⅓ T.	85	290	30	42	0	S	S
Milchpulver, mager	⅔ Tasse	85	290	30	42	0	S	S
Milch mit Malzextrakt (½ Tasse Speise-Eis)	2 Tassen	540	690	24	70	0	24	22
Pep-up, kalorienreich	⅔ Tasse	160	155	10	13	0,2	5	2
Pep-up, kalorienarm [b]	4½ T.	1053	738	56	62	0,2	28	12
Pep-up, kalorienarm [b]	⅞ Tasse	200	148	11	12	S	5	2
Trockenmilch, ungelöst	1 Tasse	252	345	16	24	0	20	18
Verstärkte Milch oder pep-up [a]	6 T.	1419	1373	89	119	1,4	42	23
Vollmilch	¼ l	976	660	32	48	0	40	36
Ziegenmilch, frisch	1 Tasse	244	165	8	11	0	10	8
Eis (handelsüblich)	1 Tasse	188	300	6	29	0	18	16
Joghurt von teilentrahmter Milch	1 Tasse	250	120	8	13	0	4	3
Kakao	1 Tasse	252	235	8	26	0	11	10
Milchpudding (Maisstärke)	1 Tasse	248	275	9	40	0	10	9
Pudding aus Milch und Eiern	1 Tasse	248	285	13	28	0	14	11
Sahne, leicht oder halb entfettet	½ Tasse	120	170	4	5	0	15	13
Schlagsahne	½ Tasse	119	430	2	3	0	47	42
Soft-Eis (″)	1 Tasse	190	275	9	32	0	10	9
Öl, Fette, Backfette								
Butter	1 E	14	100	S	S	0	11	10
Butter	½ Tasse	112	800	S	1	0	90	80
Kochfette, harte	½ Tasse	100	665	0	0	0	100	88
Margarine	½ Tasse	112	806	S	S	0	91	76
Margarine		14	100	S	S	0	11	9
Mayonnaise	1 E	15	110	S	S	0	12	5
Speck	½ Tasse	110	992	0	0	0	110	92
Distel-, Sonnenblumen-, Walnuß-Öl	1 E	14	125	0	0	0	14	3
Mais-, Soja-, Erdnuß- [d] Baumwollsamen-Öl	1 E	14	125	0	0	0	14	5
Olivenöl	1 E	14	125	0	0	0	14	13

Linols. in g	Minerale					Vitamine				
	Eisen mg	Kalzium mg	Phosphor mg	Kalium mg	Natrium mg	A Einheiten	B1 mg	B2 mg	Niazin mg	C mg
S	0,1	298	270	52	19	180	0,1	0,4	0,2	2
0	0,4	1192	940	215	78	0	0,4	1,7	0,8	6
S	0,4	968	1160	200	72	1160	0,3	1,5	0,7	S
0	0,4	1040	940	210	75	S	0,2	1,4	0,7	S
0	0,4	1040	940	210	75	S	0,2	1,4	0,7	S
S	0,8	270	615	60	19	670	0,3	1,1	0,2	2
1,7	1,4	333	351	300	27	295	1,3	1,2	9,5	37
12,2	7,4	1792	2040	1015	84	0	10,4	11,4	100,8	6
2,5	1,5	358	408	203	17	0	2,1	2,3	20,1	1
S	0,2	570	465	102	38	780	0,1	0,8	0,5	S
14,2	12,1	2949	3116	2704	248	2670	11,5	10,9	103,5	330
S	0,4	1140	930	210	75	1560	0,32	1,7	0,8	6
S	0,2	315	212	66	8	390	0,1	0,3	0,7	2
1	0,1	175	150	170	140	740	S c)	0,3	0,1	S
S	0,9	280	212	50	19	390	0,1	0,5	0,3	S
S	0,1	295	270	50	19	170	0,1	0,4	0,2	S
S	0,1	290	260	48	21	360	0,1	0,4	0,1	S
1	1	278	370	100	60	870	0,1	0,5	0,2	S
S	S	130	90	95	55	550	S	0,2	S c)	S
1	0	82	70	65	50	1900	S	0,1	S	S
S	0,1	290	250	54	58	390	0,1	0,4	0,2	S
S	S	3	0	4	120	460	0	S c)	0	0
2	S	22	0	28	990	3700	0	S	0	0
7	0	0	0	0	4	0	0	0	0	0
8	0	22	16	58	1150	3700	0	S	0	0
1	0	3	2	9	144	460	0	0	0	0
6	0,1	2	8	3	85	40	S	S	S	0
11	0	0	0	S	S	0	0	0	0	0
9	0	0	0	0	0	0	0	0	0	0
7	0	0	0	0	0	0	0	0	0	0
1	0	0	0	0	0	0	0	0	0	0

Lebensmittel	ca.	Gewicht in g	Kalorien	Proteine in g	Kohlehydrate in g	Zellulose in g	Fett in g	gesätt.* Fettsäur. in g
Salatsoßen								
Amerikan. (1000 Islands)	1 E	15	75	S	1	0	8	3
Französische	1 E	15	60	S	2	0	6	2
Nüsse und Samen								
Acajounuß, ungesalzen	½ Tasse	70	392	12	20	0,9	32	28
Erdnußbutter, handelsübliche*)	⅓ Tasse	50	300	12	9	0,9	25	17
Erdnußbutter, natürliche	⅓ Tasse	50	284	13	8	0,9	24	10
Erdnüsse, geröstet	⅓ Tasse	50	290	13	9	1,2	25	16
Kokosnuß, gerieben gesüßt	½ Tasse	50	274	1	26	2	20	19
Mandeln, getrocknet	½ Tasse	70	425	13	13	1,8	38	28
Mandeln, geröstet, gesalzen	½ Tasse	70	439	13	13	1,8	40	31
Paranüsse, ungesalzen	½ Tasse	70	457	10	7	2	47	31
Pekannüsse, roh, halb	½ Tasse	52	343	5	7	1,1	35	25
Sesamsamen, getrockn.	½ Tasse	50	280	9	10	3,1	24	13
Sonnenblumensamen	½ Tasse	50	280	12	10	1,9	26	7
Walnüsse, roh	½ Tasse	50	325	7	8	1	32	7
Obst								
Ananas, Scheiben, aus der Büchse	1	122	95	S	26	0,4	S	–
Ananas, in Stücken	1 Tasse	260	205	1	55	0,7	S	–
Ananas, frische	1 Tasse	140	75	1	19	0,6	S	–
Ananassaft, aus der Büchse ¹)	1 Tasse	250	120	1	32	0,2	S	–
Äpfel, frische	1	130	70	S	18	1	S	–
Apfelessig	⅓ Tasse	100	14	S	3	0	0	0
Apfelkompott, selbstgemacht od. a. d. Bü.	1 Tasse	240	100 ¹)	S	26	2	S	–
Apfelsaft, frisch od. aus der Flasche	1 Tasse	250	125	S	34	–	0	0
Aprikosen in Sirup aus der Büchse	1 Tasse	250	220	2	57	1	S	–
Aprikosen, getrocknet	½ Tasse	75	220	4	50	1	S	–
Aprikosen, frische		114	55	1	14	0,7	S	–
Aprikosensaft	1 Tasse	250	140	1	36	2	S	–
Avocado-Birne	½	108	185	2	6	1,8	18	12
Bananen	1	150	85	1	23	0,9	S	–
Birnen, gesüßt, aus der Büchse	1 Tasse	255	195	1	50	2	S	–
Birnen, frische	1	182	100	1	25	2	1	–

Linols. in g	Eisen mg	Kalzium mg	Minerale Phosphor mg	Kalium mg	Natrium mg	Vitamine A Einheiten	B1 mg	B2 mg	Niazin mg	C mg
4	0,1	2	S	–	–	60	S	S	S	0
3	0,1	3	0	0	–	0	0	0	0	0
2	2,9	29	242	325	40 s)	70	0,3	0,1	1,2	0
7	0,9	29	154	309	300	0	0,3	0,1	6,2	0
7	1	30	204	337	2	0	0,5	0,1	7,9	0
7	1	37	200	337	2 s)	0	0,2	0,1	8,6	0
S	1	8	56	176	0	0	S	S	0,4	1
8	3,3	163	353	541	2	0	0,2	0,6	2,4	0
8	3,3	163	353	541	140	0	S	0,6	2,4	0
12	2,3	124	464	476	1	S	0,6	0,1	1	0
7	1,2	36	144	300	S s)	60	0,4	0,1	0,4	1
10	5,2	580	308	360	30	15	0,4	0,1	2,7	0
15	3,5	60	418	460	15	0	1,8	0,2	13,6	0
20	1,5	50	190	225	1	15	0,1	0,1	0,4	1
–	0,7	26	9	150	1	100	0,1	S	0,2	11
–	1,6	75	15	140	2	210	0,2	S	0,4	23
–	0,4	22	12	210	1	180	0,1	S	0,3	33
–	1,2	37	22	370	2	200	0,1	S	0,4	22
–	0,4	8	13	130	1	50	S	S	S	3
0	0,6	6	9	100	1	0	0	0	0	0
–	1	10	12	210	4	80	S	S	0,1	3
0	1,2	15	12	200	5	90	S	S	S	2
–	8	28	37	600	2	4500	S	S	0,9	10
–	4,1	50	75	780	19	8000	S	0,1	3	9
–	0,5	18	30	280	1	2900	S	S	0,7	10
–	0,5	22	30	440	S	2300	S	S	0,5	7
2	0,6	11	42	600	4	310	0,1	0,2	1,7	15
–	0,7	8	44	390	1	190	S	S	0,7	10
–	0,5	13	30	75	12	S	S	S	0,3	4
–	0,5	13	29	182	3	30	S	S	0,2	7

Lebensmittel	ca.	Gewicht in g	Kalorien	Proteine in g	Kohlehydrate in g	Zellulose in g	Fett in g	gesätt.* Fettsäur. in g
Blaubeeren, a. d. Büchse	1 Tasse	250	245	1	65	2	S	–
Brombeeren, frische	1 Tasse	144	85	2	19	6,6	1	–
Datteln, getrocknet	1 Tasse	178	505	4	134	3,6	S	–
Dattepflaume, japanische	1	125	75	1	20	2	S	–
Erdbeeren, eingefroren	1 Tasse	227	242	1	60	1,3	S	–
Erdbeeren, frische i)	1 Tasse	149	54	S	12	1,9	S	–
Feigen, getrockn., große	2	42	120	2	30	1,9	S	–
Feigen, frische, rohe	3	114	90	2	22	1	S	–
Feigen, gekochte oder aus der Büchse	3	115	130	1	32	1	S	–
Grapefruit in Stücken aus der Büchse	1 Tasse	250	170	1	44	0,5	S	–
Grapefruit, frische	½	285	50	1	14	1	S	S
Grapefruitsaft i)	1 Tasse	250	100	1	24	1	S	–
Himbeeren, eingefr.	½ Tasse	100	100	S	25	2	S	–
Himbeeren, frische	¾ Tasse	100	57	S	14	5	S	–
Kirschen, aus der Büchse, entkernt	1 Tasse	257	100	2	26	2	1	–
Kirschen, frische, rohe	1 Tasse	114	65	1	15	0,3	S	–
Mandarinen, frische	1	114	40	1	10	1	S	–
Obstsalat aus der Dose	1 Tasse	256	195	1	50	0,5	S	–
Oliven, grüne, große, aus der Büchse	10	65	72	1	3	0,8	10	9
Oliven, reife	10	65	105	1	1	1	13	12
Orangen, frische	1	180	60	2	16	1	S	S
Orangensaft, frischer	1 Glas	250	112	2	25	0,2	S	–
Tiefgefr. Konzentrat		210	330	2	78	0,4	S	S
Papaya, frische (Baummelone)	½	200	75	1	18	1,8	S	–
Pfirsiche, aus der Büchse, geschnitten	1 Tasse	257	200	1	52	1	S	–
Pfirsiche, frische	1	114	35	1	10	0,6	S	–
Pflaumen, aus der Büchse in Sirup	1 Tasse	256	185	1	50	0,7	S	–
Pflaumen, frische	1	60	30	S	7	0,2	S	–
Pflaumen, gekocht i)	1 Tasse	270	300	3	81	0,8	1	–
Pflaumensaft aus der Büchse	1 Tasse	240	170	1	45	0,7	S	–
Preiselbeeren, gesüßt	1 Tasse	277	530	S	142	1,2	S	–
Rhabarber, gek., gesüßt	1 Tasse	270	385	1	98	1,9	S	–
Rosinen	½ Tasse	80	230	2	62	0,7	S	–
Traubensaft, in Flaschen	1 Tasse	250	160	1	42	S	S	–
Warzenmelone		380	40	1	9	2,2	S	–

	Minerale					Vitamine				
Linols. in g	Eisen mg	Kalzium mg	Phosphor mg	Kalium mg	Natrium mg	A Einheiten	B1 mg	B2 mg	Niazin mg	C mg
–	0,5	100	15	200	2	100	S	S	0,2	30
–	1,3	46	46	220	S	290	S	S	0,5	30
–	5,7	105	110	1300	1	100	0,1	0,2	3,9	0
–	0,4	7	28	310	1	2710	S	S	0,1	11
–	1,3	50	34	220	3	80	S	0,1	0,4	93
–	1,2	20	24	157	2	50	S	S	0,5	60
–	1,7	80	55	390	15	40	0,1	S	0,8	0
–	0,4	35	20	110	1	90	S	S	0,6	2
	0,4	36	21	105	1	50	S	S	0,4	0
–	0,7	32	35	237	2	20	S	S	0,5	75
0	0,5	21	54	290	4	10	S	S	0,3	72
–	1	20	40	280	2	20	S	S	0,4	84
–	0,6	12	17	95	S	80	S	S	0,6	20
–	0,9	40	37	190	S	130	S	S	0,3	24
–	0,7	37	30	135	8	1680	S	S	0,4	13
–	0,4	18	20	270	1	620	S	S	0,4	10
–	0,4	33	23	110	2	420	S	S	0,2	30
–	1	23	30	350	12	360	S	S	1	5
S	1,2	65	13	45	1400	200	S	0	0	0
S	1,1	56	11	23	650	60	S	S	0	0
–	0,5	50	40	300	S	240	1	S	0,3	75
–	0,5	27	42	500	2	500	0,2	S	1	129
–	0,8	69	115	1315	4	1490	0,6	0,1	2,4	330
–	0,5	40	32	470	6	3500	S	S	0,6	112
–	0,8	11	35	310	6	1100	S	S	1,4	7
–	0,5	9	22	31	5	1320 j)	S	S	1	7
–	2,7	20	25	213	2	260	S	S	0,9	3
–	0,3	10	10	100	S	200	S	S	0,3	3
–	4,5	60	100	810	10	1800	S	0,2	1,8	3
–	9,8	34	100	625	5	–	S	S	1,1	4
–	0,8	34	27	150	3	80	S	S	0,3	5
–	1,1	112	39	510	15	70	S	0	0,2	17
–	2,8	50	112	575	19	15	0,1	S	0,4	0
–	0,8	28	33	450	1	S	0,1	S	0,6	S
–	0,8	33	64	910	40	6000	S	S	1	65

Lebensmittel	ca.	Gewicht in g	Kalorien	Proteine in g	Kohlehydrate in g	Zellulose in g	Fett in g	gesätt.* Fettsäur. in g
Wassermelone	1	925	120	2	29	3,6	1	–
Weintrauben, weiß	1 Tasse	153	70	1	16	0,8	S	–
Weintrauben, rot	1 Tasse	160	100	1	26	0,7	S	–
Zitronensaft, frischer	½ Tasse	125	30	S	10	S	S	–
Zitronenlimonade, tiefgefrorenes Konzentrat		220	430	S	112	S	S	–
Zitronensaft tiefgefrorenes Konzentrat		218	405	S	108	S	S	–
Süßigkeiten und Nachspeisen								
Ahornsirup	2 E	40	100	0	25	0	0	0
Apfelkuchen	1	100	150	1	29	0,5	4	–
Apfeltorte ʳ)	1 Schb.	135	330	3	53	0,1	13	11
Berliner	1	33	135	2	17	S	7	4
Biskuit, ohne Glasur	1 Schb.	40	115	3	22	0	2	2
Bonbons		28	90	S	28	0	0	0
Brotauflauf mit Rosinen	¾ Tasse	200	374	11	56	0,2	12	11
Eis, Zitronen-, Orangen- etc.	1 Tasse	150	117	0	48	0	0	0
Speiseeis siehe Milchprodukte Füllung aus Korinthen, Äpfeln, Rosinen, Zucker, Rum	1 Tasse	135	340	3	62	0,7	9	8
Gelatine, mit Wasser zubereitet	1 Tasse	239	155	4	36	0	S	S
Gelee	1 E	20	50	0	13	0	0	0
Honig, Kunst-	2 E	42	120	S	30	0	0	0
Ingwerkuchen	1	55	180	2	28	S	7	6
Karamelbonbon	5	25	104	S	19	0	3	3
Kirschkuchen	1 Schb.	135	340	3	55	0,1	13	11
Kürbis	1 Schb.	130	265	5	34	0,8	12	11
Kuchen, mit Pudding gef.	1 Schb.	130	265	7	34	0	11	10
Kuchen (Art Biskuit)	1 Schb.	40	110	3	23	0	S	–
Marmelade und ähnliche Brotaufstriche	1 E	20	55	0	14	S	0	0
Marshmallows, große	5	30	98	1	23	0	0	0
Melasse, dunkle	1 E	20	45	0	11	0	0	0
Melasse, raffinierte, aus Zuckerrohr	1 E	20	50	0	13	0	0	0
Obstkuchen	1 Schb.	30	105	2	17	0,2	4	3
Rührkuchen, ohne Glasur	1 Schb.	55	180	4	31	S	5	4
Schokoladenbonbons	2	30	130	S	24	0	4	4
Schokoladenkuchen mit Zuckerglasur	1 Schb.	120	420	5	70	0,3	14	12

Linols. in g	Eisen mg	Minerale				Vitamine				
		Kalzium mg	Phosphor mg	Kalium mg	Natrium mg	A Einheiten	B1 mg	B2 mg	Niazin mg	C mg
–	1,2	63	96	600	2	520	S	S	0,2	6
–	0,4	13	30	120	5	100	S	S	0,3	4
–	0,6	18	30	240	6	120	S	S	0,4	7
–	0,2	8	13	80	4	20	S	S	0,1	50
–	0,4	9	15	170	5	40	S	S	0,7	66
–	0,7	11	12	118	S	S	S	S	0,2	260
0	0,6	41	3	70	4	0	S	S	S	0
–	0,7	14	36	100	152	100	S	S	0,4	1
1	0,5	9	29	106	400	220	S	S	0,3	1
3 h)	0,4	23	63	26	80	40	S	S	0,4	0
S	0,6	11	49	32	70	210	S	S	0,1	0
0	0	0	0	0	8	0	0	0	0	0
S	2,2	218	228	430	400	600 p)	0,1	0,3	0,2	0
0	0	S	S	5	S	0	0	0	0	S
1	3	22	50	236	600	10	S	S	0,5	0
0	0	0	0	0	122	0	0	0	0	0
0	0,1	13	S	15	3	S	S	S	S	1
0	0,4	2	2	22	2	0	S	S	S	2
S	1,4	63	33	222	119	50	S	S	0,6	0
S	0,8	40	22	48	55	40	S	S	S	0
1	0,5	14	33	140	405	520	S	S	0,3	2
1	1	70	92	219	285	2480	S	0,1	0,4	8
1	1,6	162	151	182	382	300	S	0,2	0,4	0
–	0,1	2	40	40	113	0	S	S	0,1	0
0	0,1	14	S	19	3	S	S	S	S	1
0	0	0	2	2	13	0	0	0	0	0
0	2,3	116	14	585	19	0	S	S	S	0
0	0,9	30	9	185	3	0	0	0	0	0
S	0,8	29	38	165	52	50 p)	S	S	0,3	S
S	0,2	85	50	40	150	70	S	S	0,2	0
S	0,2	18	16	30	63	S	0	0	S	0
1	0,5	118	162	184	282	140 p)	S	0,1	0,3	0

Lebensmittel	ca.	Gewicht in g	Kalorien	Proteine in g	Kohlehydrate in g	Zellulose in g	Fett in g	gesätt.* Fettsäur. in g
Schokoladensirup	2 E	40	80	S	22	0	S	S
Schokolade, Vollmilch		56	290	2	44	0,2	6	6
Sirup, Tafelmischung	2 E	40	110	0	29	0	0	0
Tapioca-Creme-Pudding	1 Tasse	250	335	10	42	0	10	9
Topfkuchen, kleine mit Glasur	1	50	160	3	31	S	3	2
Zitronen-Meringe-Torte	1 Scheibe	120	300	4	45	0,1	12	10
Zuckerguß	2	90	370	S	80	0,1	12	11
Zucker	1 Tasse	200	770	0	199	0	0	0
,,	1 E	12	50	0	12	0	0	0
Zucker, brauner	1 Tasse	220	815	0	210	0	0	0

Suppen, aus der Büchse, verdünnt

Lebensmittel	ca.	Gewicht in g	Kalorien	Proteine in g	Kohlehydrate in g	Zellulose in g	Fett in g	gesätt.* Fettsäur. in g
Bohnensuppe	1 Tasse	250	190	8	30	0,6	5	4
Bouillon, Brühe oder Consommé	1 Tasse	240	24	5	0	0	–	–
Cremesuppen (Spargel, Sellerie usw.)	1 Tasse	255	200	7	18	1,2	12	11
Erbsensuppe	1 Tasse	250	147	8	25	0,5	3	3
Gemüsesuppe (vegetar.)	1 Tasse	250	80	4	14	–	2	2
Gemüsesuppe m. Rindfl.	1 Tasse	250	100	6	11	0,5	4	4
Hühnersuppe	1 Tasse	250	75	4	10	0	2	2
Muschelsuppe, o. Milch	1 Tasse	255	85	5	12	0,5	2	S
Nudel-, Reis- oder Gerstensuppe	1 Tasse	250	115	6	13	0,2	4	3
Tomatensuppe mit Milch	1 Tasse	245	175	6	22	0,5	7	6

Zusatzpräparate

Lebensmittel	ca.	Gewicht in g	Kalorien	Proteine in g	Kohlehydrate in g	Zellulose in g	Fett in g	gesätt.* Fettsäur. in g
Bierhefe	¼ Tasse	33	115	16	11	2,3	4	–
Di-Kalzium-Phosphat	1 T	4	0	0	0	0	0	0
Hefepulver, Bierhefe, entbittert v)	¼ Tasse	33	91	13	12	0,6	S	S
Leber, getrocknet, entfettet u)	¼ Tasse	37	120	28	3	1,6	S	–
Lecithin, granuliert	2 E	15	105	0	0	–	11	9
Kalziumglukonat	7½ T	11	–	0	0	0	0	0
Kalziumlaktat	3½ T	5	–	0	0	0	0	0
Knochenmehl oder Knochenpulver	½ T	2,5	0	0	0	0	0	0
Torula	¼ Tasse	40	148	20	10	0,2	3	S
Torula mit Kalzium angereichert w)	¼ Tasse	40	148	20	10	0,2	3	S

Linols. in g	Minerale					Vitamine				
	Eisen mg	Kalzium mg	Phosphor mg	Kalium mg	Natrium mg	A Einheiten	B1 mg	B2 mg	Niazin mg	C mg
0	0,5	0	36	120	20	0	0	0	0	0
0	0,6	72	115	192	47	100	0	0	0	0
0	0,3	2	1	10	1	0	0	0	0	0
1	1	262	265	337	390	580	0,1	0,4	0,2	0
S	0,2	58	54	72	150	50 P)	S	S	0,1	S
1	0,6	24	65	66	327	210	S	0,1	0,2	1
S	0,1	13	72	132	180	50	S	S	S	0
0	0	0	0	0	0	0	0	0	0	0
0	0	0	0	0	0	0	0	0	0	0
0	5,7	167	38	688	60	0	0	0	0	0
S	2,8	95	254	445	1007	260	S	S	1	2
–	1	2	32	129	780	0	S	S	1	0
S	0,5	217	157	295	1058	200	S	0,2	0,1	0
S	1,4	31	152	275	959	450	0,2	0,2	1,4	0
S	0,8	32	40	170	855	2900	S	S	1	8
S	0,8	12	50	165	1067	1100	S	S	1	–
S	0,5	20	75	–	751	0	S	0,1	1,5	0
1	1	36	49	225	1099	1070	S	S	1	0
1	0,2	82	45	69	1224	30	S	S	0,7	0
S	0,7	167	155	417	1055	1200	S	0,2	1,2	0
–	2,5	82	231	600	165	0	8	8	33	0
0	0	1000	778	0	0	0	0	0	0	0
S	5	70	584	631	40	S	5,2	1	12,9	0
–	6	10	600	480	140	0	0,2	4,4	11,3	70
1,2	S	S	500	S	S	–	–	–	–	–
0	0	1000	0	0	0	0	0	0	0	0
0	0	1000	0	0	0	0	0	0	0	0
0	1,8	1000	516	S	S	0	0	0	0	0
2	7	90	600	800	6	0	6	6	40	0
2	7	600	600	800	6	0	10	10	100	0

Literaturnachweis

1 E. Orent-Keiles and L. F. Hallman, »The Breakfast Meal in Relation to Blood Sugar Values«, U.S. Department of Agriculture Circular No. 827 (1949).
2 G. W. Thorn, J. T. Quinby, and M. Clinton, Jr., »A Comparison of the Metabolic Effects of Isocaloric Meals of Varying Compositions with Special Reference to the Prevention of Postprandial Hypoglycemic Symptoms«, Annals of Internal Medicine, XVIII (1943), 913.
3 E. M. Abrahamson and A. W. Pezet, Body, Mind and Sugar (London: Holt, Rinehart and Winston, 1951).
4 H. W. Haggard and L. A. Greenberg, »Between Meal Feeding in Industry: Effects on Absenteeism and Attitude of Clerical Employees«, Journal of the American Dietetic Association, XV (1939), 435
5 W. C. Rose, »Amino Acid Requirements of Man«, Federation Proceedings, VIII (1949), 546
6 Paul R. Cannon, »Recent advances in Nutrition« (Lawrence, Kansas: University of Kansas Press, 1950
7 Anthony A. Albanese, »The Effects of Amino Acid Deficiencies in Man«, Journal of Clinical Nutrition, XLIV (1952), 1
7a L. E. Holt, Jr., and A. A. Albanese, »Observations on Amino Acid Deficiencies in Man«, Transactions of the Association of American Physicians, LVIII (1944), 143
8 George O. Burr, »The Role of Fat in the Diet«, in Dietotherapy: Clinical Application of Modern Nutrition (Philadelphia: W. B. Saunders Company, 1945), pp. 62–83
9 Franklin Bicknell and Frederick Prescott, »The Vitamins in Medicine« (London: William Heinemann Medical Books, Ltd, 1948), p. 790
10 H. D. Kruse, »The Ocular Manifestations of Avitaminosis A«, Public Health Reports, LVI (1941), 1301
11 H. C. H. Graves, »The Vitamin A Value of Carotene in Vegetables«, Chemistry and Industry, LXI (1942), 8
12 M. Kreula and A. I. Vitranen, »Absorption of Carotene from Carrots in Humans«, Nutrition Abstracts and Reviews, X (1940–41), 394
13 R. W. Hillman, American Journal of Clinical Nutrition, IV, (1956), 603
14 Council on Foods and Nutrition, »Vitamin Deficiencies, Stigmas, Symptoms and Therapy«, Journal of the American Medical Association, CXXXI (1946), 666

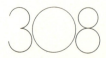

15 H. Seneca, E. Henderson and A. Collins, »Bactericidal Properties of Yogurt«, American Practitioner and Digest of Treatment, I (1950), 1252
16 R. J. Williams, »Chemistry and Biochemistry of Pantothenic Acid«, Advances in Enzymology, III (1943), 253
17 Clinical Nutrition, ed. by Norman Jolliffe, F. F. Tisdall and Paul R. Cannon (London: Harper and Row 1962)
18 Benjamin H. Ershoff, »Comparative Effects of Liver and Yeast on Growth and Length of Survival of the Immature Thyroid-fed Rat«, Archives of Biochemistry, XV (1947), 365
19 A. W. Schreiner, W. Slinger, V. R. Hawkins and R. W. Vilter, »Pyridoxin Deficiencies in Human Beings Induced with Desoxypyridoxin«, Journal of Clinical Investigation, XXIX (1950), 193
20 A. Hoffer, Niacin Therapy in Psychiatry (Springfield, Illinois: Charles C. Thomas, 1962); A. Hoffer and H. Osmond, How to Live with Schizophrenia (London: Johnson Pubns., 1966)
21 R. D. Williams, H. L. Mason, B. F. Smith and R. M. Wilder, »Induced Thiamin (Vitamin B_1) Deficiency in Man«, Archives of Internal Medicine, LXIX (1942), 721
22 H. D. Kesten and R. Silbowitz, »Experimental Atherosclerosis and Soya Lecithin«, Proceedings, Society for Experimental Biology and Medicine, XLIX (1942), 71
23 Lester M. Morrison and W. F. Gonzales, »Results of Treatment of Coronary Arteriosclerosis with Cholin«, American Heart Journal, XXXIX (1955), 729
24 Lester M. Morrison, »Results of Betaine Treatment of Atherosclerosis«, American Journal of Digestive Diseases, XIX (1952), 381; »The Therapeutic Action«, Geriatrics, VIII (1953), 649
25 Laurance W. Kinsell, »Effect upon Serum Cholesterol and Phospholipids of Diets Containing Large Amounts of Vegetable Fat«, Journal of Clinical Nutrition, I (1953), 224
26 Mary E. Reid, »Interrelation of Calcium and Ascorbic Acid«, Physiological Review, XXIII (1943), 76
27 Journal of the American Medical Association, CXXIV (1944), 777
28 Fred R. Klenner, »The Use of Vitamin C as an Antibiotic«, Journal of Applied Nutrition, VI (1953), 274; »Massive Doses of Vitamin C and the Virus Diseases«, Southern Medicine and Surgery, CXIII, (1951), 101; »The Vitamine Treatment for Acute Poliomyelitis«, ibid., CXIV (1952), 194; »Virus Pneumonia and Its Treatment with Vitamin C«, ibid., CX (1948)
29 A. C. Helmer and C. H. Jansen, »The Absorption of Vitamin D Through the Skin« and »Vitamin D. Precursors Removed from Human Skin by Washing«, Studies of the Institutum Divi Thomae, I (1937), 83, 207
30 Hans Selye, Calciphylaxis (London: University of Chicago Press, (1962); Eörs Bajusz, Nutritional Aspects of Cardiovascular Disease (London: C. Lockwood, (1965)
31 J. A. Johnston, »The Calcium and Vitamin D Requirements of the Older Child«, American Journal of Diseases of Children, LXVII (1944), 265
32 »Isotope Studies in Dental Tissues«, Nutrition Reviews, XI (1953), 89
33 O. A. Roels, Present Knowledge of Nutrition (New York, New York: The Nutrition Foundation, Inc., (1967), p. 87

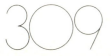

34 J. B. MacKenzie, Pediatrics, XIII (1954), 346
35 W. E. Shute and H. J. Taub, Vitamin E for Ailing and Healthy Hearts (Pyramid House, 1969)
36 Medical references of topics discussed in this chapter may be found in Adelle Davis, Let's Get Well (London: G. Allen and Unwin, 1966)
37 Otto Warburg, The Prime Cause and Prevention of Cancer, trans. by Dr. Dean Burk (Bethesda, Maraland: National Cancer Institute, 1967)
38 M. S. Seelig, »The Requirement of Magnesium by the Normal Adult«, American Journal of Clinical Nutrition, XIV (1964), 342
39 L. K. Dahl, Nature, 198 (1963), 1204
40 J. Mayer, »Hypertension, Salt Intake, and the Infant«, Postgraduate Medicine, XLV (1969), 229
41 Eörs Bajusz, Nutritional Aspects of Cardiovascular Diseases (Philadelphia, J. B. Lippincott, Company, 1965)
42 M. G. Wohl and R. S. Goodhart, »Modern Nutrition in Health and Disease«, 4th. ed. (London: Kimpton, 1968), p. 390
43 E. Josephson, Thymus, Manganese, and Myasthenia Gravis (Chedney Press, 1961)
44 Hunger Signs in Crops, a Symposium (Washington, D. C.: National Fertilizer Association, 1952); Frank A. Gilbert, Mineral Nutrition of Plants and Animals (Norman, Oklahoma: University of Oklahoma Press, 1948)
45 P. S. Chen, Mineral Balance in Eating for Health (Emmaus, Pennsylvania: Rodale Books, Inc. 1969), p. 103
46 The Soil and Health and An Agricultural Testament (Devin-Adair Company, 1947)
47 Jennie I. Rountree, »Nutrition in Health Education«, Modern Nutrition, V (1952), 7
48 R. J. Williams, Nutrition Reviews, VIII (1950), 257
49 R. J. Williams, Alcoholism: The Nutritional Approach (Austin, Texas: University of Texas Press, 1959)
50 The Price-Pottenger Foundation, Inc. 137 N. Canyon Blvd., Monrovia, California 91016, 1969
51 T. R. A. Davis et al., »Review of Studies of Vitamin and Mineral Nutrition in the United States (1950-1968), Journal of Nutrition Education, I (1969), 41
52 V. A. Beal, »Nutritional Intake of Children: Calcium, Phosphorus and Iron«, Journal of Nutrition, LIII (1954), 499; » . . . Thiamin, Riboflavin, and Niacin«, ibid., LX (1956), 335; R. Rueda-Williamson et al., »Growth and Nutrition of Infants«, Pediatrics, XXX (1962), 639; H. A. Guthrie, »Effect of Early Feeding of Solid Foods on Nutritive Intake of Infants«, ibid., XXVIII (1966), 879
53 Beal, Guthrie (s. u. Zit. 52); L. J. Filer Jr. et al., »Intake of Selected Nutrients of Infants in the United States: An Evaluation of 4000 Representative Six-Month-Olds«, Clinical Pediatrics, II (1963), 470; III (1964), 633
54 The Food Gap: Poverty and Malnutrition in the United States (Washington, D. C.: Government Printing Office, 1969)
55 Dietary Levels of Households in the United States, Spring 1965, Agricultural Research Series (Washington D. C.: Department of Agriculture)
56 B. K. Watt et al., Composition of Foods, U. S. Department of Agriculture Handbook No. 8 (1963)

57 E. W. Toepfer et. al., Folic Acid Content of Foods, U. S. Department of Agriculture Handbook No. 29 (1951)
58 W. H. Sebrell et al., The Vitamins, Vol. II (London: Academic Press, 1954)
  H. C. Sherman, Chemistry of Food and Nutrition, 8th. ed. (London: Collier-Macmillan, 1952)
59 Federal Register, Vol. XXXI, No. 241, Dec. 14, 1966
60 M. H. Robinson, Big Brother and His Science: A Report on the FDA (10121 Chapel Road, Potomac, Maryland 20854, 1969)
61 M. H. Robinson, The Concerted Blacklisting of Books on Nutrition«, National Health Federation Bulletin No. 15 (1969), p. 9
62 N. Kotz, Let Them Eat Promises: The Politics of Hunger in America (Englewood Cliffs, New Jersey: Prentice-Hall, Inc., 1969)
63 U. S. News & World Report, Feb. 3, 1969
64 Bericht des Ernährungsministeriums, der nationalen Akademie der Wissenschaften, des Nationalen Forschungsrates, Publ. 1146 (rev. Ausgabe, Washington 1964)
65 Quellen: Landwirtschaftsministerium der USA, in Handbuch der Landwirtschaft Nr. 8 und in Home and Garden Bulletin Nr. 72, Daten zur Ernährung: H. J. Heinz Company, Pittsburgh, Pa., 1963

Register

A
Abmagerungsdiät 240
Acne rosacea 90
Addisonsche Krankheit 190
Akne in Zusammenhang mit Vitamin E 160
Alanin 30
Albumin, Funktion des 211
Aldosteron, Blutdruckbeeinflussung durch 190
–, Funktion des 213
Alkoholismus, Beeinflussung durch B-Vitamine 236 f.
Allergien 76, 128, 160, 191
– durch Mangel an Pantothensäure 76
– in Zusammenhang mit Vitamin C 128, 191
– – – mit Vitamin E 160
Alpha-Tocopherol s. u. Vitamin E
Alveolarpyorrhoe 122
Aminosäuren 28 ff.
–, Aufbau von 28
–, Aufnahme von 31
–, essentielle, komplette, inkomplette 30 f.
–, Funktion der – 211 ff.
Anämie 24, 79, 148 f.
–, perniziöse, in Zusammenhang mit Vitamin B_{12} 73 f.
–, – – mit Spurenelementen 200
Antikörper 25
– in Zusammenhang mit Vitamin C 127
Anti-Streß-Vitamine 64, 77
Arachidonsäure 36
Arginin 30

Arteriosklerose 113 f., 154, 172, 202
Arthritis in Zusammenhang mit Panthotensäuremangel 77,
– – – mit Vitamin-E-Mangel 154
– – – mit Kalzium-Mangel 165
Ascorbigen 126
Ascorbinsäure s. u. Vitamin C
Aspirin 128
Avidin 65
Asthma in Zusammenhang mit Vitamin E 160
Augen, blutunterlaufene 90 f.
Augenschwäche bei Vitamin-B_2-Mangel 89
Azeton 17, 129

B
Basedowsche Krankheit 97
Beri-Beri 60 f.
Bettnässen 171
Bioflavonoide, Wirkung von 126
Biotin 65, 66
–, Mangel an 65
–, Quelle für 65
– in Verbindung mit Avidin 65
Blutarmut s. u. Anämie
Blutdruck, hoher 190 f.
–, niedriger 191 f.
– in Zusammenhang mit Cholin 69
– in Zusammenhang mit Vitamin B_1 93
Blutzucker 13 ff.
Blutzuckerspiegel, zu hoher 16
– nach Nahrungsaufnahme 14 ff.
–, zu niedriger 20 f.

Blutzuckerspiegel, nüchtern 14
- bei Pantothensäuremangel 76
- in Zusammenhang mit Chrom 202
Bürgersche Krankheit 160
Bursitis 154
B-Vitaminkomplex 113 ff.

C
Cholin 69 ff., 113
-, Bildung von 69
-, Dosierung von 72 f.
-, Mangel an 70 f.
-, Quellen für 69
Cholesterin 41, 113 ff.
-, Quelle für 41
Cholesterinablagerungen als Ursache für Arteriosklerose 114
– – – für Herzanfälle 114
– – – für Linsentrübung 114
Cholesterinspiegel, Abbau von 115
- in Zusammenhang mit B-Vitaminen 113
-, Beeinflussung durch Magnesium 172
-, – durch Zink 202
Chrom, Mangel an 203
Collagen 120
Cortison 75 ff.
Cystin 30.

D
Delirium tremens, Besserung durch Magnesium 171
Depression bei Folsäuremangel 74
- bei Magnesiummangel 171
- bei Niazinmangel 84
- bei Vitamin-B-Mangel 96
Dermatitis 65, 67, 78, 203
-, seborrhoische 79
Diabetes 80
Di-Jod-Tyrosin 30
Drogensucht, Beeinflussung durch Ernährung 239
Dupuytrensche Kontraktur 155

E
Eisen, Absorption von 180 ff.
-, Bedarf an 182
-, Quelle für 181
Eisenmangelanämie, Symptome der 180

Eisenmangelanämie, Ursachen 180
Eiweiß 23 ff.
-, siehe auch unter Proteine
- in Verbindung mit Biotinmangel 65
Eiweißquellen 28 ff.
Ekzem 65 f., 67, 89
-, siehe auch unter Dermatitis
Emphysem (Lungenerweiterung) 160
Englische Krankheit 139
Energieproduktion durch Eiweiß 24
-, Vitamin B_1 als Voraussetzung für 93
- durch Zucker 14 ff
Entmineralisierung 122
Enzyme 24 ff. 212
Epilepsie, Beeinflussung durch Magnesium 173 ff.
Epsomsalz s. u. Magnesium
Ernährung 7 ff.
Ernährungslehre 7 ff.

F
Fett als Vitaminträger 40
-, Hydrierung von 37, 42
-, ranziges 42
Fettleber 71
Fettsäuren, essentielle 36
-, Mangel an 38
-, Quellen für 37
Fibroplasie, retrolentale 149
Fleckfieber 67
Fluor, Funktion von 205
Folsäure, Dosierung von 74
-, Funktion von 74
-, Mangel an 74
- in Zusammenhang mit Ovulationshemmern 74
Frühstück 13 ff.
- in Verbindung mit Blutzuckerspiegel 15, 16
-, ideales 19
Fruktose, Fruchtzucker 45, 46
Furunkel 50

G
Galaktose 45
Gammaglobulin 25
Gelenkrheumatismus in Verbindung mit Cortison 191
– – – mit Methioninmangel 32
– – – mit Vitamin C 127

Gicht durch Pantothensäuremangel 77
– in Verbindung mit Vitamin C 127
Glaukom 190
Glukose 45, 46
Glutaminsäure 30
Glycin 30
Glykogen 21, 45, 46
Glyzerin 46
Grundumsatz 183
Gürtelrose 98

H
Haarausfall 68
Hämatom bei Vitamin-C-Mangel 121
Hämoglobin, Funktion von – 180
Hämorrhoiden 79
Herzanfälle, Herzbeschwerden, Herzinfarkt 157
– als Folge von Kaliummangel 196 ff.
– in Zusammenhang mit Cholesterin 114 ff.
– – – mit Magnesium 172 f.
– – – mit Vitamin E 157
Histidin 30 f
Hitzschlag bei Salzmangel 190
–, Symptome des 190
Hormone 212 f.
–, Nebennierenrindenhormone 213
–, Thyroxin 212, 213
Hydroxyglutaminsäure 30 f.
Hydroxyprolin 30
Hypoglykämie 194

I
Impetigo 50
Impotenz 155
Insulin 20
Inositol 67 ff.
–, Mangel an 67
– in Zusammenhang mit Cholesterin 67
Ischias 98
Isoleucin 30

J
Jod, Bedarf an 184 f.
–, Mangel an 182 f.
–, Quelle für 184
Joghurt 59
–, Zubereitung von 101

K
Kalium, Bedarf an 198
–, Funktion von 192
–, Lähmung durch Mangel an 193
–, Mangelsymptome 194
– mit Natrium 192
–, Quellen für 198
Kalzium, Aufnahme von 106
–, Bedarf an 169
–, Mangelsymptome 163 ff.
–, Quelle für 164-167
–, schmerzstillende Wirkung von 166
– in Verbindung mit Phosphor 106, 168
–, Verlust bei Magnesiummangel 175
Kalziumpantothensäure s. u. Pantothensäure
Karbunkel 50
Karies 122, 142
Karotin s. u. Vitamin A
Knochenbrüche bei Vitamin-C-Mangel 121
– bei Vitamin-D-Mangel 138
Kobalt, Mangelsymptome 201
Körperorgane, Funktion der 214 ff.
Kopfschmerzen 48, 69, 75 f, 78, 84, 94
Krämpfe, tetanische 165, 171
Krampfadern 155 ff.
Krebs in Zusammenhang mit Vitamin E 160
Kropf bei Jodmangel 183 ff.
–, Symptome des 184
–, toxischer 186
Kunstdünger, Folgen der 205 ff.
Kupfer, Mangelsymptome 201
–, Quellen für 201

L
Laktose 45
Leber, Funktion der 215
Lecithin 89
–, Bestandteile von 116
–, Funktion von 116
–, Beeinflussung des Cholesterinspiegels durch 116
Leucin 30
Linolsäure 36
Linolensäure 36
Linsentrübungen bei Vitamin-C-Mangel 124

Lupus erythematodes 203
Lysin 30

M

Magnesium, Bedarf an 176
– als Beruhigungsmittel 177
–, Mangelsymptome 171 f.
–, Quellen für 176
Mahlzeiten 18 ff.
–, Zusammensetzung von 225
Maltose 46
Manisch-depressives Irresein in Zusammenhang mit Brom 204
Ménièresches Syndrom 190
Menopause, Beschwerden bei 142, 165, 182
–, Vitamin-E-Mangel während der 148
Menstruationsbeschwerden 142, 165, 182, 148
Methionin 30
Migräne 79, 165
Mineralgehalt des Bodens 260 ff.
Mineralöl, schädliche Wirkung von 40, 41
Mundschleimhautentzündungen 122
Muskeldystrophie bei Vitamin-E-Mangel 151
Myasthenia gravis 160, 203
Myelin 69
Myositis 154

N

Nachtblindheit 48, 49
Nahrungsmittel, täglicher Bedarf an 220 f.
Narbenbildung unter Vitamin-E-Dosierung 160
Natriumchlorid, Mangel an 190
Nebennierenerschöpfung 75 ff., 190
Nephritis (Nierenbeckenentzündung) bei Cholinmangel 69
– bei Magnesiummangel 172 f.
– bei Vitamin-E-Mangel 158
Nervosität bei Kalziummangel 163
– bei Pantothensäuremangel 78
– bei Vitamin-B-Mangel 73, 80
Neuritiden 98
Niazin, Niazinamid 83
– s.a. unter Vitamin B_3
Nierensteine 172
Norleucin 30

O

Öle 37 ff.
Osmotischer Druck 189
Osteomalazie 137 f.
Osteomyelitis 144
Osteoporose 137 f.

P

PAB s. Para-Aminobenzoesäure
Pankreasfibrose 148
Pantothensäure 21, 75 ff.
–, Allergien durch 76
–, Dosierung von 77 f.
–, Kalziumpantothenat 75
–, Mangel an 75 f.
–, Quellen für 79
Para-Aminobenzoesäure 66 ff.
–, Dosierung 67
–, Mangel an 66
–, Mangelsymptome 67 f.
–, Quellen für 67
–, Schwangerschaft mit Hilfe von 66
– in Verbindung mit Haarfarbe 67
– – – mit Sulfonamiden 66
Parodontose in Zusammenhang mit Vitamin C 143
– – – mit Vitamin D 142
Pektin 121
Pellagra 60, 84
Pep-up, oder verstärkte Milch, Rezept von 105, 233
Peyroniesche Krankheit 155
Pflanzenöle 37 ff.
Phagozyten 25
Phenobarbital in Zusammenhang mit Folsäure 73
Phenylalanin 30
Phosphor, Quelle für 168
– im Verhältnis zu Kalzium 168
Potenz, sexuelle, in Verbindung mit Fettsäuren 39
Prolin 30
Proteine 23 ff.
–, empfohlene Tagesmengen 32
–, Funktion der 26
Proteinmangel, Folgen des 24 f.
Proteinquellen 28 ff.
Psoriasis 38
Pyridoxin 78

R

Rachitis 139
Riboflavin s. u. Vitamin B_2

Rückenschmerzen, als Kalzium- und Vitamin-D-Mangelsymptom 169
– bei Vitamin-B-Mangel 73

S
Sacharose 45
Säuferleber 71
Schlaflosigkeit durch Kalziummangel 164
– durch Magnesiummangel 171
– durch Niazin-Mangel 84
– durch Vitamin-B_1-Mangel 93
– durch Vitamin-B_6-Mangel 79
Schlaganfälle 157
Schizophrenie, Behandlung mit Vitamin B_3 84 ff.
Schwangerschaftsbeschwerden 80
Schwangerschaftspigmentierung 75
Sehpurpur 48
Sehstörungen 48 ff.
Serin 30
Sexualität in Zusammenhang mit Ernährung 243 f.
Sexuelle Entwicklung, Störung bei Zinkmangel 202
Skorbut 120, 124
Spermatozoen, Beweglichkeit von 152
Sprühgifte, Folgen der 207 f.
Spurenelemente, Mangel an 260 f.
Sterilität 38, 146
Stoffwechsel 214 f.
Streß 59, 77
Sulfonamide 67

T
Testosteron 244
Threonin 30
Thrombophlebitis 156 f.
Thrombosen bei Vitamin-E-Mangel 148
Thyroxin 183
Trigeminusneuralgie 98
Tryptophan 30
Typhus 67, 75
Tyrosin 30

U
Übergewicht, Ursachen für 241
Urtikaria 166

V
Valin 30
Verbrennungen 135, 153 ff.
–, Heilung mit Vitamin C 135
–, Heilung mit Vitamin E 153 ff.
Verdauung 25, 26, 51
Verdauungsstörungen bei Kaliummangel 193
– bei Pantothensäuremangel 74
– bei Vitamin-B_6-Mangel 78
Verstopfung bei Cholinmangel 69, 84
– bei Inositolmangel 67
– bei Kalziummangel 165
Viosterol s. u. Vitamin D
Vitamine 21, 39, 40 ff., 48 ff., 58 ff., 73 ff., 83 ff., 88 ff., 93 ff., 107 ff., 113 ff., 121 ff., 137 ff., 147 ff.
–, täglicher Bedarf an 221 f.
Vitamin A 48 ff.
–, empfohlene Tagesmenge an 53, 56
–, Hautveränderungen durch Mangel an 51 f.
–, Mangelzustände 48
–, Quellen für 48, 52
–, Überdosierung von 56
– in Verbindung mit Nachtsehen 48
– – – mit Sehpurpur 48
– – – mit Vitamin E 55 f.
Vitamin-B-Bedarf 107 ff.
Vitamin-B-Gruppe 58 ff.
–, Mangelsymptome 60 f.
–, Quellen für 59, 99 ff.
Vitamin-B-Mangel, Auswirkungen 64 ff.
Vitamin-B-Tabletten, Zusammensetzung von 167 f.
Vitamin B_1, B_2 88 ff.
Vitamin B_1, Funktion des 96
–, Mangelsymptome 93 f.
–, Quellen für 94
Vitamin B_2, Mangelsymptome 88 ff.
–, Quellen für 88
Vitamin B_3, Mangelsymptome 83 ff.
–, Quellen für 83
Vitamin B_6, Mangelsymptome 78 f.
–, Quellen für 78
Vitamin B_{12}, Mangelsymptome 78 f.
–, Quellen für 73

Vitamin C 120 ff.
–, Bedarf an 124
–, Dosierung von 132
–, Heilwirkungen von 127 ff.
– bei Infektionskrankheiten 134 f.
–, Mangelsymptome 121 ff.
–, Quellen für 120, 125
– in Verbindung mit Niazin 84 f.
– – – mit PAB 76 f.
– bei Verbrennungen 135
Vitamin D 136 ff.
–, Mangelsymptome 137 f.
–, Quellen für 136
–, toxische Wirkung von 138 f.
Vitamin E, Absorption von 147
–, Bedarf an 161 f.
–, Bedarf bei oralen Empfängnisverhütungsmitteln 155
–, Einfluß auf Arteriosklerose, Arthritis, Bursitis, Myositis 154
– bei Frühgeburten 148
–, Heilwirkungen von 160
–, Mangelsymptome 147 ff.
–, Mißbildungen durch 146

Vitamin E, Quellen für 147
–, Überdosierung von 161
– in Verbindung mit Hormonen 159
– – – mit Jod 159
– – – mit Vitamin A 159
Vitiligo 66, 67, 75

W
Wundheilung 123, 202

X
Xanthurensäure als Anzeichen von Vitamin-B_6-Mangel 80

Z
Zellstoffwechsel 210 ff.
Zink, Mangel an – 201 ff.
Zuckerarten 44 ff.
–, Quellen für 44 ff.
Zusatzpräparate, Dosierung 228
Zunge, Veränderungen der, s. u. Vitamin-B-Mangelsymptome
Zwischenmahlzeiten 18

Weitere Bücher
im Hörnemann
Verlag Bonn

Adelle Davis
Gesund bleiben ein Leben lang
320 Seiten
Pappband

Millionen Menschen kennen Adelle Davis' Ernährungsbücher, Millionen Menschen hat diese Pionierin der modernen Ernährungslehre geholfen, ihre Gesundheit auf Dauer zu verbessern. Über 20 000 Menschen konnte sie im Laufe ihrer langen praktischen Arbeit als Forscherin und Doktorin der Ernährungswissenschaft persönlich helfen. Auch im deutschen Sprachraum ist sie durch ihr Buch »Jeder kann gesund sein« seit Jahren geschätzt und anerkannt. Dieses neue Buch ist zugleich ihr erstes: es setzte den Anfang für ihre segensreiche Tätigkeit und sollte überarbeitet und erweitert neu erscheinen. Darüber starb Adelle Davis im Alter von 73 Jahren. Die englische Biochemikerin und Ernährungswissenschaftlerin Ann Gildroy führte die Überarbeitung im Sinne der Autorin fort und legt hiermit ein zeitgemäßes Werk vor, daß entwaffnend einfach und sachlich das Wesen der Ernährung und ihre Funktionsweise beschreibt. Mit Hilfe von Abbildungen und Tabellen erläutert es die Arbeitsweise des menschlichen Körpers und zeigt auf, wie die Nahrungsbestandteile verwertet werden und was Enzyme, Vitamine, Luft, Wasser und Minerale für die Gesundheit bedeuten. Es ist ein Ratgeber im weitesten Sinne und zugleich ein Nachschlagewerk, das nicht nur Anfängern, sondern auch Fachleuten Neues zu bieten hat.

Vic Sussman
Die vegetarische Alternative
240 Seiten
Pappband

Dieses Buch ist eine lebendig geschriebene Ernährungslehre für alle, die sich für eine gesunde Kost interessieren. Eingehend behandelt wird unter anderem, wie man seine Ernährung umstellt, wie man seinen Eiweißbedarf deckt, was man an Vitaminen und Mineralstoffen benötigt und in welchen Nahrungsmitteln sie enthalten sind. Es beschäftigt sich auch mit den vielfältigen Problemen, die sich bei vegetarischer Ernährung mit Kindern ergeben können.
Gesundheitliche, ökologische und auch ethische und ästhetische Gründe sprechen heute für Kostformen, bei denen das Fleisch nicht mehr die Krönung der Tafel ist. So beugt die reichere Zufuhr von Ballaststoffen Verdauungsstörungen und Darmträgheit vor und entschlackt den Körper. Wissenschaftlich erwiesen ist, daß eine vegetarische Ernährungsweise das Darmkrebsrisiko erheblich mindert sowie Herz- und Kreislauferkrankungen günstig beeinflußt. Außerdem nimmt man bedeutend weniger Schadstoffe und Lebensmittelzusätze mit der Nahrung auf. Auch der ökologische Aspekt ist bedeutsam. Kann man es sich leisten, in einer Welt, in der ein Drittel der Menschheit hungert, 16 Kilo Getreide aufzuwenden, um 1 Kilo Rindfleisch zu erzeugen? Hinzu kommen die modernen Formen der Massentierhaltung und der Schlachtung, die jeden von uns abstoßen würden, müßte er sie einmal selbst erleben.
Dieses Buch zeigt eine echte Alternative zu unserer bisherigen Ernährungsweise auf, wobei der Schwerpunkt auf dem gesundheitlichen Aspekt der fleischlosen Kost liegt.

Sybil Gräfin Schönfeldt
Der vegetarische Feinschmecker
208 Seiten
mit 8 Farbtafeln
Pappband

Kann man sich gesund und glücklich essen? Gewiß, Glück und Schönheit hängen (leider) nicht nur vom Kochtopf ab, sicher aber vom allgemeinen Wohlbefinden. Und viele von uns haben bemerkt, daß die vegetarische Küche dieses Wohlbefinden fördert und steigert. Vegetarisch zu kochen ist längst keine Frage der Ideologie mehr, sondern eine Entscheidung der Vernunft (der Sparsamkeit?) und manchmal des persönlichen Geschmacks. Wie gut Gerichte ohne Fisch und Fleisch schmecken, wie leicht man auch als Feinschmecker Vegetarier (oder umgekehrt) sein kann, das sollen die Rezepte dieses Buches beweisen. Die Vorschläge der erfahrenen Autorin reichen vom üppigen Frühstück bis zum festlichen Abendessen und sind seit Jahrzehnten in der eigenen Familie erprobt.

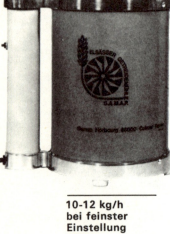

Entscheidendes....

können Sie tun für eine natürliche, gesunde Ernährung, wenn Sie biologisch angebautes Getreide kurz vor dem Gebrauch selbst ermahlen können, fein oder grob, wie Sie es brauchen für... Müsli, Brot, Kuchen, Teigwaren, Suppeneinlagen und vieles mehr.

Diese Arbeit macht für Sie...

die Elsässer Getreidemühle »Samap«

eine Haushaltsmühle mit echten Mahlsteinen. Alles was das Korn enthält ist in Ihrem Mehl oder Schrot – nichts ist hinzugefügt.

Sie ist robust, auch für Dauerbetrieb gebaut, eine Anschaffung für Jahrzehnte. Sie werden unabhängig und fast autark – Getreide läßt sich bei richtiger Lagerung sehr, sehr lange aufbewahren – ohne Einbuße an Gesundheitswert.

10-12 kg/h
bei feinster
Einstellung
Höhe
ohne Trichter:
40 cm
Durchmesser:
19 cm
Motor: 220 Volt,
700 Watt

Vertrieb für die
Bundesrepublik Deutschland:
Otto Hülter-Hassler,
7831 Königschaffhausen,
Herrenstraße 8

für die Schweiz:
Bio-Farm-Genossenschaft,
CH-4934 Madiswil

Bitte Unterlagen H 4 anfordern

für Österreich:
Bio-Quelle, Klaus Lösch,
A-4400 Steyr, Postf. 36